MANUEL

DU

MICROSCOPE

PARIS. — TYPOGRAPHIE MOTTEROZ
RUE DU DRAGON, 31

MANUEL
DU
MICROSCOPE

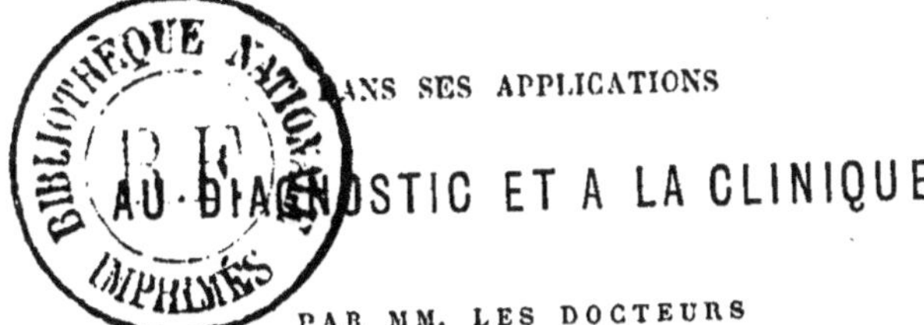

DANS SES APPLICATIONS

AU DIAGNOSTIC ET A LA CLINIQUE

PAR MM. LES DOCTEURS

MATHIAS DUVAL
Professeur agrégé
à la Faculté de Médecine de Paris
Membre de la Société
de Biologie

L. LEREBOULLET
Professeur agrégé
à l'École du Val-de-Grâce, Membre
de la Société médicale
des Hôpitaux

SECONDE ÉDITION
ENTIÈREMENT REFONDUE
AVEC 110 FIGURES DANS LE TEXTE

PARIS
G. MASSON, ÉDITEUR
LIBRAIRE DE L'ACADÉMIE DE MÉDECINE
BOULEVARD SAINT-GERMAIN, EN FACE DE L'ÉCOLE DE MÉDECINE

M DCCC LXXVII

PRÉFACE

DE LA DEUXIÈME ÉDITION

L'accueil fait à la première édition de ce manuel nous a encouragés à ne rien changer au plan général non plus qu'aux principales divisions de l'ouvrage. Mais nous nous sommes efforcés de le mettre au courant de la science, de corriger toutes les imperfections qui nous avaient été signalées par les critiques de la presse médicale, enfin d'ajouter à divers chapitres les compléments devenus nécessaires. C'est ainsi que le chapitre qui traite de l'étude du sang a été revu avec soin et que nous y avons indiqué les procédés de numération des globules et les résultats que l'on peut obtenir à l'aide de ce nouveau moyen de recherches. Nous avons aussi pensé devoir dire quelques mots de l'examen des produits des voies lacrymales ; nous avons complété ce qui a trait aux maladies parasitaires ; enfin nous avons eu soin de résumer, en divers endroits, les découvertes postérieures à la publication de la première édition. Par contre, nous n'avons pas cru qu'il pût être nécessaire ou utile d'exposer toutes les recherches que devra faire le médecin, soit au moment d'une autopsie ou d'une expertise médico-légale, soit alors qu'une opération pratiquée pendant la vie nécessitera l'examen histologique d'une tumeur. Tout ce qui exige une préparation un peu longue ou l'emploi des liquides réactifs destinés à durcir les tissus pour permettre d'obtenir les coupes histologiques ne pouvait trouver place dans un livre qui, nous le répétons, n'a pour objet que de vulgariser les recherches microscopiques pouvant être faites *immédiatement* au lit du malade.

Bien que, réduit à ces modestes proportions, notre manuel ne puisse remplacer les traités d'histologie, nous espérons cependant qu'il continuera à rendre quelques services, non-seulement aux étudiants qui apprennent à reconnaître les produits normaux ou pathologiques, mais encore aux médecins qui ne peuvent, faute de temps, se tenir au courant de tous les progrès que font chaque jour la science et la technique histologiques.

MANUEL
DU MICROSCOPE
DANS SES APPLICATIONS
AU DIAGNOSTIC ET A LA CLINIQUE

INTRODUCTION PRATIQUE

INSTRUMENTATION — RÉACTIFS

Les recherches d'histologie proprement dite demandent un apprentissage long et délicat. L'art de durcir les tissus, de faire des coupes, et de conserver les préparations, ne s'acquiert que grâce à une grande patience et une sérieuse application : il exige l'emploi d'un grand nombre de réactifs et de petits moyens, parfois insignifiants en apparence, mais dont la pratique fait ressortir la nécessité.

Il n'en est plus de même lorsqu'il n'est question que des *applications du microscope à la clinique :* il s'agit ici moins de *recherches scientifiques* que de *constatations pratiques.* Le plus souvent, dès lors, il suffit de dissocier les éléments soumis à l'examen, de les comprimer légèrement et de les éclaircir par quelques réactifs, pour arriver au but qu'on se propose. Tout le monde n'est pas appelé à dessiner et à peindre en artiste, mais chacun doit pouvoir compléter l'expression de sa pensée par un dessin clair et rapide, par une esquisse simple, mais précise. De même tout médecin ne peut se consacrer à des recherches fines et compliquées sur la structure des tissus, mais, dans l'état actuel de la science, tout praticien doit pouvoir discerner, avec le microscope, la nature d'un produit de sécrétion, d'une végétation, d'un parasite, d'une tumeur dont l'ablation a été opérée, ou dont quelques parcelles ont été retirées par une ponction exploratrice, et les altérations que subissent, dans les différentes maladies, les éléments figurés dont la présence caractérise tel ou tel liquide de l'économie.

Nous allons passer en revue les instruments et les réactifs indispensables pour arriver à ce but.

Microscopes. — Nous ne parlerons que très-succinctement du choix d'un microscope, et nous n'insisterons que sur quelques appareils particuliers.

Le microscope dit *petit modèle de Nachet* (fig. 1) est très-suffisant pour toutes les recherches cliniques, pourvu qu'il soit muni des oculaires 1, 2, 3 et des objectifs 1, 3, 5. Nous recommandons aussi le microscope de C. Verick, *modèle* dit *des internes des hôpitaux*, muni des objectifs 2, 6, 7, et des oculaires 1 et 3. On obtient ainsi des grossissements qui varient entre 50 et 780 diamètres. Aujourd'hui que l'attention est fixée sur les infiniment petits (vibrions, bactéries), l'emploi de forts grossissements peut devenir indispensable. Dans les recherches scientifiques de ce genre, les puissants objectifs à immersion sont nécessaires ; mais pour une simple constatation pratique, les objectifs précédemment indiqués demeurent suffisants. —

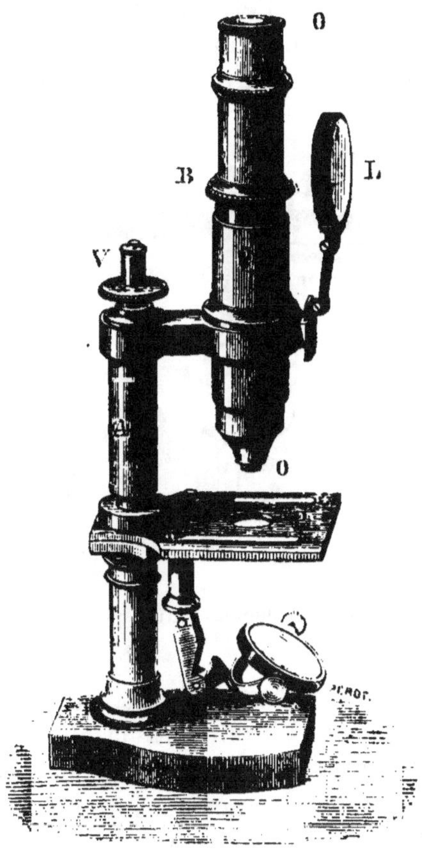

Fig. 1. — Microscope petit modèle de Nachet

Il serait certainement intéressant d'apprécier la valeur réelle des grossissements obtenus par la combinaison de ces oculaires et de ces objectifs ; mais

Ch. Robin[1] a montré que la plupart des moyens employés pour évaluer ces grossissements sont entachés d'erreur, et la méthode qui peut conduire à une évaluation exacte est trop délicate pour que nous en fassions ici l'étude. Ajoutons que cette question est plus théorique que pratique. Autre chose est de calculer le grossissement donné par le

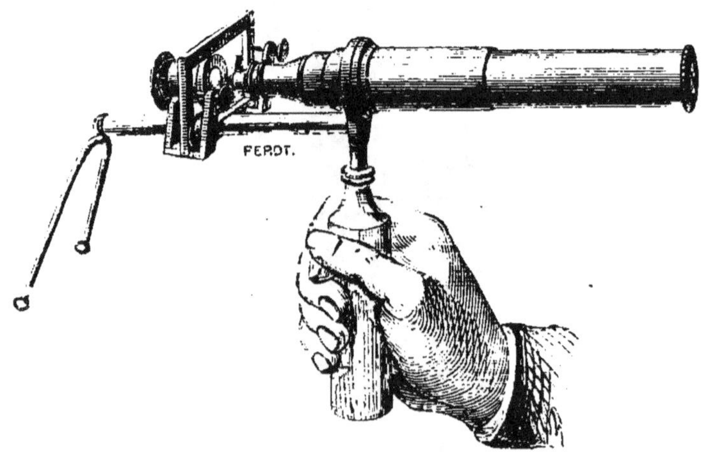

Fig. 2. — Microscope à démonstration portatif (Nachet).

microscope, et le grossissement du dessin d'un objet microscopique, obtenu par la chambre claire; sur ce dernier point, très-important et essentiellement pratique, nous donnerons bientôt les indications essentielles. Contentons-nous, pour le moment, de rappeler que, si l'on se sert du microscope petit modèle de Nachet, on obtient avec l'objectif 1, combiné successivement aux oculaires 1, 2, 3, des gros-

1. Ch. Robin, *Traité du microscope*, p. 197. Paris. 1871.

sissements qui sont approximativement de 50, 80, 120 diamètres ; avec l'objectif 3, combiné successivement aux oculaires 1, 2, 3, des grossissements de 250, 400, 500 ; avec l'objectif 5, combiné successivement aux oculaires 1, 2, 3, des grossissements de 300, 500, 600 diamètres. — Avec le microscope susindiqué de C. Verick, on obtient approximative-

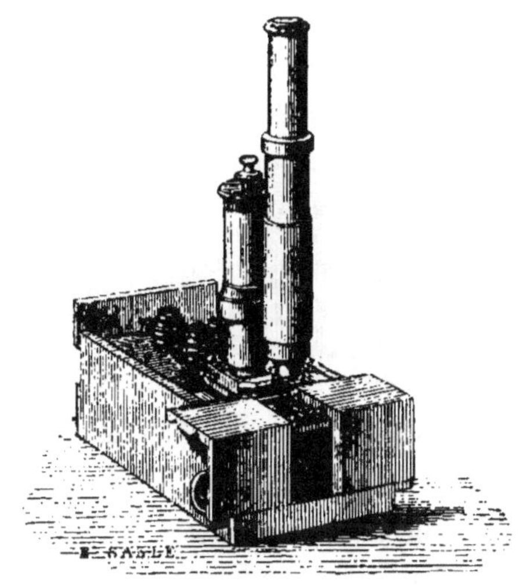

Fig. 3. — Microscope de poche (modèle Nachet).

ment : avec l'objectif 2, combiné successivement aux oculaires 1 et 3, des grossissements de 60 et 120 ; avec l'objectif 6, des grossissements de 170 et 330 ; avec l'objectif 7, des grossissements de 250 et 480.

Parmi les formes de microscope adaptées à un but plus spécial et qu'il est bon de connaître pour fixer son choix à un moment donné, nous signalerons seulement le *microscope à démonstration portatif* de Nachet : la figure 2 suffit pour faire comprendre les avantages de cet instrument, que l'on peut passer dé main en main dans un auditoire nombreux, et dont on s'est servi avec succès pour des démonstrations publiques, dans des leçons cliniques. — Plus intéressant encore est le microscope de poche (fig. 3 et 4), qui peut devenir indispensable dans certaines circonstances spéciales, mais rares : le temps est venu où tout médecin a senti la nécessité de se munir pour ses visites d'un petit thermomè-

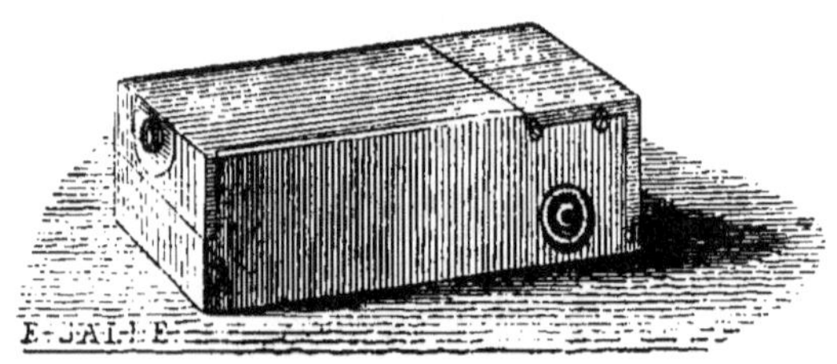

Fig. 4 — Microscope de poche (replié dans sa boîte).

tre de poche ; mais on ne peut encore penser à lui imposer l'obligation de se charger d'un microscope, quelque simple qu'en soit la disposition. Nous signalerons cependant encore le *microscope de voyage* de C. Verick. Cet instrument, suffisant pour toutes les recherches du genre de celles que nous aurons à indiquer ici, peut se replier de façon à être renfermé dans un étui en gaînerie long de $0^{m},20$, large de $0^{m},10$, épais de $0^{m},05$.

Usage du microscope. — L'habitude seule peut rendre facile et précis l'usage du microscope, et sur ce point les petits insuccès que l'on éprouve d'abord en se livrant à cette étude sont plus instructifs, si l'on cherche avec patience à surmonter les premières difficultés, que toutes les instructions pratiques que nous pourrions donner ici. Il faut donc s'exercer à examiner un grand nombre de produits normaux et de substances que l'on trouve facilement : par exemple, les grains de fécule, les corpuscules qui nagent dans le liquide salivaire, une goutte du sang humain ou du sang des divers animaux qui nous entourent. On parvient ainsi rapidement à prendre l'habitude de mettre la préparation au point, à ne plus confondre des poussières atmosphériques ou des bulles d'air avec les éléments que l'on veut rechercher, et enfin à éviter ces mouvements brusques qui, par des chocs violents entre l'objectif et la préparation, détruisent cette dernière et mettent bientôt l'instrument hors de service.

Quant à l'éclairage, les micrographes de profession ont dès longtemps indiqué les conditions qui doivent présider à la disposition et à l'orientation d'une table et d'un cabinet de travail : il ne peut être ici question de ces installations parfaites. Le plus souvent on est réduit, faute de lumière naturelle, à employer celle d'une lampe. Contentons-nous de rassurer ceux qui n'auraient pas confiance dans la fidélité et l'intensité de cette lumière : avec une lampe ordinaire, on peut parfaitement se livrer à toutes les études du genre de celles qui nous occupent ; il suffit même d'une simple bougie, placée à $0^{m},60$ en avant du microscope et à $0^{m},25$ au-dessus du niveau de la table, pour obtenir un éclairage suffisant, pourvu que l'on parvienne, par le jeu du miroir réflecteur, à projeter parfaitement l'image de la flamme sur la préparation qu'elle éclaire d'une lumière transmise, parfois même trop vive. — Il faut cependant se souvenir que cette lumière artificielle est *jaune :* par suite, les objets colorés que l'on examine dans ces conditions ne présentent pas toujours exactement la nuance classique qui leur est attribuée; il en est ainsi pour les globules du sang, pour les cristaux d'hématine et d'hématoïdine; mais, en général, la différence est peu sensible, et il est facile de tenir compte des conditions spéciales dans lesquelles se fait l'examen.

Chambre claire. — De tous les appareils accessoires qui doivent accompagner un microscope, le plus important est la *chambre claire*, indispensable pour prendre un croquis exact des objets microscopiques, indispensable dans l'un des procédés de mensuration que nous donnerons. La figure 5 montre la disposition de cet appareil et la manière dont on le dispose sur l'oculaire du microscope. Quant à sa théorie, on la trouvera expliquée dans tous les ouvrages de physique. (Voy. Gréhant, p..579.) Il nous suffira donc d'indiquer ici que cet instrument se compose d'un prisme à peu près rhomboïdal, disposé de telle façon que l'œil de l'observateur, regardant dans le microscope, aperçoit en même temps et l'objet mis précédemment au point et ce qui se trouve placé sur la table à côté du

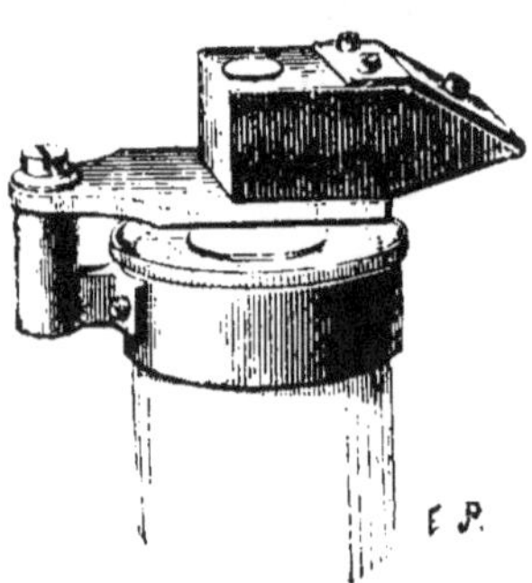

Fig. 5. — Chambre claire de Nachet.

microscope, par exemple une feuille de papier et la pointe d'un crayon que l'on promène sur ce papier. Ces deux images, provenant de sources différentes, se confondent dans l'œil de l'observateur, de sorte que l'objet vu au microscope se projette sur le papier en question, et qu'avec un crayon on en peut suivre et fixer les contours. C'est ainsi que l'on prend le dessin d'un objet microscopique ; c'est ainsi que nous procéderons également pour mesurer indirectement cet objet. Dans tous ces cas, on a l'habitude de placer la feuille de papier non sur la table, à côté du pied du microscope, mais sur un plan plus élevé. On dispose, par exemple, deux ou trois livres de diverses épaisseurs au-dessous d'elle, de telle sorte qu'elle se trouve précisément faire suite au plan de la platine du microscope et, par suite, être au même niveau que la préparation examinée. Dans tous les cas où nous indiquerons l'usage de la *chambre claire*, nous supposerons une fois pour toutes cette disposition réalisée.

Mensuration des objets microscopiques. — Rien n'est plus important que de mesurer les objets soumis à l'examen microscopique ; car leurs dimensions peuvent souvent servir de caractères spécifiques, et les modifications de taille que les éléments normaux éprouvent dans certains états pathologiques doivent être rigoureusement constatées : il nous suffira, pour en donner un exemple, de citer la *microcythémie* ou diminution de volume des globules rouges du sang, diminution que nous aurons à étudier dans certaines maladies générales.

L'appareil essentiel de toute mensuration microscopique est un *micromètre objectif :* on nomme ainsi une plaque de verre sur laquelle se trouve gravé un millimètre divisé en 100 parties égales ; ce petit dessin est à peine visible à l'œil nu, mais en l'examinant au microscope, avec divers grossissements, on aperçoit facilement chacune des divisions, chacun des centièmes de millimètre qui le forment ; ce millimètre étant alors l'objet examiné, on lui a donné le nom de *micromètre objectif*. La plus simple manière de mesurer un objet avec cet instrument consisterait à placer cet objet (par exemple des globules de sang) sur le micromètre objectif, à faire, en un mot, la préparation avec ce micromètre comme lame porte-objet : en examinant le tout au microscope. on verrait, par exemple, qu'un globule du sang d'un oiseau, placé selon son plus long diamètre, occupe à peu près une division et demie du millimètre divisé en 100 parties : on en conclurait donc que ce grand diamètre $= \frac{1}{100}$ + la moitié de $\frac{1}{100}$ de millimètre, c'est-à-dire = 15 à 16 millièmes de millimètre. C'est, en effet, le *millième de millimètre* que l'on a l'habitude de prendre pour unité dans les mesures micrométriques, et l'on tend généralement à le désigner par la lettre μ ; nous dirions donc que le grand diamètre des globules du sang d'un oiseau est de 15 à 16 μ.

Mais il est facile de comprendre les inconvénients de cette manière de procéder ; en faisant ainsi des préparations directement sur le micromètre objectif, on ne tarderait pas à le salir, à en effacer les fines divisions et à le mettre hors d'usage : de plus, pour mesurer comparativement des éléments différents, il serait bon d'avoir plusieurs micromètres objectifs ; enfin, si l'objet microscopique n'est pas bien placé pour correspondre aux divisions micrométriques, il est difficile, il est même impossible, par exemple pour un globule du sang, d'aller directement rectifier sa position. On a donc imaginé des méthodes indirectes de mensuration, méthodes basées sur l'usage du micromètre objectif, et qui cependant n'exposent pas à mettre cet instrument hors d'usage. De plus, ces méthodes sont telles qu'après une première série d'expériences destinées à donner une fois pour toutes l'image des divisions du micromètre objectif, on peut désormais laisser celui-ci de côté. On peut, en un mot, emprunter pour quelques heures un micromètre objectif, s'en servir comme étalon et ne plus y recourir désormais. Cette considération n'est pas tout à fait sans intérêt, vu le prix élevé du micromètre objectif. L'exposé rapide de deux méthodes de ce genre fera facilement comprendre notre pensée, et mettra au courant de la manière de procéder :

1° La première méthode est basée sur l'usage de la *chambre claire :* on met le micromètre objectif au point, on coiffe l'oculaire avec la chambre claire, et sur un papier disposé comme nous l'avons dit précédemment, on dessine les divisions du micromètre : si maintenant on remplace le micromètre objectif par une préparation de sang d'oiseau par exemple, on voit des globules sanguins superposer leur image à celle des traits précédemment dessinés du micromètre, et puisque la préparation occupe exactement la place qu'occupait le micromètre, on peut mesurer les dimensions des globules par le nombre de divisions que leur image occupe sur le dessin métrique où elle se trouve projetée. On a, de plus, l'avantage de pouvoir déplacer ce dessin dans le plan horizontal, de manière à faire bien correspondre une des divisions avec l'une des extrémités du globule sanguin que l'on veut mesurer.

Il sera facile de se construire ainsi une fois pour toutes un tableau ou une série de tableaux représentant les divisions du micromètre avec les différentes combinaisons de grossissements que peut donner le microscope : il suffira alors, étant donné une préparation d'éléments anatomiques dont on veut déterminer les dimensions, de coiffer le microscope de la chambre claire et de faire tomber l'image des éléments sur le dessin micrométrique correspondant aux grossissements employés.

Prenons un exemple simple : j'examine le micromètre objectif avec l'oculaire 1 et l'objectif 3 ; j'applique la chambre claire, etc., et j'obtiens le dessin n° 1 (fig. 6) ; par une opération semblable, avec l'oculaire 1 et l'objectif 5, j'obtiens le dessin n° 2 (fig. 6); on devra faire des dessins semblables pour chaque combinaison d'objectif et d'oculaire, mais ces deux exemples nous suffisent. — Supposons que nous ayons une préparation de sang d'oiseau examinée avec l'oculaire 1 et l'objectif 3 ; nous plaçons la chambre claire, et, au lieu de faire tomber l'image des globules sanguins sur un papier blanc ordinaire, nous la faisons coïncider avec le dessin n° 1 (fig. 6) ou avec un décalque de ce dessin-étalon ; nous obtenons alors l'image des globules, placée sur l'échelle micrométrique, comme nous le représentons figure 7, n° 1, et nous voyons que le grand diamètre de ces globules occupe un peu plus de 1 division $\frac{1}{2}$ du dessin du micromètre ; puisque chacune de ces divisions = $\frac{1}{100}$ de millimètre, nous dirons que le grand diamètre des globules rouges d'un oiseau est de $\frac{1}{100}$ de millimètre + la moitié de $\frac{1}{100}$ de millimètre, c'est-à-dire de 15 à 16 millièmes

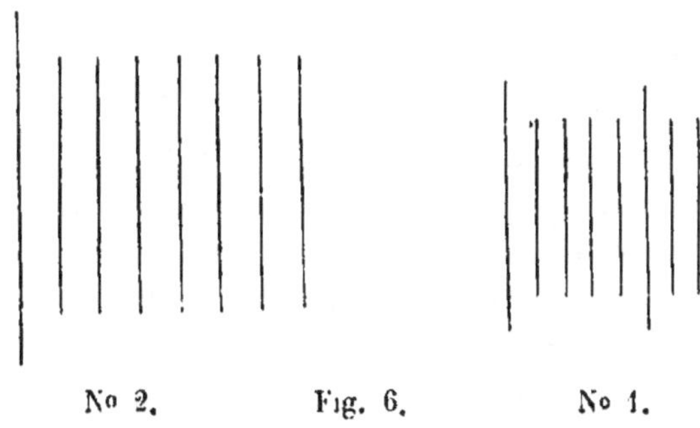

No 2. Fig. 6. No 1.

de millimètre (15 à 16 μ). — Si, au contraire, il s'agit de sang humain, on l'examine avec l'oculaire 1 et l'objectif 5 ; on place alors la chambre claire et on

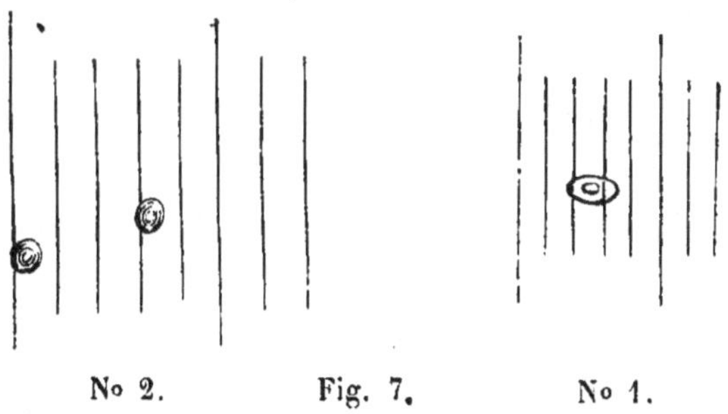

No 2. Fig. 7. No 1.

fait les mêmes opérations que précédemment, mais avec le dessin micrométrique n° 2 (fig. 6) ou avec un décalque de ce dessin : le résultat obtenu est représenté figure 7, n° 2. On voit que le diamètre d'un globule rouge du sang humain occupe un peu plus de la moitié de $\frac{1}{100}$ de millimètre, en d'autres termes qu'il est de 6 à 7 millièmes de millimètre (6 à 7 μ).

2° Dans la deuxième méthode, au lieu de chambre claire et de dessin du micromètre objectif, on se sert d'un *micromètre oculaire.* Le micromètre oculaire se compose d'une plaque de verre, sur laquelle sont gravés un ou plusieurs millimètres divisés en 10 parties égales, ou bien même des divisions équidistantes d'une grandeur quelconque ; cette plaque est enchâssée dans le tube de l'oculaire, entre la lentille supérieure (ou lentille oculaire proprement dite) et la lentille inférieure (ou lentille de champ). Quand on regarde à travers cet oculaire, on voit très-nettement les divisions du millimètre, parce qu'elles sont grossies par la lentille [1]. Sans chercher à apprécier ce grossissement, il faut dès lors déterminer le nombre de divisions du micromètre objectif qui correspondent à une division du micromètre oculaire lorsqu'on se sert successivement des divers objectifs.

Voici la manière classique de procéder dans ce cas.

Le micromètre oculaire étant en place, un objec-

1. Pour que les divisions de ce micromètre soient aperçues nettement, il est nécessaire qu'il soit exactement au point de la lentille oculaire, et comme ce point varie suivant les observateurs, il faut pouvoir faire varier la position relative de la lentille et de la lame de glace portant les divisions. Dans les oculaires qui contiennent ces micromètres, la lentille supérieure est montée sur une douille qui peut en effet se visser ou se dévisser de manière à la rapprocher ou à l'éloigner de la lame de glace jusqu'à ce qu'on aperçoive bien nettement les divisions. On la fixe alors au moyen d'un collier dans cette position. (L. Ranvier, *Traité technique d'histologie,* 1er fascicule. Paris 1876, p. 32.)

tif quelconque étant vissé au microscope, on observe l'objet dont on veut déterminer les dimensions. Les divisions du micromètre oculaire, amplifiées par la lentille oculaire, se trouvent reportées par l'observateur sur l'objet examiné, et cet objet correspond alors à un certain nombre de divisions de ce micromètre. Supposons, par exemple, qu'il corresponde à deux divisions. On remplace alors la préparation par le micromètre objectif, et les divisions du micromètre oculaire viennent se superposer à celles du micromètre objectif. On voit à combien de divisions du micromètre oculaire correspond une division du micromètre objectif. Supposons qu'une division du micromètre objectif (c'est-à-dire $\frac{1}{100}$ de millimètre) corresponde à deux divisions du micromètre oculaire. Nous en conclurons que l'objet examiné avait précisément 1 centième de millimètre de diamètre.

Mais on peut se dispenser de l'emploi successif des deux micromètres, et, après avoir fait une série d'épreuves typiques avec les deux appareils, se contenter de l'usage du micromètre oculaire. Précédemment (p. 12), nous ne conservions du micromètre objectif que des dessins pris à la chambre claire : nous pouvons remplacer ces dessins par des valeurs numériques notées une fois pour toutes. L'étude d'un exemple pratique fera mieux comprendre notre pensée. Voici donc comment on procède.

C'est toujours le micromètre objectif qui sert de point de départ. On examine, par exemple, ce micromètre objectif avec le microscope pourvu de l'objectif n° 5 et de l'oculaire micrométrique. Le microscope étant mis au point, on aperçoit à la fois et les divisions du micromètre oculaire et celles du micromètre objectif : on remarque qu'il faut *trois* divisions du micromètre oculaire pour couvrir une division du micromètre objectif, telle qu'elle est vue avec l'objectif n° 5 ; donc, une division du micromètre oculaire équivaut à $\frac{1}{3}$ d'une division du micromètre objectif; elle équivaut donc à $\frac{1}{300}$ de millimètre. On note une fois pour toutes ce chiffre $\frac{1}{300}$ comme correspondant à l'oculaire n° 5. — De même on examine le micromètre objectif avec l'objectif n° 3, et l'oculaire micrométrique; les choses étant disposées comme précédemment, on voit qu'il faut, par exemple, *deux* divisions du micromètre oculaire pour couvrir une division du micromètre objectif ; donc, dans ce cas, une division du micromètre oculaire vaut $\frac{1}{200}$ de millimètre. On se fait ainsi un tableau de la valeur des divisions du micromètre oculaire avec chaque objectif. Les deux exemples choisis nous suffisent pour faire comprendre la méthode.

Si nous venons, par exemple, d'examiner des globules du sang d'oiseau avec l'objectif n° 3 et un oculaire quelconque, nous remplaçons, pour procéder à une mensuration, cet oculaire par le micromètre oculaire : nous voyons ainsi les globules du sang et les divisions du micromètre. Après avoir constaté qu'un globule du sang d'oiseau, par son plus grand diamètre, couvre trois divisions du micromètre oculaire, nous regardons sur le tableau construit précédemment, et nous voyons qu'avec l'objectif n° 3 une division du micromètre oculaire vaut $\frac{1}{200}$ de millimètre. Nous en concluons que le grand diamètre des globules d'oiseau est de $\frac{1}{200} \times 3$

ou de $\frac{30}{2000}$, ou de 15 millièmes de millimètre (15 μ).

De même pour les globules du sang de l'homme : comme ils sont plus petits, supposons qu'on vient de les étudier avec l'objectif n° 5; pour les mesurer, on remplace l'oculaire ordinaire par le micromètre oculaire, et l'on voit que la largeur d'un globule du sang répond à deux divisions du micromètre oculaire; mais le tableau précédemment construit nous indique qu'avec l'objectif 5, chaque division du micromètre oculaire répond à $\frac{1}{300}$ de millimètre ; le globule sanguin de l'homme a donc une largeur de $\frac{2}{300}$ de millimètre, ce qui, réduit en décimales, nous donne 0,006 ou 6 μ [1].

Après la chambre claire et les micromètres, les divers appareils qui peuvent être annexés au microscope ne sont pas d'un usage assez fréquent pour que nous en donnions ici la description. Nous renvoyons aux traités spéciaux pour ce qui est de l'emploi de l'*appareil de polarisation*, dont l'application pratique pourrait devenir utile quand il sera question d'étudier, par les différences de réfraction qu'elles présentent, les enveloppes des cellules animales ou végétales. Quant aux *spectroscopes*, si né-

1. L'utilité des procédés abrégés de micrométrie est aujourd'hui universellement reconnue. Nous ne pouvons indiquer ici tous les procédés qui ont été proposés ; mais nous signalerons au lecteur un travail intéressant sur ce sujet. Voy. Malassez, *Nouveau procédé de micrométrie* (*Archiv. de physiol.*, 1874, et *Travaux du laborat. du Collége de France*, t. I, p. 23). Le procédé de M. Malassez, très-analogue à ceux que nous venons d'analyser avec détail, est basé sur les variations de valeur d'une division du micromètre oculaire quand on éloigne ou rapproche l'oculaire de l'objectif.

cessaires pour l'étude spectroscopique du sang et de sa matière colorante, nous en étudierons l'usage dans le chapitre consacré au sang. (Voy. p. 28 et suiv.)

Nous n'avons rien de particulier à dire ici sur les instruments nécessaires au genre d'explorations extemporanées que comportent les recherches cliniques : les instruments tranchants, les stylets, les pinces, les spatules, contenus dans une trousse, doivent suffire à cet effet, ou du moins seront toujours utiles pour obtenir les produits (raclures épidermiques ou muqueuses, liquides divers), qui doivent être l'objet de l'examen ; il sera bon d'y joindre une petite *pipette* qui permet de recueillir isolément certaines parties d'un liquide, et, par exemple, d'aller chercher au fond d'un vase les dépôts urinaires qui s'y sont réunis.

Nous n'avons aussi qu'à rappeler la nécessité des plaques porte-objet et des plaques couvre-objet, indispensables pour toute préparation : ces dernières devront être choisies parmi les plus minces ; il est bon cependant d'en posséder quelques-unes relativement épaisses, dont la résistance permet d'écraser certaines préparations et d'en dissocier ainsi les éléments. — Enfin, pour effectuer certaines dissociations plus délicates, il faut être pourvu d'aiguilles pointues à manche de bois, ou d'aiguilles à cataracte, et de quelques pinceaux, qui sont fort utiles pour laver les préparations, pour les étaler et pour éliminer certains éléments.

Liquides et réactifs. — L'étude des liquides et des réactifs nécessaires aux recherches microscopiques est beaucoup plus importante et demande quelques détails précis. Ces liquides peuvent être employés dans plusieurs buts différents : 1° pour diluer et maintenir à l'état liquide certaines préparations, sans en altérer les éléments ; c'est ce qu'on obtient au moyen des liquides dits *liquides neutres ;* — 2° pour colorer soit l'ensemble d'une préparation trop claire, soit certains éléments que l'on veut rendre spécialement plus visibles ; on se sert alors des *réactifs colorants;* — 3° pour isoler certains éléments en détruisant ou en faisant disparaître momentanément les autres ; c'est ce que nous appellerons les *réactifs isolants;* — 4° enfin, différents liquides agissent sur les éléments histologiques de manière à y amener des modifications plus ou moins caractéristiques et qui peuvent parfois servir à différencier des éléments que leur forme et leur aspect naturels auraient laissé confondre. Ce sont là les *réactifs* proprement dits.

Les LIQUIDES NEUTRES OU SIMPLES VÉHICULES sont beaucoup plus importants qu'on ne pourrait le croire au premier abord ; souvent un liquide, une goutte de sang ou de sperme, par exemple, contient trop d'éléments pour qu'on puisse les examiner nettement, car ils se recouvrent et se voilent les uns les autres ; ou bien, si l'examen dure quelque temps, surtout en été, le liquide qui accompagne naturellement ces éléments (sérum du sang) s'évapore assez rapidement vers les bords de la préparation pour que ces éléments se déforment en se desséchant. Il peut en résulter des erreurs graves : ainsi les globules sanguins, dans ces circonstances, se ratatinent, se rident et présentent de petites bosses périphériques qui peuvent être prises pour un état pathologique, en même temps qu'une de ces petites saillies, vue de face, peut faire croire à la présence d'un noyau dans l'intérieur du globule. Il faut donc avoir recours à l'adjonction d'un liquide, mais d'un liquide qui ne puisse lui-même altérer ces éléments figurés. On a trop souvent l'habitude d'employer à cet effet de l'eau pure, et même de l'*eau distillée* : or c'est là un grave abus. Si l'eau distillée est le plus souvent un véhicule neutre au point de vue des réactions chimiques, il n'en est nullement ainsi quand elle se trouve au contact d'éléments vivants ; moins dense que les liquides qui baignent normalement ces éléments, l'eau distillée imbibe immédiatement ceux-ci, les gonfle, les déforme, et souvent les fait éclater. Ainsi il est presque impossible d'examiner les cellules épithéliales vibratiles et de voir leurs cils continuer à se mouvoir, si on les met en présence de l'eau distillée. Les globules sanguins se gonflent et se décolorent, les spermatozoïdes perdent aussitôt leurs mouvements en présence de l'eau, et surtout de l'eau distillée. Aussi a-t-on depuis longtemps cherché à réaliser des liquides au milieu desquels les éléments cellulaires puissent continuer à vivre, ou du moins puissent ne pas se déformer ; pour les recherches physiologiques ces liquides sont indispensables, et l'eau distillée doit être complétement abandonnée ; il en est de même pour les recherches cliniques, et surtout pour l'étude du sang. Les liquides ainsi employés peuvent être empruntés à des organismes vivants : c'est ainsi qu'on a recommandé le sérum du sang privé de ses globules par la coagulation rapide de la fibrine, l'humeur aqueuse de l'œil d'un animal récemment tué, le liquide sous-arachnoïdien, le liquide amniotique. Pour les recherches cliniques, nous nous contenterons d'indiquer deux liquides fort simples qu'on peut fabriquer en toutes circonstances : le premier est l'*iodsérum artificiel* de Schultze ; il se compose de :

Blanc d'œuf.	30 gr.
Eau distillée	200 gr.
Chlorure de sodium	40 centigr. (Filtrer.)

On conserve ce liquide en y ajoutant quelques gouttes de teinture d'iode et en y déposant un petit morceau de camphre ; on peut encore recouvrir sa surface d'une légère couche de térébenthine.

Le second liquide est encore plus simple : c'est une solution de 1 partie de chlorure de sodium sur 200 d'eau distillée. Le critérium le plus parfait de ces liquides nous est fourni par les épithéliums à cils vibratiles ; si quelques-unes de ces cellules, obtenues par le raclage de la langue d'une grenouille, par exemple, et placées dans un liquide, y continuent leurs mouvements, on peut considérer ce liquide comme parfaitement neutre ; il sera facile de s'assurer qu'il en est ainsi aussi bien avec l'iodsérum artificiel qu'avec la simple dissolution de sel marin, et l'on pourra alors employer cette dernière avec confiance pour l'examen des globules du sang.

Réactifs colorants. — Pour les préparations histologiques destinées à être conservées, on fait un emploi fréquent de liquides colorants ; tout le monde connaît les avantages de la teinture ammoniacale de carmin introduite en histologie par Gerlach. Dans les recherches cliniques, on peut se trouver en présence d'éléments trop transparents, et qui ont besoin, pour devenir bien visibles, d'être mis en contact avec une substance colorante dissoute, dont ils s'imbibent rapidement et dont ils concentrent pour ainsi dire la couleur dans leurs molécules. Ici la teinture ammoniacale de carmin est de peu d'usage : peu concentrée, elle n'agit, en effet, que grâce à une macération de douze à vingt-quatre heures, ce qui la rend peu pratique ; très-concentrée, elle produit des effets qui dépassent généralement le but que l'on voulait atteindre. On pourra employer de préférence une légère solution d'acide chromique, ou mieux encore une solution concentrée d'acide picrique. L'acide picrique se trouve dans le commerce en petites lames cristallines d'un jaune serin franc. La solution saturée se prépare à chaud, et le liquide refroidi constitue un excellent réactif pour colorer les éléments trop transparents. Il est tres-précieux pour faire apparaître les cellules épithéliales qui flottent dans les divers liquides de l'économie : il altère à peine ces éléments, mais les rend très-visibles, en dessinant leur noyau et leurs contours.

En combinant l'acide picrique et le carmin, on obtient une solution colorée encore plus utile. Ce *picro-carminate d'ammoniaque* (Ranvier) s'obtient en ajoutant la solution ammoniacale de carmin à la solution d'acide picrique jusqu'à ce que la liqueur prenne la teinte jus de groseille. Cette solution a l'avantage de ne pas colorer également toutes les espèces d'éléments d'une préparation : sans qu'on puisse encore fixer de règles précises, on remarque que, selon leur nature, les éléments histologiques s'imprègnent les uns de la couleur jaune de l'acide picrique, les autres de la couleur rouge du carmin.

La solution de *fuchsine* ou *rose d'aniline* (ou *sulfate* et *acétate de rosaniline*) est aussi un réactif excellent pour colorer en quelques instants une préparation : elle offre de plus cet avantage que, comme les réactifs dont nous parlerons en quatrième lieu, elle agit d'une manière caractéristique sur certains éléments, sur les *fibres élastiques* par exemple ; en effet, si l'on dépose sur une préparation une goutte de solution d'aniline, tous les éléments se colorent, mais si on lave ensuite la préparation avec l'eau acidulée (acide acétique), la couleur disparaît et ne reste fixée que sur les fibres élastiques cette réaction, peu connue, est très-fidèle, et peut être d'un grand secours, car on sait combien il est important de reconnaître et de caractériser les fibres élastiques dans certains crachats.

On trouve les sels de rosaniline (fuchsine) dans le commerce sous forme de cristaux d'un vert métallique. Ils se dissolvent dans l'eau ou l'alcool ; la solution aqueuse est préférable ; elle est d'un beau rouge-rose foncé.

Réactifs isolants. — Nous donnerons ce nom aux réactifs qui produisent plus de transparence dans une préparation, et permettent d'apercevoir des éléments qui demeuraient peu visibles au milieu des autres; nous trouverons des réactifs isolants qui font presque complétement disparaître certains éléments, de façon à mettre entièrement au jour certains autres qui y sont mêlés en moins grande quantité.

Le réactif le plus général de ce genre est la *glycé-*

rine: ce liquide rend plus transparents presque tous les éléments histologiques; il n'a guère d'action spéciale sur tel élément plutôt que sur tel autre; on l'emploiera donc comme liquide diluant toutes les fois que des raisons particulières ne rendront pas nécessaire l'usage des réactifs neutres. La glycérine est très-utile pour l'étude des poils, qu'elle éclaircit de façon à permettre de rechercher les parasites végétaux qui infiltrent parfois leur racine et jusque leur canal médullaire; mêlée à partie égale d'acide acétique, la glycérine constitue un réactif que Ch. Robin recommande tout spécialement pour l'étude de tous les parasites, et spécialement pour les acariens.

Les solutions de soude et de potasse sont employées dans les mêmes circonstances pour les poils et les productions épidermiques, dont elles dissocient les éléments : « Il n'y a que la fibre élastique et les cellules cornées qui résistent à l'action de ces agents énergiques. Aussi ne les emploie-t-on que dans les recherches expéditives et surtout dans le cas où l'on veut constater la présence de fibres élastiques dans les crachats d'un malade supposé atteint de phthisie pulmonaire et en voie de ramollissement. » (Ch. Morel.)

Il en est de même de l'*ammoniaque.*

L'*acide acétique* jouit des mêmes propriétés; mais il est de plus employé, à l'état très-dilué, pour hâter l'imbibition et le gonflement des éléments desséchés; il gonfle et fait disparaître les fibres connectives en respectant les fibres élastiques : si l'on neutralise la préparation avec quelques gouttes d'alcali, on voit de nouveau apparaître les fibrilles du tissu connectif. — L'acide acétique est précieux pour faire apparaître les noyaux des éléments cellulaires. — A ce point de vue, l'*eau* elle-même constitue un réactif ; ainsi dans l'étude des globules blancs du sang et des globules de pus, on fait d'abord agir l'eau pour amener l'apparition des noyaux précédemment peu visibles; puis on les rend encore plus apparents par l'eau acidulée d'acide acétique. — La manière différente dont l'*eau* imbibe divers éléments en fait dans certains cas un réactif précieux pour distinguer des produits en apparence identiques.

Nous devons accorder encore une mention à l'acide chromique employé comme *isolant*. Cet agent, qui, en solution de 1 sur 100 ou sur 200, constitue le plus précieux des liquides durcissants, se présente alors sous la forme d'une solution jaune tirant légèrement au rouge. Mais en solution de 1 pour 3.000 d'eau, il est très-utile pour préparer la dissociation des éléments d'un tissu, d'une tumeur, par exemple : au bout de 24 à 48 heures de macération dans ce liquide, il est facile d'isoler avec des aiguilles et d'observer à l'état intact toutes les formes cellulaires qui sont mêlées aux fibres d'un tissu. Il n'est pas nécessaire de préparer ces solutions exactement dosées; il suffit, pour avoir un bon liquide isolant, de faire la solution d'acide chromique assez faible pour que, au lieu d'une couleur jaune tirant légèrement au rouge, elle présente une teinte jaune faible tirant presque au vert.

Réactifs proprement dits. — Ces réactifs sont les plus nombreux; nous ne pouvons indiquer ici que les principaux, car, pour être complet, il nous faudrait passer en revue tous les agents employés dans les réactions microchimiques; quelques-uns seulement de ces réactifs trouvent leur application dans les recherches cliniques, et ils seront indiqués plus spécialement à propos de chacune des recherches auxquelles ils se rapportent. Nous nous bornerons donc ici à quelques indications générales.

Ces réactifs sont souvent employés pour caractériser des éléments anatomiques figurés, ou des substances organiques que leur aspect seul tendrait à faire confondre. C'est ainsi qu'en présence d'organismes très-inférieurs, comme les bactéries et les bactéridies, on se trouve souvent embarrassé pour décider si ces éléments appartiennent au règne végétal ou au règne animal. On a recours en général à la solution de potasse ou de soude, pour trancher cette question : ce qui n'y résiste pas appartient au règne animal. — L'*acide acétique* nous permettra d'autre part de distinguer la fibrine de la mucosine. — La solution aqueuse d'iode nous révélera une forme particulière de dégénérescence, l'infiltration amyloïde, en même temps qu'elle nous permettra de constater les corps amyloïdes du cerveau, et de caractériser nettement les grains d'amidon provenant du règne végétal.

Enfin, à un point de vue plus général encore, nous aurons dans le *chloroforme* et dans l'*éther* des réactifs qui nous permettront de reconnaître les matières grasses qu'ils dissolvent. Avec les *acides acétique*, *nitrique*, *chlorhydrique*, etc, nous reconnaîtrons les carbonates dans un grand nombre de petits calculs (calculs salivaires, etc.), par le vif dégagement de bulles gazeuses (CO^2) auxquels ils donneront lieu. — L'emploi des autres réactifs, qui servent à des analyses microchimiques proprement dites, sera indiqué avec l'étude des urines normales et pathologiques. Nous donnons ci-contre (fig. 8)

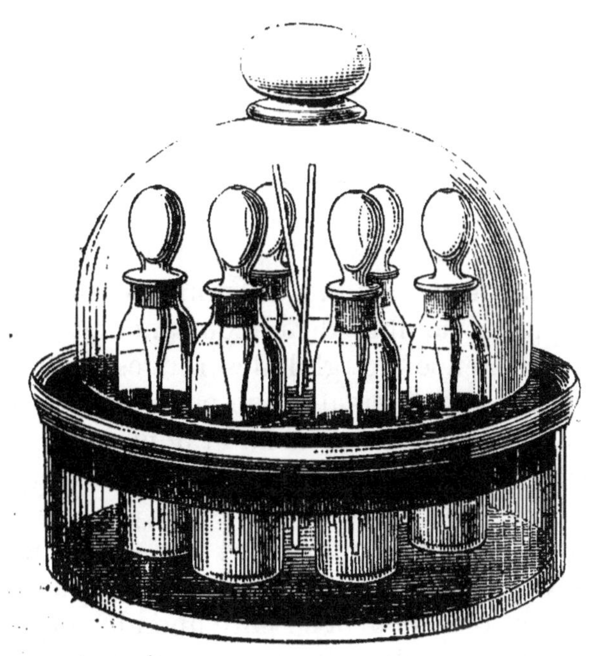

Fig. 8.

le dessin d'un petit appareil aujourd'hui très en usage dans les laboratoires de cliniques : il se compose de six petits flacons, à bouchon plongeant, qui suffisent pour contenir les réactifs les plus indispensables.

ÉTUDE MICROSCOPIQUE DU SANG

L'examen microscopique du sang est nécessaire dans un grand nombre de circonstances. Souvent, en effet, l'existence de globules rouges ou la présence de cristaux d'hématoïdine pourront faire reconnaître la nature d'une tache et donner au médecin légiste des indications précieuses. Plus fréquemment encore, par la numération des globules, par la recherche de leurs altérations ou des parasites qui se développent au milieu du sérum sanguin, le médecin praticien pourra se faire une idée plus précise des maladies diathésiques ou infectieuses. Il importe donc de connaître : 1° les caractères du sang normal ; 2° les altérations microscopiques du sang contenu dans les vaisseaux ou du sang extravasé. Nous serons brefs dans cette étude, renvoyant, pour plus de détails, à tous les traités de physiologie et d'histologie.

I. — SANG NORMAL

Le sang normal, tel qu'on peut l'obtenir par une simple piqûre au niveau de la pulpe du doigt, présente à examiner : 1° des éléments figurés, constants et caractéristiques (les *globules rouges* et les *globules blancs*) ; 2° des corpuscules plus ou moins variables de nombre et de dimensions (*globules de graisse, globules de pigment...*) ; 3° des éléments qui n'existent pas physiologiquement sous forme figurée, mais qui apparaissent peu de temps après l'extravasion du liquide sanguin (*fibrine*).

Globules rouges. — Les globules rouges (fig. 9)

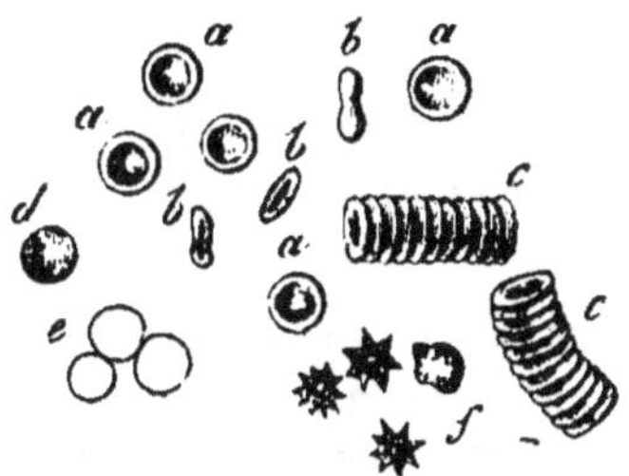

Fig. 9. — Globules rouges du sang. — *a, a,* Vus de face ; *b,* de profil ; *c,* globules empilés comme des pièces de monnaie ; *d,* globule devenu sphérique sous l'influence de l'eau ; *e,* globules décolorés par l'eau ; *f.* globules ratatinés par suite de l'évaporation. (Kœlliker.)

sont des disques circulaires, biconcaves, épais de $\frac{1}{600}$ de millimètre et larges de $\frac{1}{150}$ de millimètre (c'est-à-dire qu'il en faut 15 placés à plat et côte à côte pour occuper la longueur de 100 μ et 6 pour former une pile qui, vue de côté, aura une longueur de 10 μ). Pour les observer commodément il faut employer un grossissement de 500 à 600 diamètres; ils offrent alors une *coloration jaune pâle.* Vus par la tranche, ces éléments présentent l'aspect d'un biscuit rétréci à son milieu et renflé à ses deux extrémités, aspect qui résulte de leur forme biconcave (fig. 9; *b*); cet aspect est surtout accentué dans les globules pénétrés d'oxygène, c'est-à-dire dans le sang artériel, tandis que la concavité tend à s'effacer dans les globules du sang veineux, par défaut d'oxygène. — Vus de face, ils représentent des disques de couleur jaunâtre, plus foncés sur les bords, plus transparents et presque incolores (surtout dans le sang artériel) vers le centre, ce qui résulte de leur forme biconcave (fig. 9; *a*, *a*). Leur contour est marqué par une ligne nette et distincte qui paraît indiquer l'existence d'une membrane enveloppante très-mince : ils ne contiennent normalement ni noyaux, ni granulations, mais une substance amorphe et colorée comme nous l'avons indiqué.

Ces particularités de forme et de structure s'observent facilement en déterminant dans la préparation de petits courants qui entraînent les éléments, les font rouler et les présentent successivement dans les positions les plus diverses; on produit ces courants soit en pressant légèrement avec l'aiguille sur le couvre-objet, soit en plaçant sur le bord de celui-ci une goutte de véhicule neutre, qui s'infiltre rapidement par capillarité entre les deux verres (porte-objet et couvre-objet).

Il est difficile d'apercevoir une enveloppe aux globules rouges; aussi la question de la présence d'une membrane périphérique est-elle encore douteuse (Dujardin, Ranvier). Tout au plus peut-on démontrer par l'action de l'acide picrique ou chromique l'existence d'une couche périphérique spéciale plus ou moins bien limitée et qui est surtout visible sur les globules des batraciens. Dans un travail tout récent (*Arch. de phys.* 1875), M. Ranvier déclare qu'il est facile de mettre en évidence cette membrane d'enveloppe. Il suffit de traiter une goutte de sang de grenouille par l'alcool $\frac{1}{3}$ et de colorer ensuite par le sulfate de rosaniline en solution dans l'alcool. On voit alors apparaître autour du globule devenu sphérique une couche membraniforme colorée en rose, et montrant tous les caractères d'une membrane formée non d'une substance solide mais d'une sorte de pâte très-ductile se laissant traverser par les corps sans conserver trace de leur passage.

Ces éléments s'altèrent très-facilement : la moindre évaporation, telle qu'il s'en produit toujours dans le temps qu'exige la disposition d'une goutte de sang entre deux plaques de verre, suffit pour altérer leur forme, les ratatiner, et leur donner un aspect framboisé, *crénelé* (fig. 9 ; *f*), qui pourrait faire croire à une altération primitive ou à la présence d'un noyau, quand un de ces mamelons artificiels se projette sur le centre du globule sanguin[1]. Il faut donc toujours examiner le sang avec addition d'un liquide, mais d'un des liquides que nous avons indiqués comme véhicules neutres[2], car ces éléments ne sont pas moins sensibles à l'imbibition qu'à l'évaporation :

1. Cette altération des globules sanguins, cette forme crénelée n'est donc due qu'à un effet purement physique. Hâtons-nous d'ajouter cependant qu'elle se produit plus rapidement dans le sang pathologique que dans le sang normal (voy. plus loin).

2. Il faut de plus, si l'observation doit se prolonger, éviter l'évaporation du liquide vers les bords de la préparation. A cet effet, on garnit celle-ci d'une légère bordure de paraffine. Cette opération très-simple s'accomplit en portant sur un morceau de paraffine une lame de scalpel chauffée à la lampe à alcool ; la paraffine fond à ce contact, et l'on retire la lame chargée d'une goutte de paraffine liquide : en répétant cette petite manœuvre un certain nombre de fois, on a bientôt luté entièrement les bords de la préparation.

en présence de l'eau pure, on les voit changer de forme, devenir sphériques, en même temps qu'ils se décolorent; leur matière colorante se dissout dans l'eau, qui prend alors une teinte jaunâtre. C'est cet aspect que présentent les globules de sang qui ont

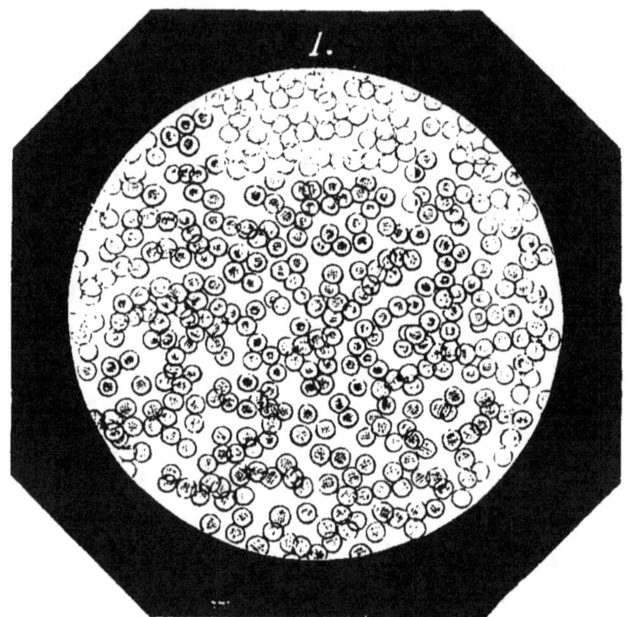

Fig. 10. — Globules sanguins de l'homme.

séjourné quelque temps dans une cavité séreuse, mélangés a un produit d'exsudation. L'examen microscopique permet donc de distinguer un épanchement hémorrhagique d'un épanchement séreux auquel serait venu accidentellement se mélanger du sang.

Les globules rouges sont les corpuscules caractéristiques du sang, et, qui plus est, peuvent servir à distinguer, dans certaines limites, le sang des divers animaux. Les globules du sang du fœtus se distinguent de ceux de l'adulte par l'existence d'un noyau, et ce n'est que vers le quatrième (Robin) ou le cinquième (Kœlliker) mois de la vie embryonnaire qu'ils perdent cet élément : nous verrons plus tard que la présence de ce noyau après la naissance constitue un état le plus sou-

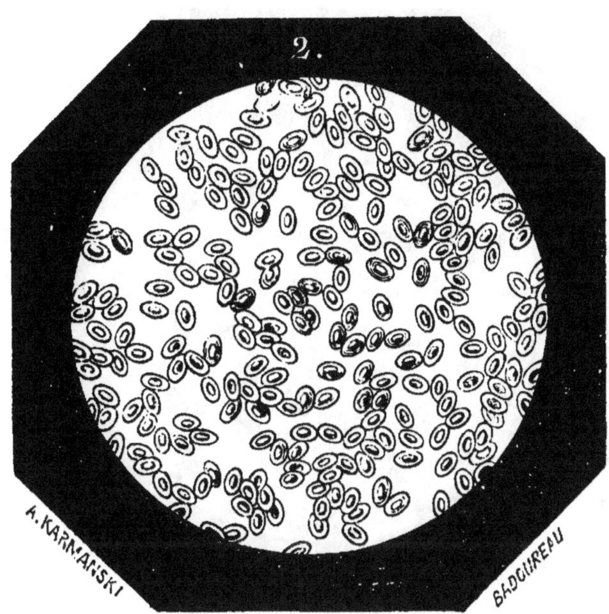

Fig. 11. — Globules sanguins des oiseaux.

vent pathologique. En même temps les globules du fœtus sont un peu plus volumineux que ceux de l'adulte, ils s'altèrent plus facilement après l'extravasion, et présentent alors parfois des espèces de prolongements sarcodiques (Robin).

Les globules sanguins des mammifères adultes ressemblent à ceux de l'homme comme forme, mais en diffèrent comme dimensions ; les plus petits sont ceux du cochon d'Inde ; ceux de l'homme (fig. 10) étant représentés par 7 (comme diamètre), nous trouvons 2 pour ceux du cochon d'Inde, 4 pour la chèvre, 5 pour le mouton, 5 pour le cheval, 6 pour le lapin, 7 pour le chien, 9 pour l'éléphant ; seuls parmi les mammifères, les caméliens (chameau et lama) possèdent des globules elliptiques mais toujours sans noyaux. Ceux des oiseaux sont elliptiques, en général 2 fois plus gros que ceux de l'homme (représentés par 15), biconvexes et avec un noyau généralement peu visible (fig. 11). Ceux des reptiles et des amphibies (fig. 12) sont encore

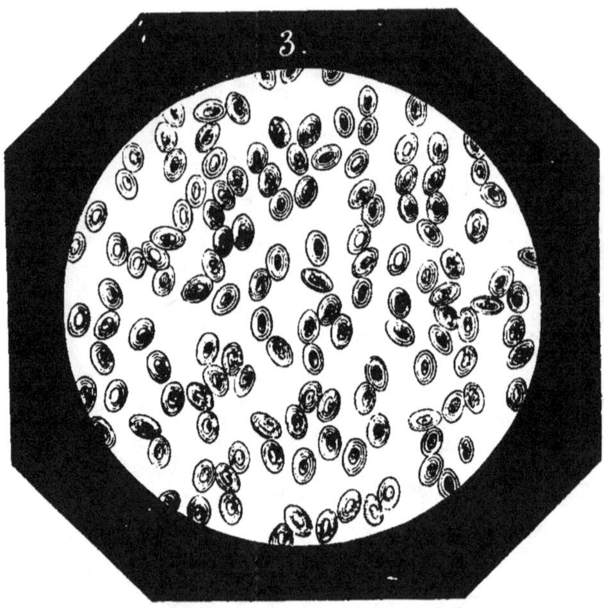

Fig. 12. — Globules sanguins des reptiles et des amphibies.

plus elliptiques, plus volumineux (représentés par 20 chez la grenouille), plus bombés et avec un noyau granuleux très-visible. Enfin, ceux des poissons (fig. 13) présentent généralement les mêmes caractères, sauf quelques exceptions peu importantes à notre point de vue (cyclostomes) et peuvent atteindre des dimensions surprenantes. On conçoit de quelle importance est la connaissance de ces formes et de ces dimensions pour reconnaître l'origine d'un sang examiné ; on doit au premier coup d'œil distinguer avec le microscope le sang d'un mammifère d'avec celui d'un oiseau, d'un amphibie ou d'un poisson ; la comparaison des globules d'un sang humain pris comme type avec ceux d'un sang quelconque, permettra même, dans certaines conditions, de reconnaître si le sang provient de l'homme ou d'un animal domestique dont les globules sont d'ordinaire plus petits. Mais il importe de ne point affirmer trop rapidement les résultats que donnerait la mensuration des globules. Nous

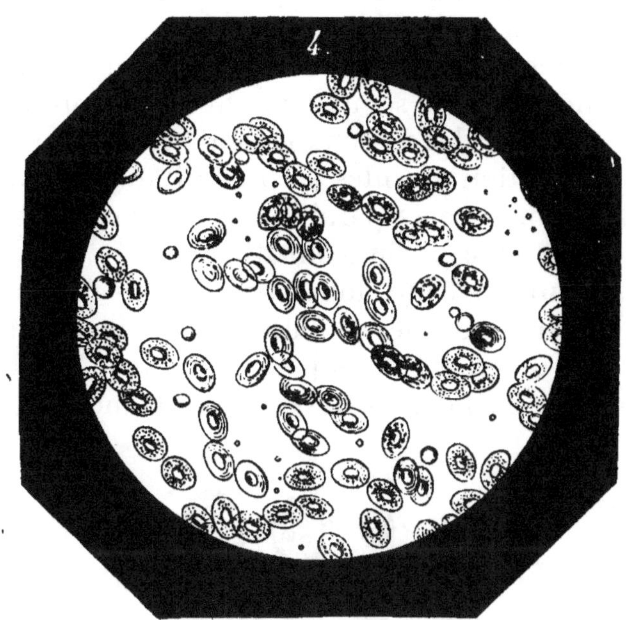

Fig. 13. — Globules sanguins des poissons.

verrons, en effet, que les globules sanguins de l'homme peuvent dans les conditions pathologiques singulièrement varier de dimensions.

Lorsque les globules rouges du sang se déposent librement dans le sérum, ils se précipitent en se groupant entre eux, de façon à se réunir en petites piles; on peut observer ce phénomène dans une goutte de sang placée entre deux lames de verre avec une certaine quantité de sérum; tantôt les piles (formées de 5 à 10 disques) sont régulières (fig. 9; *c*, *c*), c'est-à-dire que les globules rouges se correspondent exactement par toute leur surface plane (ou concave), tantôt elles sont imbriquées, c'est-à-dire que les disques ne se superposent que par une moitié ou un tiers de leur surface, comme par exemple une pile de monnaie étalée sur une table.

Les piles voisines se juxtaposent et se croisent de façon à dessiner des réseaux irréguliers et anguleux. Cette disposition en piles se produit toujours dans le sang normal, mais paraît se faire avec plus de facilité dans les cas d'inflammation.

Nous étudierons plus loin les variations de dimensions que subissent les globules sanguins sous l'influence de diverses causes pathologiques.

Globules blancs. — Les globules blancs (fig. 14

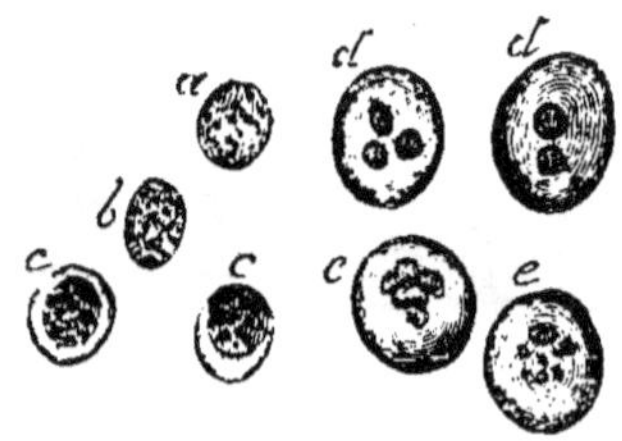

Fig. 14. — Globules blancs du sang. — *a*, *b*, *c*, Globulins et petits globules blancs; *d*. *d*, gros globules possédant plusieurs noyaux *c*. *c*, les mêmes, traités par l'acide acétique. (Kœlliker.)

sont des corpuscules sphériques dont le diamètre est de $\frac{1}{3}$ plus considérable que celui des globules rouges (comme 9 est à 6) : examinés dans un véhicule neutre, ils présentent un aspect granuleux et un contour irrégulier, une coloration d'un blanc d'argent caractéristique. Il est impossible, dans ces conditions, de distinguer aucun autre détail de leur structure; mais la simple adjonction d'eau gonfle ces éléments, rend leur contour lisse, et y fait apparaître un noyau, de forme irrégulière, parfois double ou multiple (fig. 14; *d*, *d*); l'adjonction d'acide acétique rend ces détails encore plus visibles, et parfois fait apparaître d'emblée deux ou trois noyaux dans un globule (fig. 14; *c*, *c*)[1]. Sous l'influence du gonflement produit par l'eau, on observe des mouvements browniens dans les granulations intérieures des globules blancs : ces mouvements prouvent une altération cadavérique.

Nous ne parlerons pas des mouvements sarcodiques que nous étudierons en nous occupant du *pus*.

En général, les globules blancs du sang sont multinucléaires, mais on peut trouver chez le même individu, bien portant du reste, à des intervalles de quelques heures, des mélanges en proportions variables de globules blancs unis ou polynucléaires. Ces différences paraissent tenir à l'intensité des phénomènes de nutrition et de prolifération de ces éléments : les globules blancs les plus jeunes n'auraient qu'un seul noyau, les plus avancés dans leur développement en auraient plusieurs. On a cru aussi pouvoir attribuer ces différences à la prédominance fonctionnelle de tel groupe d'organes for-

1. D'après Ranvier, la présence de deux noyaux ou d'un noyau étranglé en deux parties indique que le globule blanc (ou cellule lymphatique) est en voie de prolifération : en effet, les globules blancs se multiplieraient par segmentation après division du noyau. (*Histologie technique*, p. 161 et 217.)

mateurs de globules blancs : c'est ainsi que dans les diverses formes de la leucocythémie on rencontre parfois des globules volumineux avec des noyaux multiples; d'autres fois des globules plus petits avec un noyau simple relativement volumineux. Mais il n'est nullement prouvé, comme l'avait soutenu Virchow, que les globules blancs volumineux soient formés par la rate.

Enfin, les globules blancs peuvent se présenter aussi avec des dimensions très-petites, sous la forme de noyaux entourés d'une mince couche de granulations : cette forme est plus rare et d'une signification encore peu précise (*globulins*).

Les globules blancs ne sont nullement caractéristiques du sang; nous les retrouverons dans presque tous les autres liquides, soit normaux, soit pathologiques, de l'économie; contentons-nous d'indiquer pour le moment que les *globules du pus* et les *globules blancs du sang* sont identiques.

Quantité relative des globules rouges et des globules blancs. — Le nombre des globules rouges et celui des globules blancs contenus dans le sang sont dans une proportion assez constante, qui peut varier dans certaines limites encore physiologiques, et qui présente des variations bien plus accentuées dans certaines maladies.

Voyons pour le moment les rapports numériques de ces deux éléments à l'état physiologique.

Il n'est pas si facile qu'on pourrait le croire *à priori* de compter comparativement ces deux sortes de globules : il ne faut pas oublier que, dans le sang d'une saignée faite déjà depuis quelques instants, les globules rouges et blancs tendent à s'isoler, les premiers se précipitant, les seconds surnageant au contraire : le battage, qui empêche en même temps la coagulation de la fibrine, doit être employé dans ce cas. Mais il suffit, pour cet examen, d'une gouttelette de sang extraite par une fine piqûre de la pulpe d'un doigt; cependant, dans ce cas encore, il faut tenir compte de ce qu'il est nécessaire d'ajouter un *véhicule neutre* à la préparation pour diluer la masse des globules et en permettre le dénombrement : or, dans ces circonstances, il se produit dans la préparation des courants qui entraînent les globules rouges, tandis que les blancs, plus visqueux, restent au point où a été d'abord déposée la goutte de sang; on est donc exposé, si l'on se borne à examiner un seul endroit de la petite nappe étalée sous l'objectif, à tomber sur un point où les globules blancs ou bien seront en excès, ou bien seront très-rares; il est facile d'éviter cet inconvénient en mélangeant la préparation avec l'aiguille et en procédant au dénombrement en plusieurs points très-divers, de façon à obtenir une moyenne dans laquelle disparaissent à peu près les causes d'erreur.

On compte les globules rouges et blancs sur une plaque divisée en petits carrés de dimensions égales ; ou bien, le sang étant très-dilué, on compte tous les éléments qui se trouvent à un moment donné dans le champ du microscope.

On constatera ainsi que, chez l'adulte à l'état physiologique, on trouve en général seulement 1 globule blanc pour 350 globules rouges. Ce nombre est donné par une goutte de sang extraite de la peau; mais il n'est pas le même pour tous les départements du système vasculaire : nous n'insisterons pas sur ces variations locales, qui ne trouvent pas d'application clinique, surtout pour ce qui est des veines profondes (on a trouvé que les veines de la rate et du foie renferment un nombre relativement considérable de globules blancs). Il n'est pas nécessaire de procéder toujours à une numération exacte et comparative des globules blancs et rouges contenus dans le champ du microscope : pour constater immédiatement si le nombre des globules est beaucoup au-dessus du chiffre normal, il suffit de compter ceux qui se présentent dans le champ du microscope avec un grossissement donné et en comparant le résultat au tableau suivant donné par Ranvier : « Dans le sang normal, dit-il, avec les systèmes :

Objectif 7, oculaire 2, de Hartnack;
— 6, — 1, de Verick;
— 3, — 1, de Nachet;

il y a en moyenne 3 ou 4 globules blancs dans le champ du microscope. S'il s'en trouve dans une préparation un chiffre notablement plus élevé, 10 par exemple, on pourra en conclure, à première vue, que le nombre des globules blancs dans le sang est au-dessus de la normale. Cette méthode est bonne à plus forte raison, si le nombre des globules blancs est plus considérable, par exemple s'il y a un globule blanc sur deux ou trois globules rouges, comme il arrive quelquefois. » (Ranvier, *op. cit.*, p. 212,)

On a constaté que le nombre des globules blancs diminue et tend vers son minimum sous l'influence de l'*abstinence*, de l'*âge avancé du sujet* (1 pour 1000) : il est plus considérable, au contraire, après les *repas*, après un *purgatif*, pendant la *grossesse*, à la suite d'*hémorrhagies*, chez les *enfants ;* mais toutes ces circonstances plus ou moins physiologiques ne font varier la quantité des globules blancs que dans des proportions telles qu'ils restent toujours en nombre inférieur aux globules rouges. Nous verrons qu'il y a loin de là aux proportions toutes nouvelles qui caractérisent certains états pathologiques (leucocytose), et qu'il est peu naturel d'appliquer aux cas présents le nom de *leucocytose physiologique.*

Outre les globules rouges et blancs, le sang à l'état physiologique peut encore présenter en suspension des éléments très-variables de dimension et de nombre : ce sont les *globules de graisse* et les *granulations élémentaires*.

Globules de graisse. — Ils viennent en grande partie du chyle, où ils sont versés en grande abondance pendant toute la durée de la digestion. Parfois ils sont en quantité si considérable, que le sérum prend une apparence laiteuse (*sang blanc*). Ces globules graisseux se reconnaissent aisément à leur forme sphérique, leur coloration légèrement jaunâtre, leur grande réfringence et leur solubilité dans l'éther.

Granulations élémentaires. — Les unes paraissent être des granulations fibrineuses : on ne saurait dire si elles existent dans le sang qui circule dans les vaisseaux, mais on les trouve toujours dans les préparations, quelque rapidité que l'on mette à faire l'examen. Ces granulations sont anguleuses, et leur aspect les ferait prendre au premier abord pour des débris de globules blancs ; mais comme l'eau ne les altère pas, comme l'iode les colore, ces réactions font admettre que ce sont là des granulations de nature fibrineuse (Ranvier). (Voy. plus loin les réactions de la fibrine.)

Les autres granulations, dites granulations pigmentaires, sont de petits corpuscules, comparables à des fragments de globules rouges très-ratatinés ; ces éléments sont très-peu abondants dans le sang normal : ils sont d'un rouge sombre, presque noirâtre, et remarquables par leur résistance aux réactifs ; ainsi l'eau ajoutée en excès et l'acide acétique, qui dissolvent les globules rouges, laissent ces corpuscules intacts ou ne les dissolvent que longtemps après les autres éléments. On les regarde généralement comme des débris, des cadavres de vieux globules rouges, et nous verrons que l'étude du sang pathologique confirme cette manière de voir.

Tels sont les éléments que le microscope peut faire reconnaître dans le sang normal : les autres éléments du liquide sanguin sont à l'état de dissolution; mais il en est un, la *fibrine*, qui prend la forme solide dès que le sang est sorti des vaisseaux, et qu'il est très-important de savoir reconnaître au microscope soit pour en rechercher les traces sur un linge taché de sang, soit pour le distinguer des autres produits d'exsudation (et particulièrement du *mucus*).

Fibrine. — La *fibrine* (fig. 15), examinée au microscope avec un grossissement de 250 d., se présente sous la forme d'un fin lacis de fibrilles entrecroisées et anastomosées, de manière à constituer des réseaux irréguliers; ces fibrilles sont elles-mêmes irrégulières et comme forme et comme dimensions. Quand les globules rouges ont eu le temps de se précipiter au fond du vase pendant la coagulation de la fibrine, celle-ci est pure et isolée; dans le cas contraire, on trouve les globules irrégulièrement emprisonnés et enserrés dans ses mailles. Lorsqu'on observe une goutte de sang un peu volumineuse, fraîchement extraite par une piqûre et placée sur le porte-objet (sans couvre-objet), on peut constater, en même temps que l'empilement des globules dont nous avons déjà parlé, la coagulation spontanée de la fibrine : elle se produit au bout de 10 à 20 minutes, sous la forme de minces filaments incolores qui traversent le champ du microscope. On peut ainsi constater que ces fibrilles qui naissent en même temps, dès le début de la coagulation, dans tous les points de la goutte de sang, ne sont pas des éléments anatomiques, mais sont dus, comme Robin l'a fait observer[1], à l'état strié que présente, lors de

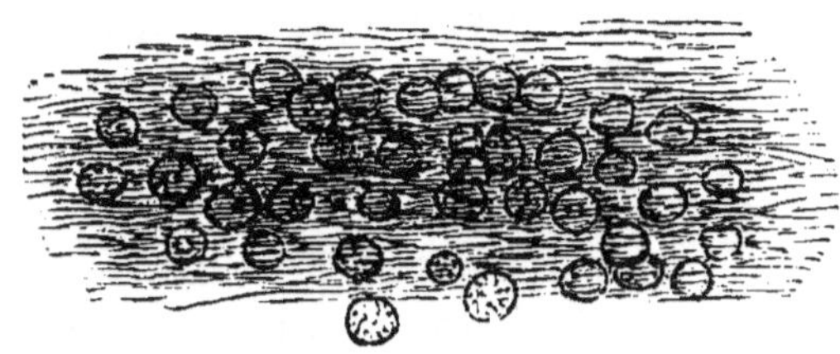

Fig. 15. — Fibrine coagulée en fibrilles enserrant un grand nombre de leucocytes.

son apparition, la fibrine dès qu'elle passe de l'état liquide à l'état solide (fig. 15).

La fibrine peut aussi se présenter sous une forme homogène et comme gélatineuse; mais elle ne tarde pas à se diviser en fibrilles, que la pression, la dissociation peuvent isoler très-facilement.

La réaction caractéristique de la fibrine s'obtient avec l'acide acétique : *cet agent gonfle la fibrine, lui donne un aspect homogène et gélatineux, et finit par la dissoudre complétement.* — On distingue ainsi la fibrine du mucus qui, par l'acide acétique, se concrète de plus en plus. — Les alcalis dissolvent complétement la fibrine, mais ils dissolvent aussi la

1. *Leçons sur les humeurs*, 2e édit., p. 176.

mucine du mucus. Les filaments en réseau que forme la fibrine ne sont coagulés ni par le carmin ni par le picro-carminate, mais ils le sont très-nettement par l'iode.

II. — SANG PATHOLOGIQUE

L'examen microscopique du sang d'un malade peut nous y faire découvrir soit une altération des éléments normaux, soit une modification numérique de quelques-uns de ces éléments, soit enfin des éléments nouveaux [1].

ALTÉRATIONS DES GLOBULES ROUGES. — Les altérations pathologiques des globules rouges sont encore peu connues ; ce n'est pas par l'examen microscopique, mais bien par l'analyse chimique d'une grande quantité de sang que l'on a cherché à constater les altérations du *milieu intérieur*. Dans ces derniers temps, toutefois, on a insisté avec raison sur l'analyse microscopique du sang pathologique. Bien que les résultats obtenus soient encore très-contradictoires, il nous faut les indiquer.

Les *dimensions* des globules rouges peuvent changer dans un grand nombre d'états pathologiques. Manassein a constaté que la diminution dans les dimensions du globule sanguin est en corrélation avec une suractivité pathologique de ses échanges (fièvre), ou bien encore avec une moindre absorption d'oxygène due à une réduction notable de

1. Nous donnerons dans un paragraphe spécial, rejeté à la fin de l'étude du sang, un résumé des travaux récents sur la *numération des globules*.

l'activité respiratoire (acide carbonique, morphine) : que l'accroissement dans les dimensions des globules sanguins est, au contraire, lié à une réduction dans les échanges (acide cyanhydrique, alcool, quinine) ou bien à une plus grande richesse en oxygène (action directe de ce gaz, anémie aiguë).

En prenant des précautions minutieuses pour éviter les causes d'erreur dans ces mensurations, Manasséin a constaté que la *fièvre septicémique*, déterminée par les injections sous-cutanées d'un liquide putride, pouvait réduire les globules rouges d'un cinquième environ de leur diamètre. Il compare ces résultats à ceux qu'Erb avait déjà signalés, en constatant, dans des circonstances analogues, la diminution du nombre des globules sanguins volumineux, à ceux de Virchow qui a vu apparaître dans le sang des fièvres infectieuses et typhiques des globules très-petits et foncés (corpuscules mélaniques), etc. La même diminution a été observée chez les animaux narcotisés à l'aide de la morphine. Ce qui semble bien prouver que la diminution de volume tient à la lenteur et à la difficulté de l'absorption de l'oxygène chez les animaux ainsi narcotisés, c'est l'action alternative ou combinée de l'influence de la morphine et de celle de l'oxygène. En plaçant les animaux dans une cloche traversée par un courant constant d'oxygène, on peut constater que les dimensions des globules n'étaient plus réduites, qu'elles étaient même accrues, tandis que le volume de ces mêmes globules diminuait de nouveau dès que le courant d'oxygène venait à cesser. On comprend les applications cliniques et thérapeutiques qui découleraient de semblables expériences si elles venaient à être confirmées. La diminution de volume la plus considérable a été obtenue en plaçant les animaux dans une cloche où pénétrait une quantité notable d'acide carbonique (1/4 en diamètre).

Au contraire, en pratiquant une saignée à un animal (ce qui répartit la même quantité d'oxygène sur un nombre plus restreint de globules), on voit les dimensions des globules rouges augmenter. Le même phénomène s'observe quand on les empoisonne à l'aide d'acide cyanhydrique, ou d'alcool. La quinine a paru non-seulement accroître les dimensions des globules rouges, mais encore agir sur les globules blancs qui perdent leur contractilité, cessent de se développer et diminuent rapidement de nombre.

A côté de ces observations il faut ranger celles qui ont été décrites sous le nom de *microcythémie*. Nous avons déjà signalé, dans un grand nombre de cachexies, l'existence de corpuscules qui paraissent devoir être considérés comme des globules rouges en voie de destruction. Or MM. Charcot et Vulpian ont reconnu dans le sang d'un leucocythémique « un grand nombre de globules rouges (un tiers environ) qui n'avaient pas le diamètre normal. Les uns mesuraient 5 μ, d'autres 4 μ ou 3 μ, enfin certains globules n'avaient pas plus de 2 μ, et ces derniers n'étaient pas très-rares, car on en rencontrait toujours un ou plusieurs dans le champ du microscope (450 diam.). Les plus petits de ces globules offraient une forme sphéroïdale ; ceux qui étaient intermédiaires entre les plus petits et les normaux présentaient çà et là la forme discoïde. » Dans le scorbut, M. Hayem a constaté l'existence d'un grand nombre de globulins. Enfin plus récemment MM. Vanlair et Masius, professeurs de Leyde, ont repris cette question de la microcythémie[1]. Les caractères des *microcytes* sont, d'après ces auteurs, leur sphéricité parfaite, la persistance remarquable de l'intégrité de leur forme, leur résistance aux réactifs, leur isolement constant dans le champ du microscope, leur excessive réfringence, enfin et surtout la petitesse et l'uniformité de leur diamètre.

1. *Arch. de physiologie*, 1872, p. 123.

Ces globules préexistent dans le sang ; cette altération n'est donc pas cadavérique, ne se produit pas seulement hors des vaisseaux. Leur nombre augmente dans le sang toutes les fois que l'activité de la rate se trouve surexcitée, ou bien encore lorsqu'il existe une lésion grave du foie. Les conclusions de MM. Vanlair et Masius sont les suivantes :

« Les microcytes ne sont qu'une des phases de la destruction des globules rouges ; la rate est l'organe formateur des microcytes ; le foie détruit, dans les conditions physiologiques, les microcytes qui lui viennent de la rate. Dans notre cas, où il existait une hyperplasie de la rate en même temps qu'une atrophie du foie, le sang de la circulation générale devait nécessairement se charger de globules nains et constituer ainsi la microcythémie. »

L'augmentation de volume des globules rouges a été constatée par Gubler dans un cas de maladie d'Addison, et par Vulpian dans un cas de cyanose cardiaque.

Plus récemment Kelsch, observant les altérations du sang dans les fièvres intermittentes graves, y a trouvé : 1° des globules pâles, volumineux ; 2° d'autres, moins larges, colorés, plus ou moins crénelés ; 3° enfin des globules lisses, très-colorés, très-réfringents. Les premiers sont surtout abondants quand l'oligocythémie est très-profonde ; chez les sujets moins anémiés, au contraire, les globules pâles, moins volumineux, sont toujours peu nombreux par rapport aux autres. Les globules rouges les plus volumineux mesuraient, d'après Kelsch, jusqu'à 9 μ. Quant aux globules blancs, ils mesuraient 15 μ et même davantage.

Ces mensurations de globules peuvent être faites de la manière suivante (Schmidt, Milne-Edwards) : on place sur le porte-objet une très-petite goutte de sang, on l'étale rapidement avec une autre placée obliquement, puis on porte la plaque sur une lampe à alcool. Une évaporation rapide permet de fixer les globules isolés dans leurs positions respectives et de les mesurer.

Outre ces variations dans les dimensions des globules sanguins, on a souvent observé et décrit des *variations de forme*. Les globules sanguins peuvent être *crénelés* en forme de roue d'engrenage, ou bien *muriformes*, analogues aux chatons des marrons d'Inde, les disques paraissant comme recouverts de piquants rappelant très-bien la forme de bâtonnets ou de bactéries (Coze et Feltz) (fig. 16). Ces déformations s'observeraient, d'après Coze et Feltz[1], dans le sang des malades atteints d'affections septicémiques, dans la fièvre typhoïde, la variole, la scarlatine, la fièvre puerpérale ; outre la déformation des globules rouges, les mêmes observateurs disent avoir constaté dans toutes ces maladies une diffluence plus ou moins grande des globules sanguins, qui s'agglutineraient les uns aux autres, de manière à présenter, dans certaines circonstances (scarlatine), l'aspect de « mares d'un teint jaune rougeâtre, dans lesquelles les contours des globules ne sont plus visibles (véritable fusion). » Les globules rouges ainsi altérés ne s'empileraient plus comme le font les globules du sang à l'état normal, et surtout les

1. *Recherches sur les maladies infectieuses*, par MM. Coze et Feltz (de Strasbourg) ; Paris, J.-B. Baillière, 1872.

globules de sang observés chez des malades atteints de lésions inflammatoires. Cette diffluence des globules et leur tendance à l'agglomération a été constatée par Davaine dans les maladies charbonneuses.

La diffluence des globules rouges est aussi très-fréquente dans les intoxications par les poisons

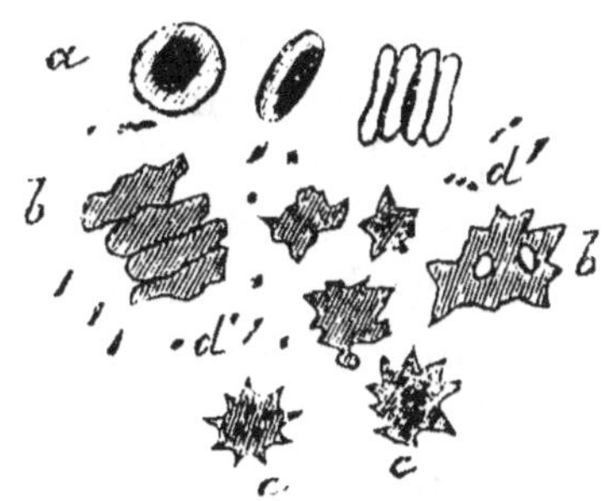

Fig. 16. — Altérations des globules rouges du sang (d'après Coze e Feltz). — *a*, Types des globules rouges normaux ; *b*, globules déformés ; *c*, globules muriformes ; *d*, vibrions.

stéatogènes (phosphore) ou encore dans l'ictère grave. Parmi les altérations anatomiques que l'on constate dans l'ictère grave, il en est une qui nous a semblé constante, c'est la diminution du nombre des globules rouges, leur dissociation, l'apparition très-rapide de cristaux d'hémoglobine. Les mêmes lésions ont été constatées par Ritter[1] dans les empoisonnements par l'antimoine, l'arsenic, le phosphore, l'injection dans le sang des acides biliaires, et, en particulier, du taurocholate de soude. Si la

1. Ritter, *des Modifications chimiques que subissent les sécrétions sous l'influence de quelques agents qui modifient le globule sanguin* thèse pour le doctorat ès sciences ; Paris, 1872.

dose du toxique injecté est moins forte, on trouve dans le sang une augmentation de la graisse et de la cholestérine.

Il est impossible de méconnaître l'intérêt que présentent ces recherches ; mais il est difficile de considérer comme définitifs de semblables résultats. L'aspect crénelé, muriforme des globules rouges s'observe toutes les fois que le sang se dessèche au contact de l'air : la *rapidité* seule de ces déformations peut être considérée comme le signe d'une altération pathologique du sang. Il est vrai d'ajouter que, dans les maladies infectieuses, les modifications de forme des globules sont excessivement rapides ; d'un autre côté, la diffluence de ces globules, leur accolement ne s'observent, dans le sang normal, qu'au bout d'un temps assez long, alors que le sang est déjà desséché ou en voie de putréfaction. Enfin la présence des globulins que nous avons déjà signalés a été constatée plusieurs fois aussi par MM. Coze et Feltz.

Les *déformations amiboïdes*, qui s'observent surtout quand on étudie les globules blancs, se constatent parfois sur les globules rouges. C'est ce qui résulte du moins des observations faites par Laschkéwitsch dans la maladie d'Addison.

Ces déformations globulaires paraissent se produire dans un assez grand nombre d'intoxications; ainsi, dans l'anémie qui atteint les ouvriers des fabriques d'aniline, tout porte à croire que les vapeurs d'aniline, de même que celles de la benzine, de la nitrobenzine, etc., « attaquent primitivement les globules, qui subissent ainsi une diminution de volume et se racornissent comme par l'action exosmotique des alcalis concentrés » (Sée)[1]. Dans une cachexie déterminée par des hémorrhagies multiples avec hypertrophie du foie et stases veineuses, le professeur Rommelœre décrit une altération des globules caractérisée par leurs variations de forme. Ils sont en forme de bouteille, de poire, de bonnet phrygien, etc., sans qu'on puisse facilement expliquer ces déformations.

Une action toxique plus directement constatable est celle que produisent toute une série de gaz dont l'oxyde de carbone est le type. Les déformations ne sont plus, dès lors, les modifications subies par les globules rouges ; une autre altération, un changement dans leur composition chimique peut se constater à l'aide d'un mode particulier d'investigation dont nous devons nous occuper. En effet, employée avec le microscope, la *spectroscopie* nous offre des ressources importantes pour *constater le sang*, pour *rechercher sa richesse en globules rouges*, pour étudier les altérations de ces globules (surtout au point de vue respiratoire, au point de vue des gaz) et enfin pour reconnaître dans divers liquides les produits de décomposition de la matière colorante des globules rouges. — Nous rappellerons donc en quelques mots en quoi consiste la spectroscopie du sang ; nous nous arrêterons en particulier sur la *microspectroscopie ;* nous en ferons l'application immédiate à l'étude des gaz et surtout à l'étude de l'intoxication du globule rouge par l'oxyde de carbone et nous verrons comment ce procédé d'investigation pourra servir à rechercher la richesse du sang en globules

1. *Leçons de pathologie expérimentale ;* Paris, 1867, p. 128.

rouges. Plus tard, en faisant l'histoire des produits chimiques dérivés du sang, nous verrons comment la spectroscopie pourra nous servir à reconnaître l'hématine, l'hémine, etc., à diagnostiquer en un mot une tache de sang.

Spectroscopie. — On désigne sous le nom de spectroscopie du sang l'étude de ce liquide au moyen du procédé d'analyse appliqué en chimie par Kirchhoff et Bunsen. Hoppe-Seyler, Valentin, Stokes, Cl. Bernard ont en effet montré que le sang a le pouvoir de modifier d'une manière bien définie le spectre d'un rayon de lumière qui le traverse; lorsqu'on regarde à travers un prisme (spectroscope) une solution de sang artériel, que traversent les rayons de la lumière solaire, ou de la lumière émanée d'une lampe, au lieu d'observer le spectre lumineux ordinaire, on voit ce spectre interrompu par deux bandes obscures placées dans la partie jaune-verte du spectre (*bandes d'absorption* de la matière colorante des globules rouges). Le sang veineux et surtout le sang artificiellement désoxygéné, donnent un spectre différent du précédent, en ce que les deux bandes noires sus-indiquées se fusionnent en une seule bande (bande de réduction de Stokes), plus large, et occupant à peu près tout le jaune du spectre.

Microspectroscopie. — Mais la quantité de sang à étudier peut être tellement petite qu'elle soit insuffisante pour être examinée au spectroscope ordinaire. Ces cas sont les seuls qui doivent réellement nous occuper ici; nous emprunterons donc au travail si complet de V. Fumouze [1], les détails relatifs aux recherches microspectroscopiques, qui peuvent permettre au médecin de faire toutes les recherches cliniques ou médico-légales avec une quantité vraiment microscopique de liquide sanguin.

La combinaison du microscope et du spectroscope peut se faire de deux manières :

1° Dans la *méthode allemande* (Valentin, Stricker), on projette sur le miroir du microscope le spectre donné par un

1. Fumouze, Thèses de Paris, 1870.

rayon lumineux qui a traversé un prisme; ce spectre, réfléchi par le miroir, traverse une lentille convergente interposée entre le miroir et le porte-objet, lentille qui rapproche les différentes parties du spectre en une image très-petite au niveau du porte-objet. On peut alors examiner une préparation microscopique en la plaçant successivement dans les diverses régions du spectre; si la préparation se compose de globules sanguins, on observe que quand ceux-ci sont placés dans la partie jaune-verte du spectre ils donnent les deux bandes d'absorption de leur matière colorante. On peut donc par cette méthode examiner à la fois et l'objet en expérience et le spectre microscopique qui vient se projeter sur lui, et dont il modifie certaines régions. Mais ce procédé n'est pas d'une application commode; il tend à être généralement rejeté. « Outre qu'il faut chercher en tâtonnant la position respective qu'il convient de donner au prisme et au microscope, il est encore nécessaire d'opérer dans une chambre obscure, afin d'éviter tout mélange de lumière blanche. Enfin, même avec l'emploi de la lentille convergente, l'éclairage du microscope laisse encore à désirer. » (Fumouze). Le procédé suivant est bien plus pratique.

2° Dans la *méthode anglaise* on se sert d'un microscope ordinaire dont l'oculaire est remplacé par un *spectroscope à vision directe* (Sorby, Browing)[1]. Ce spectroscope à vision directe qui, au point de vue de sa forme et de sa construction, n'est autre chose qu'un oculaire faible, se compose essentiellement d'un tube (spectroscope oculaire) renfermant plusieurs prismes de substances différentes, accolés les uns aux autres, doués de pouvoirs réfringents différents et associés, de manière à compenser la *déviation* que chaque prisme en particulier ferait subir aux rayons lumineux, tout en laissant la *dispersion* se produire; on obtient ainsi avec la lumière solaire une miniature de spectre, qui arrive tout entier dans l'œil de l'observateur. Pour que les différentes couleurs soient bien tranchées, il suffit de faire tourner une petite vis qui éloigne ou rapproche les bords d'une fente ouverte dans un diaphragme

1. La description du microspectroscope de Sorby se trouve exposée dans le *Traité du microscope* de Robin, auquel nous renvoyons pour plus de détails (p. 1005).

placé dans l'intérieur du spectroscope oculaire, immédiatement au-dessous de la lentille oculaire proprement dite. Supposons maintenant qu'il s'agisse d'examiner le spectre d'une goutte de sang : on commence par examiner cette goutte de sang au microscope, avec un grossissement quelconque, d'après le procédé habituel. Quand la goutte de sang donne une image bien nette, on retire l'oculaire, et on le remplace par le *spectroscope oculaire*. Dans ces conditions, on ne voit plus l'image des éléments sanguins examinés ; on ne voit plus qu'un spectre, mais ce spectre, modifié par le pouvoir absorbant de la matière colorante du sang (artériel), se présente avec les deux bandes d'absorption caractéristiques. Ce système de microspectroscopie est donc très-simple et d'une application facile ; s'il ne permet pas l'observation simultanée du spectre et de l'image de l'objet, il permet de faire alternativement ces deux examens en remplaçant successivement l'oculaire par le tube spectroscopique et *vice versâ*.

Pour faire subir au sang la série des réactions aujourd'hui classiques, et qui constituent l'analyse spectroscopique, on dissout la goutte de sang dans un petit volume d'eau, et on place le liquide dans un petit tube dont on ferme les extrémités avec un peu de cire à modeler. Cette cire sert en même temps à fixer cette préparation sur la platine du microscope. Dans ces circonstances la microspectroscopie nous permettra de reconnaître l'état d'oxygénation du sang, sa richesse en globules rouges, et enfin la présence de l'oxyde de carbone dans les globules sanguins.

Pour reconnaître l'*état d'oxygénation* du sang, il faut ne pas oublier ce que nous avons dit précédemment des deux bandes d'absorption du sang oxygéné et de la bande unique du sang réduit (bande de Stokes). On obtiendra donc également avec le microspectroscope un spectre du sang oxygéné, et du sang désoxygéné. Quand sur le sang, qui a donné le spectre caractéristique de la présence de l'oxygène, on fait agir un agent réducteur quelconque (d'ordinaire une solution de sulfate de protoxyde de fer), on voit aux deux bandes précédentes se substituer une large bande obscure qui occupe à peu près la place des deux autres, ainsi que tout l'espace compris entre elles (en se portant cependant un peu plus vers le aune). — Si maintenant, découvrant la goutte de sang examinée, on l'agite avec une aiguille au contact de l'air, on voit, en recommençant l'examen, apparaître de nouveau le spectre du sang artériel. Cette succession alternative des deux spectres est tout à fait caractéristique du sang normal, comme nous le verrons bientôt. — Le sang veineux normal présente un spectre intermédiaire aux deux précédents. On y voit les deux bandes obscures du sang oxygéné séparées par un intervalle obscurci.

Pour chercher à apprécier par la spectroscopie la *richesse du sang en globules rouges*, il faut d'abord savoir que les phénomènes spectraux précédemment décrits sont dus à la présence de la matière colorante rouge des globules (d'où le nom de spectre de l'*hémoglobuline*), et que le sang examiné en nature éteint non-seulement les régions du spectre correspondant aux lignes sus-indiquées, mais encore la plus grande partie des régions bleues ou violettes ; il faut étendre le sang d'une certaine quantité d'eau, le diluer, pour n'obtenir que les deux raies typiques, avec encore un peu de noir vers l'extrémité violette du spectre. Si donc on note la quantité d'eau à ajouter au sang normal pour arriver à ce résultat, moins il faudra en ajouter à un sang soumis à l'analyse pour arriver au même résultat, moins ce sang sera riche en globules. On pourra ainsi arriver à obtenir dans l'anémie, ou plutôt dans l'*aglobulie*, des résultats très-nets, et parfaitement comparables sur la richesse relative de divers sangs en matière colorante et par suite en globules[1].

1. « Il serait intéressant d'apprécier également par la microspectroscopie les variations qu'éprouve, par suite des médications, la quantité d'hémoglobuline contenue dans le sang, quantité qui est nécessairement liée à celle des globules rouges. Pour ces expériences il suffirait, dans un grand nombre de cas, d'établir, à diverses périodes de la médication, la richesse relative du sang de chacun des animaux en expérience, par exemple, par la comparaison avec une solution titrée de sang pris sur un autre animal de même espèce. Je suppose, par exemple, qu'on veuille étudier à ce point de vue l'action de la médication ferrugineuse, et qu'on ait plusieurs animaux, quatre chiens, par exemple, à sa disposition. On commencera par établir la quantité relative d'hémoglobuline contenue dans le sang de trois de ces animaux,

Enfin, la microspectroscopie peut permettre, avec une goutte de sang, de diagnostiquer une *intoxication par l'oxyde de carbone*. Cl. Bernard et Hoppe Seyler ont montré que l'oxyde de carbone agit comme gaz toxique en prenant dans le globule sanguin la place de l'oxygène, qui dès lors ne trouve plus dans le sang ce véhicule capable de le transporter dans l'intimité des tissus. Dans ce cas, l'oxyde de carbone se combine, comme le faisait l'oxygène, avec l'hémoglobuline, et donne au spectroscope un spectre (spectre du sang *oxycarboné*) très-analogue au spectre du sang oxygéné, si ce n'est que les deux bandes d'absorption sont un peu plus déplacées vers la droite (un peu plus dans le vert). Mais ce que ce spectre a de caractéristique, c'est qu'il ne subit aucun changement par l'action des agents réducteurs ; en d'autres termes, ni par l'action d'une solution ammoniacale, d'acide tartrique et de sulfate de protoxyde de fer, ni par le sulfhydrate d'ammoniaque, les deux raies du spectre de l'*hémoglobuline oxycarbonée* ne sont ramenées à la raie unique de réduction de Stokes. Cette absence du jeu alternatif et de la reproduction successive des deux spectres précédemment décrits est caractéristique de la présence d'oxyde de carbone. — Cependant il faut encore tenir compte de l'action de quelques autres gaz sur le globule sanguin. Ainsi le *bioxyde d'azote* forme avec le globule sanguin une combinaison encore plus stable que la précédente. Ce gaz chasse même l'oxyde de carbone de sa combinaison avec l'hémoglobuline ; dans ce cas, le spectre présente deux bandes tout à fait semblables à celles du sang oxygéné ou oxycarboné, bandes qui, comme pour ce dernier,

par rapport à celle contenue dans le sang du quatrième chien servant de type. Ceci fait, les trois premiers chiens sont soumis à la médication ferrugineuse dans des conditions tout à fait identiques, et le quatrième animal sera soumis, pendant le même temps, au même régime que les autres, sauf la médication ferrugineuse. Au bout d'un certain temps on comparera de nouveau les pouvoirs absorbants du sang des quatre animaux en expérience, en prenant toujours pour étalon le sang du chien dont les aliments ne contenaient pas de fer. » (Fumouze.) On comprend combien la microspectroscopie rendrait ces recherches faciles en clinique, puisqu'elle permettrait de les faire avec une goutte de sang obtenue par une piqûre de la pulpe des doigts.

ne sont pas modifiées quand on traite le sang par un agent réducteur.

Quelques recherches nouvelles, dues à MM. Coze et Feltz ainsi qu'à un de leurs élèves, M. Baudoin [1], ont donné des résultats intéressants quoique non encore définitifs. MM. Coze et Feltz en étudiant le sang normal, le sang scarlatineux, le sang puerpéral et le sang infectieux mort, ont constaté que « les sangs malades sont plus concentrés que le sang normal ; que dans celui-ci les rayons jaunes restent absorbés plus longtemps que les rayons verts, que cette proportionnalité d'absorption n'existe pas pour les sangs pathologiques ; ainsi pour le sang scarlatineux ces rayons jaunes restent absorbés moins longtemps que pour le sang puerpéral ; au contraire les rayons verts paraissent plus vite pour le sang puerpéral que pour le sang scarlatineux. En résumé, le spectroscope ne révèle de modifications autres que celles qui dépendent de la concentration des liquides. » M. Baudoin dit, au contraire, « qu'il existe dans le sang normal une plus grande proportion d'eau que dans le sang varioleux après la mort, mais que, de plus, l'apparition des raies vertes indique certainement des modifications autres que celles qui dépendent de la concentration des liquides. » — Nous nous bornerons donc à signaler ces recherches à l'attention des observateurs.

Un nouveau mode d'observations spectroscopiques a été découvert par M. Ranvier ; le fait sur lequel il est basé et ses applications pratiques touchent de trop près aux études microscopiques pour que nous puissions le passer sous silence ; mais le cadre de cet ouvrage ne nous permet qu'une rapide indication. On sait que les réseaux (stries fines et rapprochées tracées sur des lames de verre) décomposent la lumière blanche en ses couleurs élémentaires, c'est-à-dire en un spectre. Le *faisceau musculaire strié* se comporte de même, aussi M. Ranvier a-t-il montré qu'avec le spectre musculaire, comme avec les spectres produits par un prisme ou un réseau, il est possible de reconnaître dans le sang les caractères et les diverses réactions spectroscopiques de l'hémoglobuline,

1. Voy. Coze et Feltz, *Recherches sur les maladies infectieuses*, p. 285 et suiv.

M. Ranvier a même construit un *myospectroscope*, et donné toutes les indications nécessaires pour qu'un observateur puisse, à l'aide de quelques fibres musculaires de grenouille, improviser un appareil suffisant pour l'analyse spectroscopique du sang. (Voy. L. Ranvier, *Du spectre produit par les muscles striés*. Arch. de Physiol, 1874, page 774.)

Mélanémie. — Aujourd'hui que l'origine des globules rouges semble connue, qu'il paraît démontré que ces éléments proviennent de la transformation des globules blancs, il nous est facile de rattacher à leur histoire l'étude des deux formes principales de la *mélanémie*.

Dans la première forme, on trouve dans le sang des globules pigmentés que l'on doit considérer comme des globules *rouges inachevés* ou, en d'autres termes, comme des globules blancs n'ayant pu subir complétement leur métamorphose en éléments rouges. En effet, il résulte des observations du professeur Rouget que chez les animaux (grenouille), lorsque les globules blancs se transforment en globules rouges, la matière colorante s'y dépose d'abord sous forme de granulations, qui ensuite se dissolvent dans le globule et le colorent uniformément (hématoglobuline). Ce premier stade de développement se produit, sans doute, trop rapidement chez les animaux supérieurs et chez l'homme pour qu'on puisse le constater à l'état physiologique; mais, dans certains cas, le processus est entravé et le sang renferme de ces éléments arrêtés dans leur développement; c'est ce qu'on trouve dans un grand nombre d'anciennes fièvres paludéennes, ce que Meckel a observé chez un aliéné, Virchow dans la cachexie palustre, Brown-Séquard dans la maladie d'Addison, etc. En effet, les éléments pigmentés que l'on rencontre dans ces cas ont une grande analogie avec les globules blancs : ce sont des globules sphériques, parfois allongés, contenant des noyaux et un amas de granules colorés plus ou moins volumineux. On a considéré ces éléments comme caractéristiques des fièvres intermittentes graves. Kelsch, qui a étudié avec beaucoup de soin les altérations du sang dans les fièvres paludéennes, y a rencontré non-seulement des altérations qualitatives et quantitatives des éléments normaux, mais surtout ces amas pigmentaires. On les rencontre 22 fois sur 24 dans les organes profonds ou même dans le sang obtenu par la piqûre du doigt. Pour les rechercher il faut prendre une goutte de sang, la délayer dans une faible quantité de sérum artificiel, afin de bien isoler les globules rouges et d'éviter ainsi les amas qui masquent les globules mélanifères. Ceux-ci varient dans leur forme, leurs dimensions, l'abondance du pigment qu'ils renferment. Ils sont le plus souvent sphériques, mesurant 7 à 15 μ, renfermant 3 à 6 granules arrondis de 1 μ. Il est impossible d'ailleurs de signaler toutes les modifications qu'ils peuvent présenter. Mais ce que nous en avons dit suffit pour montrer l'importance de ces recherches au point de vue du diagnostic différentiel entre les accès pernicieux et certaines encéphalopathies.

La seconde forme de mélanémie n'est qu'une augmentation anormale des débris ou cadavres de globules rouges que nous avons indiqués comme peu abondants à l'état normal : ici, comme précédemment, ces corpuscules sont remarquables par leur résistance aux réactifs, leurs dimensions exiguës, leur couleur foncée, etc. Ces granulations pigmentaires sont tantôt arrondies, tantôt allongées, tantôt ramifiées, suivant qu'elles s'agglomèrent en amas de forme et de dimensions variables. Quelques-unes pâlissent par l'acide acétique et la potasse ; d'autres résistent à ces réactifs. Parfois ces corpuscules sont mêlés à des cristaux d'hématoïdine. On les rencontre surtout dans les formes légères de la fièvre intermittente, dans les fièvres typhoïdes, dans la fièvre putride des opérés, pendant le cours des épidémies : c'est une altération qui permet, au point de vue clinique, de conclure à une prompte destruction des parties constitutives du sang. Dans les cas de mélanose généralisée, le sang renferme, en outre, un plus grand nombre de globules blancs, quelques-uns remplis de granulations noires, parfois des moules cylindriques brunâtres ou des granulations de même couleur.

Nous verrons, en étudiant les colorations anormales de la peau, que des particules noires métalliques ou charbonneuses peuvent se rencontrer dans les diverses crasses non parasitaires, ou même dans l'épaisseur de la couche épidermique. Ces colorations noires peuvent être dues à des modifications de la matière colorante des globules rouges du sang ou à des productions hétérotopiques du pigment, nommé *mélanine* ou *mélaïne*, qui se trouve normalement dans les cellules de la choroïde et dans la couche de Malpighi de la peau (scrotum, peau du nègre). Il importe donc d'insister, à propos de l'étude du sang, sur les pigments d'origine hématique (mélanose hématique), qui diffèrent complétement des pigments proprement dits (mélanose mélaïnique). Toutefois, comme l'étude de ces pigments nécessite la connaissance des réactions que présente la matière colorante du sang et ses dérivés, nous renvoyons l'examen microscopique des différentes espèces de pigment à l'étude des produits de décomposition des globules (p. 86).

GLOBULES BLANCS. — Les variations pathologiques des globules blancs consistent surtout en une *augmentation numérique* de ces éléments ; ce que nous avons déjà dit de la mélanémie par transformation incomplète des globules blancs en globules rouges aurait pu, à la rigueur, être décrit comme une altération, comme une évolution enrayée des éléments blancs du sang.

Nous avons vu que, dans certaines conditions physiologiques, le rapport des globules blancs aux globules rouges augmente d'une façon assez notable. Mais cette augmentation est bien plus considérable dans certains états pathologiques ; dans presque toutes les maladies où la fibrine augmente dans le sang, où se produit la couenne inflammatoire, on peut remarquer une augmentation semblable des globules blancs ; telles sont les éruptions cutanées, les affections typhoïdes et, en général même, toutes les irritations locales d'un organe riche en lymphatiques. Mais cette augmentation des globules blancs peut être portée assez loin pour constituer le principal phénomène morbide dans la maladie désignée sous le nom de *leucocythémie :* dans ce cas, l'examen du sang montre un nombre si considérable de globules blancs que, même à l'œil nu, ce liquide peut présenter un aspect presque laiteux ou, en tout cas, très-différent du sang rouge physiologique ; et, en effet, le microscope ne montre plus 1 ou 2 globules blancs pour 350 globules rouges, mais 1 globule blanc pour 3 rouges, et même 2 pour 3. Enfin il peut arriver que les deux éléments soient en nombre égal. Ces globules blancs présentent les deux variétés que nous avons déjà signalées dans le sang physiologique : les uns sont volumineux et développés, avec des noyaux le plus souvent multiples ; les autres sont plus petits avec un noyau simple et comparativement volumineux. Virchow avait cru pouvoir affirmer que la première forme appartenait aux globules formés par la rate et la seconde aux globules produits par les ganglions lymphatiques. Mais si les deux formes principales de la *leucocythémie* (*l. liénale* et *l. lymphatique*) peuvent être cliniquement établies et différenciées, cette loi de Virchow, bien qu'elle réponde à la majorité des faits, a été exprimée d'une manière trop absolue.

L'augmentation du nombre des globules blancs a été constatée par Coze et Feltz dans la plupart des maladies septicémiques. On a aussi signalé l'augmentation numérique des globules blancs dans le scorbut. « Dans le sang des malades scorbutiques qui avaient de larges ecchymoses, j'ai trouvé le nombre des globules blancs augmenté et cela dans une proportion notable, dit Laboulbène. J'ai compté quinze, vingt, vingt-huit et jusqu'à trente globules blancs dans le champ du microscope, en observant avec l'objectif 5 et l'oculaire 1 du microscope de Nachet.... Dans toutes ces observations 'ai eu le soin, après avoir piqué le doigt du malade, de ne prendre sur la lame de verre que l'extrémité de la gouttelette formée. J'ai une fois trouvé l'aspect crénelé des globules rouges, mais cela provenait de la sueur du malade qui avait appuyé son doigt humide sur la plaque porte-objet ; je m'en suis assuré par une seconde observation démonstrative. » (*Comptes-rendus* Acad. des sciences. 3 avril 1871.)

Il en est de même dans les cas de suppuration abondante. L'augmentation du nombre des globules blancs a été constatée par M. Malassez dans certains cas d'amputation, après l'accouchement surtout s'il y a imminence d'infection purulente, au moment de la formation des abcès dans la pleurésie purulente surtout avant la ponction, etc. De son côté, M. Brouardel a indiqué, comme signe pathognomonique des suppurations dans la variole et plusieurs maladies, l'augmentation rapide et notable des globules blancs dans le sang. On peut, à l'aide d'observations attentives, prévoir ainsi la formation d'abcès multiples chez les varioleux. Enfin, dans la morve, Delafond, Christot et Kiener, et tout récemment MM. Bouley et Malassez, Colin, etc., ont signalé l'existence d'une leucocytose très-facile à caractériser (voy. art. Morve du *Dict. encycl.* et *Bull. acad. de méd.*, 1876.) Au contraire, la diminution du nombre des globules blancs est rare ; elle ne s'observe guère que dans certaines formes d'érysipèle. Nous verrons, en étudiant le pus (p. 99), les variations de forme, de dimension ou de structure, que peuvent subir les globules blancs extravasés : nous nous bornerons à dire ici que ces variations ne s'observent pas plus dans les vaisseaux, que l'on ne constate, dans le sang en circulation, les déformations des globules rouges (amiboïsme).

On a cependant noté, dans la leucocythémie, à côté de l'altération quantitative des globules blancs, une *altération qualitative* ; il s'agit alors d'une dégénérescence graisseuse (Jœderholm). Charcot et Vulpian ont également, dans un cas de leucocythémie, observé dans les globules blancs une infiltration de granulations à bords réfringents, ne se dissolvant pas dans l'acide acétique.

Fibrine. — Les modifications de la fibrine ne donnent lieu à aucune recherche microscopique particulière. Le dédoublement plus ou moins rapide de la plasmine, qui seule préexiste dans le liquide sanguin normal, dépend d'un grand nombre de circonstances qui intéressent le médecin, mais dont nous n'avons pas à nous occuper. Nous renverrons, pour cette étude, aux travaux d'Andral et Gavarret, de Robin et, plus récemment, de Chalvet. Il nous faut faire remarquer, toutefois, que l'aspect fibrillaire strié, que nous avons donné comme caractéristique de la fibrine, n'existe pas toujours. Parfois toute la masse ou presque toute la masse d'un coagulum fibrineux offre un aspect grenu non strié. C'est ce qui arrive surtout dans les caillots sanguins qui surviennent à la suite de phlébites. Dans ce cas, du reste, l'addition d'acide acétique fait gonfler, rend plus transparente et finit par faire disparaître toute la masse que l'on observe.

Il importe aussi de savoir reconnaître les productions fibrineuses extraites d'un abcès ou évacuées avec l'urine. Parfois on a confondu ces produits avec des vers dont ils ont l'aspect extérieur. Un examen microscopique succinct fera éviter de semblables méprises.

Pigment. — Enfin, comme variations pathologiques dans les éléments normaux du sang, nous trouvons encore une augmentation anormale dans les molécules de pigment et de graisse que renferme ce liquide. Nous avons rattaché les différentes formes de *mélanémie* à l'étude des altérations des globules rouges (p. 58), et nous ne dirons rien de la présence dans le sang de corpuscules ou de cellules mélaniques empruntés à des tumeurs de ce genre; ces observations devant être regardées comme très-hypothétiques.

Graisse. — Quant à la *lipæmie*, nous avons déjà signalé une richesse plus considérable du sang en molécules graisseuses ou protéiques après un repas, dans la grossesse, etc.; on a signalé l'augmentation de la graisse chez les alcoolisés, dans certains cas d'hydropisie (Vogel), dans la maladie de Bright, chez les diabétiques, etc. Parfois l'accumulation des matières grasses peut être assez considérable pour donner au sang une coloration d'un blanc laiteux (*galactémie*); ce que nous avons dit suffit pour faire distinguer la *galactémie* de la *leucocythémie*. On peut dire, d'une manière générale, que l'augmentation anormale des matières grasses ou protéiques dans le sang indique soit une quantité très-considérable d'ingesta, soit un ralentissement dans la nutrition et les métamorphoses du sang qui n'utilise pas les éléments nutritifs, même fournis en faible quantité.

Cristaux.—La *matière glycogène* peut être sécrétée en proportions trop considérables et passer dans le sang, auquel elle communique une teinte opaline analogue à celle que déterminent les corps gras. Cette matière glycogène existe alors, dans le sang, sous forme de fines granulations moléculaires, mais son aspect opalin ne se rencontre guère que dans le sang des veines sus-hépatiques et sa recherche ne présente, par conséquent, aucune application clinique. Il en est de même des *substances cristallisables* ou des métaux que renferme le sang. On ne les rencontre presque jamais à l'état cristallin dans le sang normal,et nous verrons plus loin qu'il est assez rare de les trouver dans le sang pathologique même après la mort. Toutefois, les expériences de Garrod, reprises par Charcot et divers observateurs, ont prouvé que, dans certaines maladies, il pourrait devenir nécessaire de rechercher, en provoquant artificiellement leur cristallisation, les matières cristallisables que renferme le sang. Rappelons donc, en quelques mots, le *procédé du fil* qui a donné à Garrod de si bons résultats. Dans une capsule de verre, on dépose 5 grammes environ de sérum; on y ajoute quelques gouttes d'acide acétique, puis on y laisse tomber un fil. Au bout de 36 ou 48 heures, on constate que, chez les goutteux, des cristaux d'acide urique se sont déposés sur le fil. Le sérum doit être frais, sans quoi la fermentation le décompose en acide oxalique, urée et allantoïne. Il faut éviter qu'il soit trop desséché, sans quoi on obtiendrait des cristaux de phosphate ammoniaco-magnésien[1]. — (Voy. fig. 17).

1. Consulter à ce sujet Charcot, *Leçons cliniques sur les maladies des vieillards et les maladies chroniques;* Paris, 1867.

Nous avons déjà vu que le sang pouvait immédiatement après la mort renfermer des cristaux d'hématoïdine. Coze et Feltz disent en avoir rencontré sous forme de masses cristallines étoilées. Küss et Michel en ont trouvé dans le sang de l'infection purulente; Signol et Salle, dans l'affection typhoïde du cheval.

Plus récemment, M. Picot (de Tours)[1], examinant

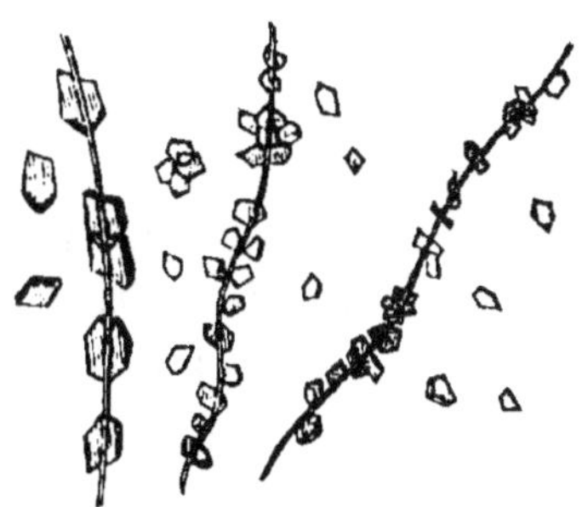

Fig. 17. — Cristaux d'acide urique obtenus par le procédé du fil (d'après Garrod).

le sang dans un cas d'hépatite interstitielle à phase atrophique suraiguë (ictère grave), déclare y avoir retrouvé d'abondants cristaux de cholestérine. En traitant 97 grammes de sang desséché par de l'éther et en reprenant par de l'alcool bouillant, il dit avoir obtenu, par évaporation, des cristaux assez nombreux pour que l'on puisse admettre, comme le voudrait la théorie de Flint, une véritable cholestérémie[2]. Outre cette abondance de cholestérine,

1. *Journal de l'anatomie*, mai 1872, p. 252.

2. Dans un chapitre ultérieur, à propos des produits biliaires, nous insisterons sur les caractères microscopiques de la cholestérine. Mais

M. Picot dit avoir constaté une diminution très-notable dans le nombre des globules rouges et des modifications de forme (petitesse, forme stellaire, bords déchiquetés, etc.). Ces recherches méritent d'être reprises. L'histoire des altérations du sang dans l'ictère grave est loin d'être établie sur des bases rigoureuses.

Enfin Rokitanski, Keller et plusieurs autres observateurs disent avoir reconnu dans le sang des cellules empruntées à des tumeurs cancéreuses.

Infusoires et parasites. — L'étude du sang dans les différentes maladies a donné lieu, dans ces dernières années, à des discussions intéressantes aussi bien au point de vue de la pathogénie qu'au point de vue du diagnostic des maladies septicémiques. Les noms de Lebert, Tigri, Davaine, Chauveau, Coze et Feltz, pour ne citer que quelques-uns,

nous croyons devoir dès maintenant signaler une cause d'erreur ou plutôt de doute sur laquelle M. Mehu a attiré l'attention des observateurs (*Journal de l'anat. et de la physiol.*, 1875, nº de janvier) :

Si l'on projette de la cholestérine cristallisée dans l'eau, elle vient flotter à la surface ; comme d'autre part, avant les récents travaux de Berthelot, on rangeait la cholestérine dans le groupe des corps gras, on avait été amené généralement à croire que la cholestérine est moins dense que l'eau. Aussi, dit M. Mehu, plus d'une fois des observateurs habiles avaient cru reconnaître la cholestérine dans les liquides de l'organisme à ses caractères généraux de solubilité, à sa forme cristalline si éminemment caractéristique, et s'étaient arrêtés indécis, parce que les paillettes blanches et brillantes qu'ils avaient observées se déposaient au fond du vase. — M. Mehu a démontré par des recherches exactes que la densité de la cholestérine est plus grande que celle de l'eau (elle est de 1,047). Quand la cholestérine fondue flotte à la surface de l'eau, il est facile de distinguer à la loupe des bulles d'air adhérentes à sa surface. Ces bulles gazeuses sont encore plus abondantes entre les lamelles de cholestérine cristallisée en paillettes ; c'est donc à l'interposition de l'air qu'il faut attribuer la faible densité apparente de la cholestérine.

se rattachent à ces études. Il nous faut, pour en rendre compte, indiquer les caractères que présentent les infusoires que l'on rencontre parfois dans le sang; mais pour éviter de nombreuses répétitions, nous dirons immédiatement quels sont les vibrioniens connus, en ayant soin de signaler quels sont ceux qu'on rencontre non-seulement dans les tissus, mais encore mêlés au liquide sanguin.

D'après Davaine[1], le tableau suivant résumerait la classification des vibroniens :

Filaments droits ou infléchis, mais non tournés en hélice.	se mouvant spontanément.	rigides.	*Bactérium.*
		flexués.	*Vibrio.*
	immobiles.		*Bactéridium.*
Filaments tournés en hélice.			*Spirillum.*

Le genre Bacterium comprend : 1° le *Bacterium termo* (corps filiformes, cylindriques, un peu renflés au milieu, 2 à 5 fois aussi longs que larges; quelquefois assemblés deux à deux par l'effet de la division spontanée, animés d'un mouvement vacillant) observé par Coze et Feltz dans le sang de la variole.

2° Le *Bacterium catenula* (corps filiformes, cylindriques souvent assemblés par 3, 4 ou 5 par suite de la division spontanée) observé dans la fièvre typhoïde (Coze et Feltz).

3° Le *Bacterium punctum* (corps de forme ovoïde, allongée, incolore, à mouvement lent, vacillant, souvent assemblés par deux). Coze et Feltz en ont observé dans le sang d'animaux morts à la suite d'inoculations de substances putréfiées.

4° Le *Bacterium triloculare* ou *articulatum* n'est pas admis par tous les observateurs (Dujardin).

5° Le *Bacterium putredinis*. Il diffère, d'après Davaine, des bactéries qui se produisent dans les matières animales en décomposition. Il se présente sous trois formes : 1° corpus-

1. *Dictionnaire encyclopédique*, art. Bactérie, 1868.

cules amorphes, infiniment petits et innombrables, constituant un tourbillon mouvant dont la plupart des individus se perdent aux limites de la vision ; 2° en filaments minces, courts, droits, quelquefois divisés en deux, atteignant au plus 5 μ de longueur, doués de mouvements semblables à ceux du *Bacterium termo ;* 3° en filaments généralement plus longs et dont quelques-uns atteignent jusqu'à 30 μ de longueur, semblables pour le reste aux précédents qui les accompagnent toujours plus ou moins.

6° *Bacterium capitatum* (corps filiforme, rigide, terminé par une extrémité renflée, à mouvements vifs, non ondulatoires).

Le genre VIBRIO comprend : 1° Le *vibrio lineola* (corps diaphanes, cylindriques, un peu renflés au milieu, deux ou trois fois plus longs que larges, assemblés par deux ou trois sur une ligne très-mince, un peu flexueuse et présentant seulement deux ou trois inflexions. Ce vibrion, qui ressemble beaucoup au *Bacterium termo*, a été constaté dans les enduits de la bouche, dans les dépôts du tartre dentaire, etc.

2° Le *vibrio tremulans ;* il diffère peu du précédent.

3° Le *vibrio rugula* (corps diaphane, en fils alternativement droits ou flexueux de 7 à 8 inflexions, se mouvant avec vivacité en ondulant ou en serpentant). On l'a observé dans les matières fécales, surtout dans les déjections cholériques.

4° Le *vibrio prolifer*, le *vibrio serpens*, le *vibrio bacillus* (corps transparent, filiforme, rectiligne, égal, à articulations fort longues, n'ayant que des mouvements d'inflexions peu sensibles pendant qu'il s'avance lentement dans le liquide et indifféremment en avant ou en arrière, paraissant brisé à chaque articulation) s'observent beaucoup moins fréquemment. Il en est de même des vibrions désignés sous les noms de *vibrio subtilis*, de *vibrion lactique*, *vibrio synxanthus*, *vibrio syncyanus*, enfin de *vibrion butyrique*. Nous renvoyons à l'article si complet de Davaine, pour la description de ces diverses espèces.

Le genre BACTERIDIUM comprend la *bactéridie du levain*, la *bactéridie glaireuse*, les *bactéridies intestinales* et la *bactéridie du charbon*. (Les filaments sont droits, roides, cylindriques, quelquefois composés de deux ou trois, très-rarement quatre segments, offrant alors des inflexions à angles obtus en rapport avec les articles ; très-mince relativement à la longueur. Ces bactéridies se retrouvent dans le sang de l'homme qui succombe à la pustule maligne ou à l'œdème malin. On les retrouve dans tous les liquides du corps, dans les vésicules et pustules de la peau, dans les sérosités des vésicatoires, etc.

Quant au genre Spirillum, il renferme : le *spirillum ondula*, le *spirillum tenue* et le *spirillum volutans*. On les observe dans les matières en putréfaction, dans l'eau des marais, etc.

Nous voyons, en résumé, que les infusoires se rencontrent dans les matières en putréfaction, dans les sécrétions morbides, dans le sang de malades atteints de maladies infectieuses. Ces infusoires se trouvent en grande quantité dans les produits de déjection, mais ils semblent surtout, dans ces cas, appartenir au genre *vibrio* ; dans les parenchymes et dans le sang, on rencontrerait plus souvent des *bactéries* (bien que celles-ci se rencontrent aussi dans les matières excrétées, où elles sont d'ordinaire plus développées, plus volumineuses) ; enfin, les *bactéridies*, que Robin considère comme identiques au *leptothrix buccalis*, seraient presque caractéristiques des maladies charbonneuses (Davaine). Quel est le rôle de ces infusoires ? Sont-ils les agents de la septicémie et des maladies infectieuses en général ? ou bien faut-il admettre qu'ils ne se développent dans le sang et les organes qu'en raison d'une altération primitive de ces tissus ? Que faut-il penser de la théorie ingénieuse de Béchamp [1], qui les considère

1. Voy. *Comptes-rendus*, t. LVII, LVIII, LXVI, LXVII, *passim*, et *Montpellier médical* (1858 à 1872).

comme l'état adulte des granulations moléculaires (*microzyma*) existant à l'état normal dans les tissus vivants et qui se développeraient dans les tissus pathologiques dès l'instant où, par suite d'une altération morbide, ils se trouveraient dans des conditions d'accroissement plus favorables? Une réponse précise à toutes ces questions ne peut être donnée dans l'état actuel de la science. Tout ce que l'on peut affirmer, c'est que les fermentations putrides qui se passent dans l'organisme se manifestent par des phénomènes identiques, quelle que soit l'espèce de maladie dans laquelle elles se développent; c'est aussi que les infusoires qui y président restent semblables dans tous les cas. Il est donc impossible de reconnaître, par la seule inspection du sang, la nature de la maladie infectieuse qui en a déterminé l'altération; il est aussi impossible de provoquer, par l'injection du sang chargé de vibrions, une maladie spécifique distincte. Jamais l'inoculation du sang varioleux contenant des bactéries n'a pu reproduire la variole; jamais le sang typhique n'a pu reproduire le typhus. Les infusoires sont donc non les agents directs d'une maladie spécifique, mais les agents communs des phénomènes septicémiques qui, dans des conditions diverses, peuvent se passer au sein de l'organisme. Il y a plus : le développement secondaire des bactéries peut s'observer dans certains cas où la cause déterminante de la maladie ne saurait leur être rapportée. C'est ainsi que l'empoisonnement par la cyclamine provoque une maladie putride caractérisée par la présence des vibrions dans le sang. Les bactéridies se retrouvent dans la gangrène, dans la fièvre typhoïde des solipèdes

(Signol), dans la sérosité péricardique, etc. Nous pensons donc que les vibrions, se développant avec rapidité dans les humeurs pathologiques, peuvent compliquer une maladie préexistante; mais nous croyons qu'ils ne sauraient la caractériser. Nous pensons d'ailleurs que l'on a fréquemment confondu avec ces proto-organismes un certain nombre de granulations élémentaires, derniers vestiges des éléments altérés des organes ou du sang, granulations dépourvues de vitalité et n'ayant d'autre signification que d'accuser la rapide décomposition des tissus [1].

L'examen microscopique des vibrioniens exige toujours un grossissement considérable (500); souvent il est nécessaire de se servir d'objectifs à immersion. Parfois l'addition au liquide d'une goutte d'une solution de carmin ou de fuchsine rend l'observation plus facile en colorant les éléments figurés qui ont subi un commencement d'altération.

D'autres infusoires ont été rencontrés dans le sang de malades atteints de maladies infectieuses. Ainsi Obermeier a signalé, dans les cas de fièvre récurrente, l'existence d'un parasite représenté par des filaments extrêmement fermes et longs de 1 et demi à 6 globules rouges. Les mouvements de ces filaments sont très-vifs; les uns ondulent sur eux-mêmes, d'autres ont un mouvement spiroïde. On ne les rencontre que pendant l'état fébrile (*Centralblatt*, 1873, p. 145). — Engel a constaté des filaments beaucoup plus longs (24 globules sanguins) et ani-

1. Nos idées sur ce sujet ont été développées par un de nos élèves, le Dr Guiard (Th. de Paris, 1874).

més de mouvements divers; quelques-uns s'incurvaient sur leur axe, une de leurs portions, complétement immobile, servant de pivot. Ces filaments disparaissent quand on vient à les traiter par la glycérine; ils se conservent dans la quinine, le sel marin, etc. (*Berliner Klin. Wochensch*, 1873). Enfin, outre les filaments d'Obermeyer, Ponfick (*Centralblatt*,, 1874, p. 385) a constaté, dans le typhus récurrent, l'existence de cellules plus grosses que les globules blancs et très-riches en granulations graisseuses, et parfois aussi la présence des cellules endothéliales des vaisseaux atteintes elles-mêmes de dégénérescence graisseuse.

Outre les infusoires, on rencontre parfois dans le sang de véritables entozoaires. Souvent, il est vrai, on a confondu des concrétions sanguines avec des parasites; il suffit de parcourir la liste des entozoaires fictifs cités par Davaine [1] pour s'en faire une idée; toutefois, en Égypte, on trouve assez fréquemment dans le sang des veines viscérales, de la veine porte, des veines vésicales, etc., un ver trématode décrit sous le nom de *distome hæmatobie* (Davaine); nous ne ferons que signaler son existence en rappelant aussi que le *distome hépatique* peut accidentellement se trouver dans les vaisseaux sanguins. Dans le sang et dans l'urine de certains malades, Lewis et Cunningham (*Lancet*, 1872 et 1873) ont décrit un entozoaire spécial, qu'ils proposent d'appeler filaire du sang humain. De nouvelles recherches sont nécessaires pour contrôler l'exactitude de leurs observations.

1. *Traité des entozoaires*, p. 325 et suiv.

III. — RÉSULTATS DE LA DÉCOMPOSITION DU SANG EXTRAVASÉ

Le sang extravasé soit dans une ecchymose ou toute autre collection sanguine, soit recueilli dans un vase et abandonné à lui-même, soit enfin répandu et desséché sur des linges, donne lieu à des produits de décomposition importants à connaître et qui proviennent principalement des globules et de la fibrine.

PRODUITS DES GLOBULES. — GLOBULES ROUGES. — Les globules rouges du sang épanché subissent, avant de se décomposer, des changements qui portent sur leur forme d'abord et sur leur structure ensuite; sous le rapport de la forme, on en trouve qui sont devenus sphériques ou anguleux ; parfois, ils se sont accolés et comme fusionnés de manière à constituer des masses très-variables de dimensions ($\frac{1}{10}$ de millimètre) et de forme (allongée, triangulaire, ovoïde) (Robin). D'autre part, leur matière colorante se répand dans le liquide ambiant, ou se précipite dans le globule même sous forme de granulations situées le plus souvent vers la périphérie du disque globulaire : ces granulations résistent un certain temps à l'eau (12 ou 16 heures. — Voy. *Mélanémie*, p. 58). Parfois enfin, les globules perdent toute leur matière colorante, mais conservent leur forme ; ils deviennent seulement plus transparents, plus petits, plus minces. Tels sont les différents aspects que peuvent présenter les globules retenus longtemps dans un kyste de la mamelle, de la conjonctive, dans la cavité d'un vagin à hymen imperforé, etc.

Les produits des globules sont donc essentiellement le résultat d'un isolement et d'un groupement moléculaire particulier des éléments de leur substance colorante : ces produits, les uns cristallins, les autres amorphes, sont très-importants à connaître, parce que les premiers surtout sont non-seulement caractéristiques du sang, mais peuvent encore jusqu'à un certain point faire connaître l'espèce de l'animal d'où provient le sang. Ce sont l'*hématocristalline*, l'*hématine*, l'*hémine* et l'*hématoïdine*.

L'*hématocristalline* ou *hémoglobine* contient à la fois la matière colorante proprement dite (hématine) et la matière albuminoïde (globuline) particulière aux globules sanguins. Parfois spontanément, plus particulièrement sous certaines influences, comme celles d'une congélation et d'un dégel successifs, cette *hémoglobuline*, après s'être séparée des globules, se précipite sous forme de cristaux. Placés sous le microscope, ces cristaux (fig. 18, 1) offrent une couleur rouge amarante, peu foncée et présentant des formes variables, prismatiques chez l'homme, tétraédriques chez la souris et le cochon d'Inde; enfin, ils présentent même la forme de lames hexagonales chez l'écureuil (fig. 18). On trouve des cristaux de ce genre dans le tube intestinal des *ixodes*, ces grands *acarides*, vulgairement nommés *ricins*, qui se gorgent du sang des animaux sur la peau desquels ils se fixent. On en a trouvé également dans le corps de sangsues gorgées de sang depuis quelques semaines (Rouget). On conçoit que, dans ces circonstances, les caractères sus-énoncés pourraient faire reconnaître à quel animal ces hématophages avaient emprunté leur nourriture.

Ces cristaux se rapetissent sous l'influence de certains réactifs, augmentent de volume quand on

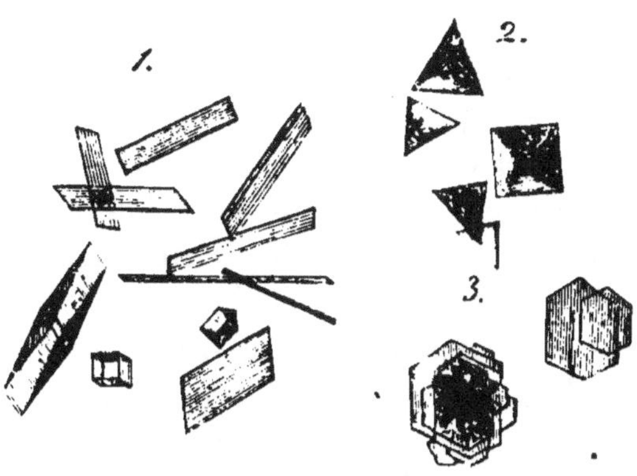

Fig. 18. — Cristaux extraits du sang frais (d'après Funke). — 1, Cristal prismatique de l'homme ; 2, tétraèdre du cochon d'Inde ; 3, plaques hexaédriques de l'écureuil.

les traite d'une autre façon (Reichert) ; mais ils n'ont de caractéristique que leur forme cristalline et leur coloration, qui rappelle beaucoup celle du sang.

L'*hématine* ou *hématosine* est la matière colorante du sang proprement dite (l'hémoglobine moins la globuline) ; elle se forme spontanément dans le sang qui s'est épanché au milieu des tissus ou qui a séjourné dans le tube digestif ; aussi n'est-elle pas rare dans les fèces. Elle se forme aussi dans le sang abandonné longtemps dans un vase. L'hématine n'est pas cristallisable ; elle se présente sous forme de granulations amorphes d'un rouge foncé presque noir, insolubles dans l'eau, l'alcool, l'éther. Aussi n'a-t-elle rien de caractéristique ; mais on la transforme facilement en cristaux tout à fait caractéristiques en la combinant comme base à un acide et particulièrement à l'acide chlorhydrique ; on obtient dans ce cas les cristaux de chlorhydrate d'hématine ou hémine.

L'*hémine*, ou *chlorhydrate d'hématine*, s'obtient en mélangeant du sang, ou toute substance qui en contient, avec du sel de cuisine : on place le tout sur une plaque de verre, on y ajoute de l'acide acétique concentré et l'on évapore à la température d'ébullition ; on constate alors avec le microscope qu'il s'est produit des cristaux d'un brun intense sous forme de tables rhomboïdales aplaties, à angles aigus. Ces cristaux résistent aux réactifs et ne subissent pas, sous l'influence des acides, le changement de coloration qui caractérise l'hématine. (Virchow [1].) Nous verrons, en parlant de l'examen médico-légal des taches de sang (*p.* 81), tout le parti qu'on peut tirer de ces réactions.

Enfin l'*hématoïdine* est un dérivé de l'*hématine*, dérivé que nous ne pouvons produire artificiellement, qui est la forme sous laquelle l'hématine cristallise spontanément dans l'économie ; toutefois, ce n'est pas de l'hématine cristallisée : c'est un corps nouveau, dérivé du premier, et qui en diffère par un équivalent d'eau en plus et un de fer en moins. L'hématoïdine se forme spontanément, surtout dans les anciens foyers hémorrhagiques ; mais

1. *Pathologie cellulaire*, 3e édit., p. 131.

comme elle peut prendre naissance dans tout épanchement sanguin, quel qu'en soit le siége ; comme, de plus, elle est identique à la matière colorante de la bile que nous aurons à rechercher plus tard, il est important d'insister sur ce dernier produit de la décomposition du sang (fig. 19). L'hématoïdine se présente sous forme de très-petits cristaux rhomboïdaux obliques ou parfois de fines aiguilles d'une couleur très-pure, jaune rougeâtre, ou rouge de rubis, quand ces cristaux sont plus volumineux ou superposés : ils sont insolubles dans l'eau, l'alcool, l'éther, la glycérine, l'acide acétique; solubles dans l'ammoniaque. Les acides azotique et chlorhydrique ne les dissolvent que lorsqu'ils sont concentrés, et donnent naissance à une solution rouge foncé ou jaune d'or. La potasse et la soude les gonflent, les fendillent, mais n'en dissolvent qu'une petite proportion.

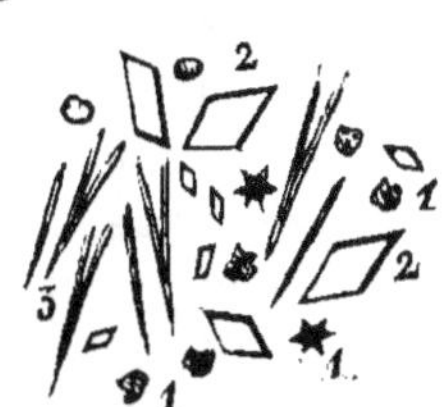

Fig. 19. — Cristaux d'hématoïdine. — 1, Globules rouges granuleux; 2, prismes rhomboédriques d'hématoïdine; 3, aiguilles cristallines.

La microspectroscopie, que nous avons appliquée à l'étude du globule sanguin, au point de vue de l'étude des gaz dont il peut être chargé, est aussi d'un grand secours pour l'étude de la matière colorante du sang. Les solutions d'hématocristalline et même d'hémine, examinées au spectroscope, présentent des caractères qui sont spécifiques du sang; mais il peut se faire que l'on dispose de trop peu de matière (par exemple, une petite tache sur un linge) pour en faire l'examen avec le spectroscope :

c'est alors que le microspectroscope pourra rendre de grands services, puisqu'il donne, avec une quantité infiniment petite de matière, les mêmes résultats que le spectroscope. Voici ce que l'on observe en pareil cas :

Si la tache de sang n'est pas très-ancienne, la matière colorante du sang peut s'y trouver encore à l'état d'hémoglobuline ou hématocristalline : on dissout alors cette tache, et la goutte d'eau colorée obtenue est examinée au microspectroscope ; on ne se contente pas d'observer les deux raies de l'hémoglobuline oxygénée (la préparation ayant été faite au contact de l'air); on fait agir un agent réducteur, et principalement le sulfhydrate d'ammoniaque, qui fait disparaître les deux raies et leur substitue la raie unique de réduction de Stokes. Cette double réaction est tout à fait caractéristique : les recherches de Ritter et Balley ont prouvé que ni la cochenille, ni la garance, ni le sulfocyanure ferrique, ni aucune matière rouge ne donne de spectre semblable ; c'est surtout l'action des agents réducteurs qu'il faut considérer comme caractéristique.

Mais l'hémoglobuline peut s'être altérée et s'être transformée en *hématine*. (Voy. plus haut.) Or cette hématine présente aussi un spectre caractéristique, outre qu'avec l'acide chlorhydrique elle donnera très-facilement naissance aux cristaux d'hémine. L'hématine étant amorphe et sous forme de précipité insoluble dans l'eau, on dissout la tache à examiner dans un liquide acide ou alcalin. L'hématine en solution acide donne un spectre caractérisé par une large bande noire sur les limites du rouge et du jaune du spectre ; l'hématine ou solution alcaline donne une bande analogue à la précédente, mais plus large, et portée davantage à droite, c'est-à-dire dans le jaune. La combinaison de l'hématine avec l'acide chlorhydrique (chlorhydrate d'hématine ou hémine) donne les mêmes réactions spectrales. Ces réactions ne sont pas aussi sensibles que celles de l'hémoglobuline, mais, jointes à la recherche des cristaux, elles peuvent néanmoins être très-utiles : « J'ai taché un linge avec du *sang putréfié* ;

cette tache ne fut traitée qu'après huit jours de dessiccation à l'air ; la solution aqueuse ne présenta aucune réaction caractéristique ; mais en faisant bouillir le linge taché avec une solution étendue de potasse, j'obtins un liquide qui présentait parfaitement tous les caractères de l'hématine. » (Balley).

Ces caractères spectroscopiques ne peuvent servir à distinguer le sang de divers animaux ; tout sang coloré, quelle que soit son origine, donne toujours ces mêmes spectres spécifiques, qu'il provienne de l'homme, du chien, du chat, des oiseaux, des batraciens (Valentin, Benoît). Mais en tout cas, cette méthode sera toujours précieuse pour reconnaître le sang, dans des circonstances où aucun autre moyen d'investigation ne pourrait la remplacer : c'est ainsi que Valentin a constaté très-nettement la présence du sang sur une ancienne planche de dissection qui était restée sans usage depuis trois ans, dans un endroit humide, et sur un vieux crochet rouillé qui avait servi autrefois à suspendre de la viande dans une boucherie.

On comprend toute l'importance de ces recherches microspectroscopiques et combien elles sont préférables aux procédés microscopiques ou chimiques ordinairement mis en usage pour déceler la présence du sang. Il importe cependant de signaler ici les remarquables travaux qui ont permis à Ch. Robin et à divers autres micrographes de reconnaître au microscope les taches de sang, d'en indiquer la provenance et de les différencier de diverses taches dont l'apparence extérieure est tout à fait semblable [1] :

L'étoffe qui supporte les taches étant divisée en bandelettes, on les fait tremper dans de l'*eau pure* en plongeant dans le liquide l'extrémité inférieure de la bandelette portant la tache

1 Pour plus de détails, consultez à ce sujet le *Traité de médecine légale* de Briand et Chaudé, 8e édition. Paris, 1869, p. 727. Voir aussi *Ann. d'Hyg.*, 1873, t. XI, p. 191.

jusqu'à 2 ou 3 millimètres de celle-ci, qu'on laisse dehors de l'eau, appliquée avec l'extrémité supérieure de la bandelette contre les parois de la capsule contenant le liquide. Bientôt celle-ci monte par capillarité jusqu'à la tache et gonfle peu à peu la substance qui la forme. On racle ensuite l'étoffe à l'aide d'un scalpel; on place la substance ainsi obtenue dans une goutte d'eau qui a été déposée préalablement sur le porte-objet du microscope. On reconnaît ainsi dans la tache la présence de la fibrine et des globules blancs. Ponr bien apprécier les caractères des globules rouges, il est préférable de se servir, pour gonfler la tache, d'une solution ou d'un réactif qui ne dissolve pas, comme l'eau, après les avoir gonflés, les globules rouges du sang [1]. Le meilleur réactif serait (Roussin) un mélange formé de trois parties de glycérine, une partie d'acide sulfurique et de la quantité d'eau nécessaire pour faire un liquide d'une densité de 1028 à 15 degrés. On peut aussi se servir du sérum iodé de Schultze ou d'un sérum artificiel fait avec 30 gr. de blanc d'œuf, 270 gr. d'eau distillée et 40 centigr. de sel marin. Le tissu ayant été bien pénétré de ce liquide (il faut quelquefois 3 ou 4 jours pour arriver à ce résultat), on racle la surface de la tache et l'on constate que le champ du microscope renferme : 1° des filaments du tissu ; 2° des granulations de poussière minérale ou végétale ; 3° des champignons microscopiques qui se sont développés pendant la macération et sont analogues à ceux du ferment. Ils ont une forme ovoïde ou sphérique ; ils sont jaunâtres, à bords nets, homogènes d'ordinaire, accolés deux à deux ou trois à trois à la suite l'un de l'autre ; 4° des cellules épithéliales

1. Toutefois, même en imbibant avec de l'eau pure, même en lavant à grande eau un tissu imprégné de sang, on peut encore, après plusieurs semaines, retrouver quelques globules rouges qui se sont agglutinés entre les fibres du tissu de l'étoffe imprégnée de sang et y ont résisté à l'action de l'eau. Il est vrai que, dans ces cas, les globules sont singulièrement déformés, de sorte que leur mensuration ne peut plus donner aucun résultat précis. S'il est donc indispensable de ne pas laver à l'eau chaude les taches que l'on veut examiner, il importe cependant de ne pas renoncer à rechercher quelques globules lorsque cette faute aura été commise. Parfois un examen minutieux pourra, même dans ces circonstances, donner encore un résultat précis.

qui pourront renseigner parfois le médecin sur la nature du tissu qui a donné naissance à l'hémorrhagie; 5° enfin des globules sanguins, les uns libres, les autres adhérents aux filaments du tissu. Leur forme, leur volume, leur couleur les fait reconnaître, bien qu'ils soient souvent aplatis par pression réciproque, ou bien dentelés, parfois gonflés et allongés. On trouvera dans le traité de Briand et Chaudé les caractères que présentent les taches produites par du sang de différentes provenances, celles que déterminent les excréments de divers animaux ou encore celles que produisent diverses substances minérales ou végétales.

M. Tourdes (de Strasbourg) pense [1] que le meilleur procédé pour déceler la présence du sang est la production de cristaux d'*hémine* (voyez page 78). Le procédé d'Erdmann consiste à opérer sur le porte-objet du microscope. « On y place une petite parcelle de la tache à examiner ; on y ajoute un fragment presque imperceptible de chlorure de sodium ; avec une baguette, on dépose sur la plaque une gouttelette d'acide acétique monohydraté de telle sorte que, par l'effet de la capillarité, elle se mette en contact avec le sang. On chauffe avec une petite lampe à alcool jusqu'à ce que le sang soit dissous ; en tenant la plaque de verre à une plus grande distance de la flamme, on finit par sécher la tache, on examine à diverses reprises au microscope et bientôt on voit apparaître les cristaux d'hémine. Les cristaux s'obtiennent mieux quand la plaque de verre qui recouvre l'objet n'est pas trop fortement appliquée. » Ces cristaux ne s'observent d'ailleurs qu'avec un bon microscope et un grossissement d'au moins 300 diamètres. Si l'on n'a pas trouvé les cristaux, on peut arroser le résidu avec de l'eau, filtrer, puis laver le filtre avec une goutte de lessive de soude très-étendue : l'hémine se dissout dans ce réactif, et la solution, évaporée et calcinée, laisse une cendre dont la solution chlorhydrique donne les réactions du peroxyde de fer (Hoppe-Seyler). Si le procédé d'Erdmann vient à manquer, ce qui tient souvent à ce que l'acide acétique employé est impur ou bien à ce que l'on a trop chauffé ou encore à ce que la tache a été impressionnée

1. *Dictionnaire encyclopédique*, t. IX, p. 785, 1868.

par un acide puissant, par de l'acide tannique (Blondlot) ou de l'alcool, on peut employer le procédé de van Deen : « On introduit dans un tube de verre un demi-centimètre cube d'essence de térébenthine ozonisée et la même proportion de teinture de gaïac ; on ajoute un peu de sang à ce mélange et, en le secouant, on voit apparaître une couleur bleu clair, et la teinture de gaïac, en se séparant, devient d'un bleu foncé. » Si cette réaction manque, on peut affirmer que la tache à laquelle on avait affaire n'était point produite par du sang (Hepp). Nous pouvons enfin citer un dernier procédé recommandé par Husson et consistant dans la production d'hémine iodée ou d'iodhydrate d'hématine. On délaye, comme il a été dit plus haut, la tache ou les produits que l'on suppose formés par le sang, à l'aide de quelques gouttes d'eau distillée. On prend, à l'aide d'une baguette, une très-petite quantité de ce liquide que l'on évapore sur la plaque porte-objet. Sur la tache ainsi obtenue, on laisse tomber une goutte de solution d'iodure de potassium au $\frac{1}{20}$. On évapore de nouveau, puis on met le couvre-objet et l'on fait arriver un peu d'acide acétique cristallisable. On chauffe à la lampe à alcool jusqu'au moment où il se dégage quelques bulles ; après refroidissement, on examine au microscope : on voit alors les cristaux d'hémine iodée, qui se présentent sous forme de petits bâtonnets s'entrecroisant et semblant former des étoiles ou des croix de Malte. Toutefois, hâtons-nous de le dire, tous ces procédés indiquent que l'on a devant soi une tache de sang ; mais ils ne peuvent en rien nous enseigner la provenance de ce liquide. L'analyse microspectroscopique elle-même ne peut nous apprendre si nous avons affaire à du sang d'homme ou bien à du sang provenant d'un animal. Il faut absolument, pour que le diagnostic soit complet, pouvoir reconnaître la forme et les dimensions des globules rouges. Nous renvoyons donc à l'étude du sang normal (p. 33), où nous avons donné les caractères qui permettent de distinguer les globules de l'homme de ceux qui proviennent de divers animaux.

Enfin le mélange de débris épithéliaux de forme ou de structure différentes pourra servir à reconnaître la provenance du sang. C'est ainsi que le sang menstruel pourra être distingué par l'absence ou la rareté des concrétions fibrineuses, par la présence des débris d'épithélium provenant de l'utérus et du vagin, etc.

Parmi les produits de décomposition des globules rouges de sang, nous avons indiqué les différents dérivés de la matière colorante et particulièrement l'*hématine* ou *hématosine*, qui se présente à l'état amorphe et granulé (p. 78). L'accumulation de ces particules colorées caractérise la *mélanose hématique*, qu'il faut distinguer de la *mélanose mélaïnique*, que détermine l'accumulation des pigments proprement dits. Ceux-ci se trouvent normalement dans les cellules de la choroïde et dans la couche de Malpighi de la peau (scrotum, peau de nègre). Nous devons insister sur les caractères chimiques propres à faire distinguer, sous le microscope, les matières colorantes qui proviennent du sang, des granules pigmentaires ou mélaniques proprement dits.

Les *granules d'hématine* sont d'un rouge pourpre ou orangé caractéristique, mais ils sont d'autant plus foncés et plus noirâtres qu'ils sont plus petits (Ch. Robin). Ils sont insolubles dans la soude, la potasse, l'ammoniaque, l'eau, l'éther, l'alcool, la glycérine, les acides acétique, azotique et chlorhydrique. Mais l'*acide sulfurique*, placé directement et sans addition d'eau sur ces globules, les *dissout* en colorant en rouge jaunâtre le réactif et le tissu examiné : cette action met de 15 à 20 minutes à se produire, puis au bout de quelques heures la coloration disparaît en passant au violet bleuâtre, puis verdâtre plus ou moins foncé (Ch. Robin). Cette réaction est importante, car souvent les grains d'hématine ont infiltré les éléments cellulaires d'une tumeur, ou les parois d'un abcès, ou même des cellules épithéliales glandulaires, de manière à être facilement confondus avec des granules de pigment ; ils remplissent parfois complétement les cellules qu'ils infiltrent de façon à les rendre presque opaques ; aucun caractère, autre que l'action de l'acide sulfurique, ne permet de reconnaître en eux des débris de globules sanguins, ou plutôt des produits de décomposition de la matière colorante de ces globules. Nous venons de voir en effet qu'ils sont insolubles daus l'eau, dans l'ammoniaque et dans l'acide acétique, alors que ces réactifs attaquent vivement les cellules dans lesquelles ils sont inclus, et dissolvent rapidement les globules sanguins libres et plus ou moins déformés qui se trouvent dans la préparation. Il est évident que la matière colorante dérivée des globules rouges s'est introduite molécule à molécule dans les cellules, comme le fait la graisse, et s'est réunie en granules polyédriques ou arrondis, de même que parfois elle se réunit irrégulièrement en grumeaux isolés dans l'interstice des fibres et des divers éléments anatomiques (épanchements sanguins, foyers apoplectiques, etc.).

Les granules de pigment proprement dit (*mélanine*, *mélaïne*) sont encore plus réfractaires aux agents chimiques que les granules d'hématosine ; ce sont les parties les plus réfractaires aux agents chimiques que l'on connaisse dans l'économie animale ; ils ne sont dissous par l'acide sulfurique ni à froid ni à chaud : ils se comportent à cet égard comme le charbon. Il serait par suite impossible de distinguer ces granules de ceux du noir de fumée, si, en chauffant jusqu'à l'ébullition un fragment de tissu contenant les premiers dans la solution saturée de potasse récemment faite, on ne les rendait jaunâtres et cohérents, comme par fusion, sans pourtant les dissoudre à proprement parler ; au contraire, si l'on porte ensuite sous le microscope une préparation de tissu contenant du noir de fumée, traitée de la même manière, on voit que les corpuscules noirs ne varient pas. (Ch. Robin.)

La présence de ces grains de pigment dans un tissu ou dans les éléments anatomiques d'un tissu constitue ce que, depuis Laënnec, on appelle *mélanose*. Normalement la *mélanose* est un des caractères des cellules de la couche de Malpighi, des cellules épithéliales de la choroïde, des cellules plasmatiques étoilées de la trame de la choroïde et de l'iris ; mais ce pigment noir, par un phénomène de production hétérotopique, peut se produire dans les cellules épithéliales et plasmatiques des diverses régions de l'organisme, et notamment dans les tumeurs. On observe alors ce qu'on a appelé des *tumeurs pigmentaires*, ou mieux *pigmentées*, car ce ne sont pas, à proprement parler, des espèces distinctes de tumeurs, mais des productions semblables aux autres, et dont la couleur, et parfois le volume, sont simplement modifiés par la présence de granulations pigmentaires en quantité très-variable. Nous n'avons donc pas à donner les caractères microscopiques que peuvent présenter les éléments anatomiques de ces productions ; il nous suffit d'avoir indiqué les procédés capables de faire distinguer les colorations dues à des poussières de charbon, ou à du pigment proprement dit, ou à des produits de décomposition des globules sanguins. Et, en effet, on a souvent confondu sous un même nom des pigmentations dues à ces trois sources si différentes : on a notamment, dans la persuasion que le sang épanché dans un tissu peut donner lieu non-seulement à la production d'hématosine, mais même à celle de véritable pigment (mélanine), confondu les *mélanoses hématiques* avec les *mélanoses pigmentaires* ou *mélanoses proprement dites*, d'autant plus que les tumeurs mélaniques renferment souvent des granules d'hématosine, de sorte que les deux éléments de coloration se trouvent ici réunis. Mais il n'y a dans aucun cas aucun rapport d'origine entre la matière colorante hématique et les granules de pigment, comme le prouve la physiologie générale : on voit dans les embryons de batraciens et de poissons les cellules à pigment noir se développer en des points où n'existe encore aucune circulation, aucun globule sanguin, de même que chez les mollusques et autres invertébrés à sang plus ou moins incolore, il existe cependant de nombreux éléments anatomiques infiltrés de pigment noir. (Ch. Robin.)

Globules blancs. — Leurs produits de décomposition seront étudiés quand nous nous occuperons du pus (p. 99). Disons seulement qu'ils résistent plus longtemps que les globules rouges, puis deviennent granuleux, irréguliers, anguleux ; ils s'infiltrent de granulations graisseuses ; leurs noyaux et leur protoplasma se fondent en une masse commune; c'est là ce qu'on appelle un *état caséeux*. Ces éléments, ayant subi la métamorphose caséeuse, persistent pendant un temps extrêmement long. (Cornil et Ranvier.)

Fibrine. — Quant à la fibrine, coagulée et abandonnée à elle-même soit dans l'organisme (épanchements interstitiels, cavités muqueuses, etc.), soit dans un vase à expériences, ou encore sur un linge taché de sang, elle se décompose à la longue en se désagrégeant. Les gros filaments de fibrine se divisent en filaments plus petits; puis toute la masse se transforme peu à peu en une substance grenue qui n'a plus conservé l'aspect fibrillaire ou bien même parfois en une masse homogène sans granulations. Dans le centre des hématomes, on rencontre des fragments polyédriques, durs, irréguliers, brunâtres, imbibés de matières colorantes et mêlés à des granulations d'hématosine et à des gouttelettes graisseuses. (Robin.)

IV. — NUMÉRATION DES GLOBULES DU SANG

La numération des globules du sang a été, dans ces derniers temps, l'objet de travaux spéciaux auxquels se rattachent les noms de Malassez et de Hayem; c'est d'après ces deux observateurs que nous résumerons l'état actuel de cette question. Vierordt, Wecker, Mantegazza, Cramer, avaient déjà essayé diverses méthodes de numération[1]; mais

1. Voy. l'historique de cette question *in* Hayem, *De la numération des globules du sang* (*Gazette hebdomadaire*, 7 mai 1875).

c'est avec M. Malassez que cette étude est entrée dans une voie vraiment pratique.

Procédé de M. Malassez. — Dans toute méthode de numération on est obligé de diluer le sang, afin que les globules ne se superposent pas en formant des amas confus : à cet effet, M. Malassez se sert d'un sérum artificiel ainsi composé : 1 volume d'une solution de gomme arabique, ayant au pèse-urine une densité de 1,020; 3 volumes d'une solution à parties égales de sulfate de soude et de chlorure de sodium, ayant également une densité de 1.020. — Le mélange, surtout quand on ne dispose que de quelques gouttes de sang, se fait avec le *mélangeur Potain.*

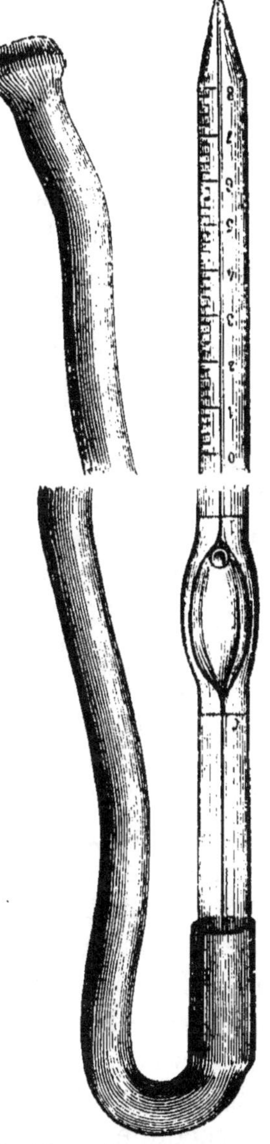

Fig. 20. — Mélangeur Potain. (On n'a représenté que la partie moyenne et les deux extrémités de l'appareil.)

Cet appareil (fig. 20) se compose d'un fin tube capillaire en verre, présentant sur son trajet, au voisinage de l'une de ses extrémités (voy. fig. 20), une dilatation ampullaire, dans l'intérieur de laquelle est une petite boule en verre. La longue portion du tube (depuis la dilatation ampullaire, jusqu'à l'extrémité effilée en pointe), est calibrée de manière à représenter très-exactement la centième portion de la partie renflée ; du reste, un trait, placé de chaque côté du renflement, indique d'une façon précise le niveau auquel ces proportions se trouvent être exactes. Un autre trait, placé sur la longue portion, la divise en deux parties d'égale capacité. Voici comment on se sert de cet appareil pour faire un mélange au centième par exemple : on plonge la pointe de la longue portion dans le sang à examiner et on aspire doucement par le tube en caoutchouc annexé à la courte portion (voy. fig. 20), de façon à faire monter lentement le sang jusqu'au niveau du trait qui sépare la longue portion de la dilatation ampullaire; on essuie alors la pointe de l'instrument, et, la plongeant dans le sérum, on aspire de nouveau par le tube en caoutchouc jusqu'à ce que le sang et le sérum qui lui succède, et qui commence déjà à se mélanger à lui, remplissent la dilatation et arrivent jusqu'au niveau du trait supérieur. Pour rendre alors le mélange bien homogène, on agite en tous sens l'appareil, de façon que la petite boule intérieure, mise en mouvement, brasse complétement le liquide.

Pour examiner le mélange obtenu, on le fait sortir de l'appareil en soufflant par le tube en caoutchouc; les premières gouttes qui sortent doivent, cela va sans dire, être laissés de côté, car, étant restées dans la longue portion de l'appareil, elles n'appartiennent réellement pas au mélange.

La seconde partie de l'appareil de M. Malassez est destinée à permettre d'examiner le mélange dans un petit tube de verre, dit *capillaire artificiel,* comme on examinerait le sang qui remplit un petit vaisseau de la membrane natatoire de la grenouille. Ce capillaire artificiel (fig. 21) n'est autre chose qu'une petite bande de verre, fixée sur une glace porte-objet, et dans laquelle, très près de sa face supérieure, se trouve un canal aplati de haut en bas, de coupe ellipsoïde, à grand axe égalant environ 250 μ. L'une des extrémités de ce canalicule est libre; l'autre, relevée

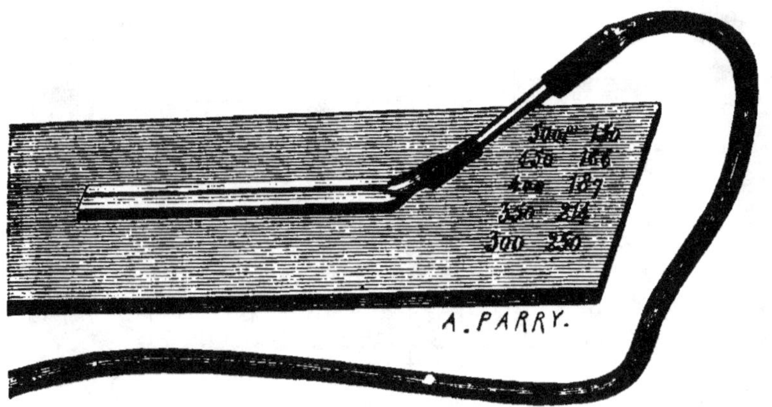

Fig. 21.

en tube, communique avec un fin tube en caoutchouc. Ajoutons que ce capillaire artificiel a été calibré et cubé : les chiffres qui sont gravés sur la lame porte-objet indiquent quelle est sa capacité pour un certain nombre de longueurs. (Dans la première colonne sont inscrites les longueurs, dans la seconde, les capacités correspondantes, exprimées en fractions de millimètre cube : $\frac{1}{150}$, $\frac{1}{166}$, $\frac{1}{187}$ de millimètre cube, etc.)

Pour introduire le mélange sanguin dans cet appareil, il suffit d'en déposer une gouttelette sur la lame porte-objet contre l'extrémité libre du capillaire; le mélange pénètre par capillarité. — On porte alors l'appareil sous le microscope et on fait

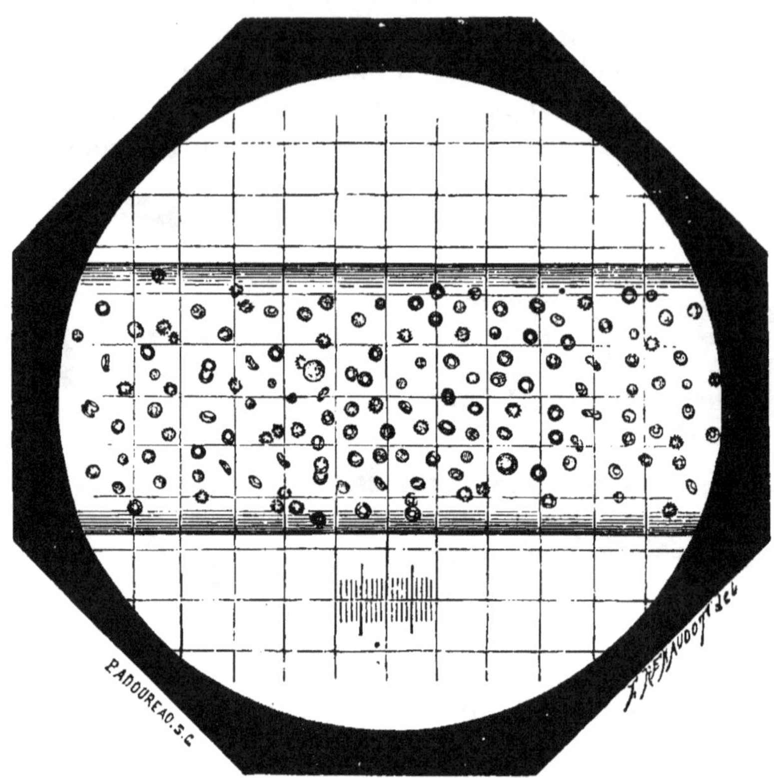

Fig. 22. — Numération des globules sanguins (procédé Malassez)

l'examen avec un grossissement suffisant pour distinguer nettement chaque globule sanguin. Cet examen doit être fait avec un *oculaire micrométrique*, dont la valeur a été déterminée, une fois pour toutes, par l'un des procédés que nous avons indiqués précédemment (voy. p. 15 et 16). On peut ainsi voy. fig. 22) compter le nombre de globules qui se trouvent dans une longueur donnée, exprimée en millièmes de millimètres (μ). — Le nombre ainsi obtenu sera multiplié : 1° par le chiffre qui se trouve sur la lame porte-objet, en regard de la longueur dans laquelle les globules auront été comptés; 2° par le titre du mélange. Le produit donnera le nombre de globules par millimètre cube de sang.

Toutes ces petites opérations successives sont très-délicates et donnent facilement lieu à un grand nombre d'erreurs; l'emploi du *capillaire artificiel* n'est pas, du reste, sans inconvénients : en effet le mélange sanguin est composé d'une partie liquide et de corps solides en suspension (globules); or, quand ce mélange est placé à l'extrémité d'un espace capillaire, il y pénètre inégalement, quant à la répartition de ses éléments constituants, la partie liquide s'introduisant dans l'espace capillaire plus facilement que les parties solides. Nous croyons donc que M. Hayem a rendu un réel service à l'étude de la numération des globules en proposant un procédé qui simplifie singulièrement les manœuvres opératoires et évite la cause d'erreur dont nous venons de parler.

Procédé de M. Hayem. — M. Hayem dilue le sang dans une sérosité naturelle, telle que celle obtenue par la ponction dans les diverses formes d'hydropisie : le mélange se fait à l'aide d'une pipette et d'une petite éprouvette. A cet effet le sang est aspiré avec une pipette graduée (2 à 5 millimètres cubes de sang), puis porté dans une éprouvette qui contient déjà 500 millimètres cubes de sérum (fig. 23). — Il suffit de souffler dans le tube en caoutchouc que porte la pipette pour faire tomber le sang au fond de l'éprouvette, et en aspirant deux ou trois fois de suite un peu de sérum qu'on repousse aussitôt, on vide facilement tout le tube capillaire. On introduit alors dans la petite éprouvette, contenant le sérum et le sang, un agitateur terminé par une petite palette, et l'on imprime à cette baguette de

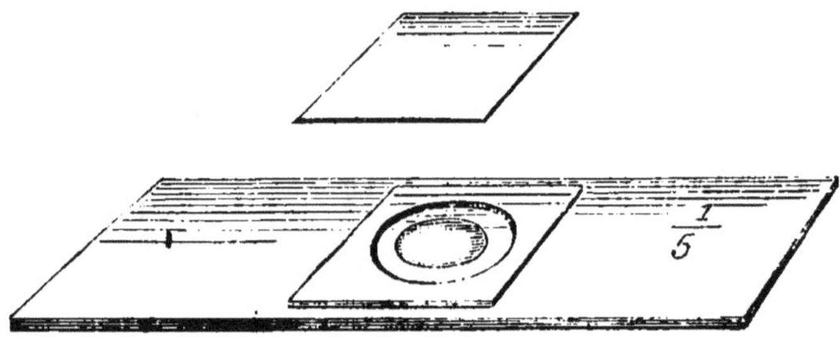

Fig. 23. — Cellule calibrée pour la numération des globules.

verre un mouvement de va et vient assez rapide, jusqu'à ce que le mélange soit bien égal. — On place alors une goutte de ce mélange dans une cellule très-exactement calibrée et qui remplace le capillaire artificiel de Malassez.

Cette cellule (fig. 23) est formée par une lamelle de verre mince, perforée à son centre (de manière à présenter un trou d'environ 1 centimètre de diamètre) et collée sur une lame de verre porte-objet parfaitement plane. La lamelle de verre ayant été amincie d'une quantité mathématiquement déterminée à l'aide du sphéromètre, on a ainsi une cavité dont la hauteur est mathématiquement connue. La hauteur choisie de préférence par MM. Hayem et Nachet est celle de $\frac{1}{5}$ de millimètre.

En déposant au centre de la cellule une goutte du mélange sanguin et en la recouvrant immédiatement par une lamelle de verre très-plane qui vient reposer sur les bords de la cellule, on obtient ainsi une lame de liquide à surfaces parallèles, dont l'épaisseur est d'un cinquième de millimètre. Pour réunir ensemble la lamelle couvre-objet et la cellule, on met un peu de salive sur les bords de la préparation : ce liquide visqueux s'infiltre entre les deux plaques et s'oppose à la fois au glissement de la lamelle et à l'évaporation de la goutte de mélange sanguin. La préparation est alors terminée et il ne reste plus qu'à compter les globules.

A cet effet on a disposé dans l'oculaire une glace sur laquelle est gravé un carré et le tube rentrant du microscope est enfoncé dans sa monture (d'après le procédé dont nous avons donné seulement l'indication page 17) jusqu'à un trait calculé, de façon que le côté du carré ait, avec l'objectif dont on se sert, une valeur d'un cinquième de millimètre (soit celle de la hauteur de la cellule). On a donc ainsi sous les yeux la projection d'un cube d'un cinquième de millimètre de côté (fig. 24). Au bout de quelques minutes, les globules sont tombés par leur propre poids au fond de la cellule ; il est donc facile de les mettre au point et de compter ceux qui sont contenus dans un cube d'un cinquième de millimètre de côté. Rien de plus simple alors, en multipliant par 125, que d'obtenir ce que renferme, en globules, 1 millimètre cube du mélange, et, en multipliant le dernier chiffre trouvé par le titre du mélange, que de connaître la valeur en globules de 1 millimètre cube du sang sur lequel on a expérimenté.

Nous avons donné ces deux méthodes en reproduisant aussi brièvement et aussi fidèlement que possible les détails opératoires donnés par les auteurs eux-mêmes [1]. Ces études, nées à peine d'hier,

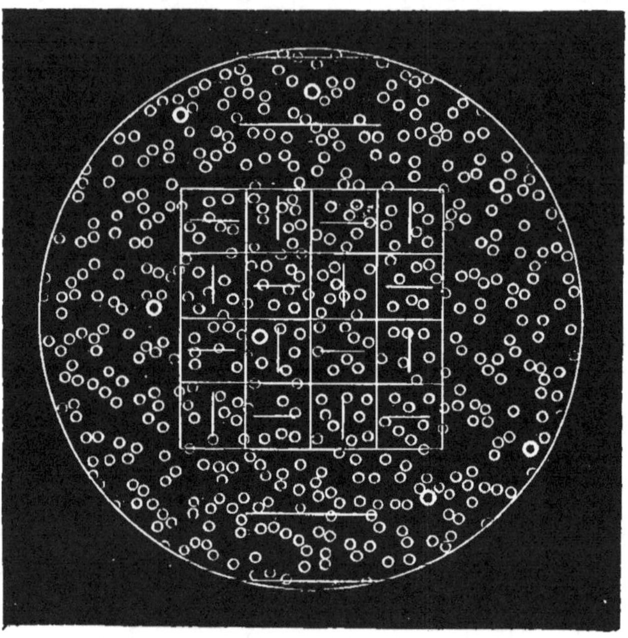

Fig. 24. — Numération des globules sanguins (procédé Hayem).

sont aujourd'hui à l'ordre du jour, et l'expérience ne tardera pas à se prononcer sur la préférence qui doit être donnée à telle ou telle méthode. Pour montrer combien il est nécessaire que ce choix se

1. Voy. Malassez, *Compt.-rend. de l'Acad. des sciences,* 23 décembre 1872; *Bull. de la Société anatomique,* 1873, 5e série, t. VIII, p. 141; Thèse de Paris, 1873; Hayem, *Gaz. hebd.,* 7 mai 1875, compt. rend. de l'Acad. des sciences, 1875.

précise, ou que de nouvelles modifications soient introduites dans les manœuvres opératoires de la numération, nous nous contenterons de l'exemple suivant : cherchant à déterminer le chiffre que fournit le sang du doigt à l'état normal, M. Hayem arrive au nombre de 5 millions (par millimètre cube de sang), tandis que M. Malassez semble indiquer 4 millions comme moyenne du sang de l'homme. Nous trouverions donc entre ces deux auteurs un écart de 1 million ou de $\frac{1}{5}$ sur le chiffre total. Cependant les résultats obtenus par divers observateurs, faisant toujours usage du même instrument, paraissent concorder assez fréquemment. Si donc il est permis de douter encore de l'exactitude des chiffres qui indiquent le nombre total et absolu des globules contenus dans 1 millimètre cube de sang, il n'en faut pas moins attacher une importance réelle aux observations faites dans le but de mesurer la diminution graduelle et progressive du nombre des globules dans certaines maladies cachectiques. Nous renverrons aux travaux de M. Malassez pour l'indication des résultats obtenus par lui dans un assez grand nombre de cas. Rappelons ici seulement que les fièvres pernicieuses paraissent être, d'après Kelsch, les maladies qui déterminent l'oligocythémie la plus rapide. La diminution dans le nombre des globules rouges peut être de 500 mille à un million dans les 24 heures. En même temps le nombre des globules blancs augmente de telle façon que leur rapport peut augmenter de $\frac{1}{300}$ à $\frac{1}{70}$. Dans les fièvres intermittentes simples, il y a d'abord déglobulisation excessivement rapide, puis, au fur et à mesure que l'anémie survient, pertes de moins en moins abondantes; enfin, dans une troisième période, il y a perte moins sensible encore, compensée par des intervalles d'apyrexie avec régénération des hématies. Dans les fièvres pernicieuses, au contraire, la perte des globules persiste même durant la période apyrétique.

ÉTUDE MICROSCOPIQUE DU PUS

Il est difficile de définir le *pus*. Une définition basée uniquement sur les caractères microscopiques serait insuffisante, car elle confondrait avec le pus un grand nombre de produits liquides qui présentent à peu près le même aspect blanchâtre et crémeux (témoins les prétendus *caillots suppurés*); de plus, le pus n'est pas toujours liquide : celui de l'œil, notamment, se présente d'ordinaire comme un produit demi-solide.

Une définition basée sur l'examen microscopique est tout aussi difficile à donner. Cette définition ne serait complète que si elle indiquait exactement l'origine et le mode de transformation des éléments du pus; or les histologistes les plus autorisés ne sont point d'accord sur la question de la genèse des *globules du pus*.

Il faut de plus reconnaître que les principes contenus dans la partie liquide du pus jouent un rôle peut-être aussi important que les éléments figurés au point de vue de la physiologie pathologique; que, d'autre part, ces principes, de même que le développement et le nombre des éléments figurés qui leur sont mêlés, varient dans de certaines limites selon le tissu dans lequel s'est formé le pus. Cependant on rencontre toujours dans ce liquide des globules que nous connaissons déjà, qui sont identiques aux globules blancs du sang, aux globules de la lymphe, et que, dans le cas spécial, on appelle *globules du pus*. Nous appellerons donc *pus* tout liquide pathologique présentant un grand nombre de *globules blancs* (*globules de pus*), auxquels il doit son aspect laiteux et sa consistance plus ou moins crémeuse. Il est vrai que cette définition devrait, à la rigueur, nous obliger d'étudier à côté du *pus*, et sous le même titre, le *sang de la leucocythémie*; cette confusion est une conséquence fatale de l'état peu avancé des doctrines de la physiologie pathologique. Nous devons ajouter cependant qu'un rapport direct semble pouvoir être établi entre le pus proprement dit et le sang de la leucocythémie. Il suffirait d'admettre, sans réserve, la théorie de la diapédèse (Aug. Waller et Cohnheim); mais en ajoutant que ce liquide est *incapable de former des produits organisés*, c'est-à-dire qu'il est *dépourvu de vitalité*, nous éviterons ainsi toute confusion avec le sang leucocythémique en même temps que nous ne heurterons de front aucune des opinions différentes qui ont cours aujourd'hui sur la nature du pus.

Cette difficulté, qui pourrait nous embarrasser si nous avions à étudier la physiologie pathologique du pus, ne se présentera pas grâce au point de vue purement descriptif auquel nous nous plaçons : elle disparaîtra surtout par le fait même de l'étude successive des divers liquides purulents. Ainsi nous étudierons d'abord le pus typique, celui qui s'écoule d'une plaie en suppuration, de la surface d'une amputation, par exemple; puis nous passerons en revue les caractères à signaler dans le pus des divers phlegmons, selon leur nature, et selon les tissus où ils prennent naissance; enfin, nous indiquerons les rapports du pus proprement dit avec le mucus purulent ou le muco-pus des surfaces épithéliales, c'est-à-dire avec le pus qui se forme à la surface de la peau (épiderme), ou des muqueuses (épithélium).

Pus des plaies. — Le pus des plaies, lorsqu'il présente les caractères typiques qui le font dire *pus de bonne nature* (pus typique, pus *normal*, si l'on peut ainsi s'exprimer), est un liquide de consistance crémeuse, d'un blanc jaunâtre ou verdâtre, d'une odeur fade, d'une saveur douceâtre, plus rarement un peu saline; il est homogène et onctueux au toucher, mais sans viscosité (Robin). Il se compose de deux parties bien distinctes : d'un liquide et d'éléments figurés.

Partie liquide du pus. Disons immédiatement que la partie liquide du pus ne présente que peu d'intérêt au point de vue microscopique. De ce qu'un produit est fourni dans l'organisme et éliminé sous la forme liquide, il n'en résulte pas toujours cependant qu'il ne puisse donner lieu à des recherches microscopiques : nous avons vu, par exemple, que le *liquor* du sang contenait un principe normalement liquide, mais spontanément coagulable (la fibrine), qui, sous sa forme figurée, et avec ses produits de désagrégation, nous a particulièrement arrêtés; nous verrons quelque chose de semblable pour les mucus (*mucosine*); enfin, nous reconnaîtrons que certains principes cristallisables, tenus en dissolution dans des liquides, peuvent se précipiter et cristalliser sous l'influence parfois du simple refroidissement, parfois de réactions plus ou moins spontanées (urine).

Nous insisterons, en parlant de l'urine sur ces phénomènes que nous avons déjà étudiés à propos du sang pathologique (acide urique). Rien de semblable ne se constate sur le pus des plaies ; et c'est là ce qui permet de distinguer le pus proprement dit du *muco-pus* ou mucus purulent. — Le pus, en effet, ne renferme de sels minéraux que dans des proportions inférieures ou au plus égales à celles du sang. Il faut laisser dessécher le pus pour qu'il se forme de rares cristaux de phosphate ammoniaco-magnésien ; le chlorure de sodium y est plus rare encore. Quant aux principes cristallisables d'origine organique, ils sont fort peu abondants dans le pus ; c'est en vain qu'on y a recherché l'urée et l'acide urique ; la cholestérine seule n'y est pas rare et l'on peut en observer les cristaux ; mais ceux-ci n'existent en abondance que dans certains pus particuliers, sur lesquels nous reviendrons plus tard (abcès du bassin, de l'ovaire, des testicules). Enfin, l'acide *pyique* (Delore) ou *chlorodinique* (Bœdeker) peut donner lieu à des aiguilles cristallines microscopiques, caractérisées par ce fait que le chlore les colore en rose, et se distinguant ainsi des cristaux de stéarine et de margarine. D'autre part, le pus ne contient pas de principe albuminoïde spontanément coagulable, si ce n'est dans des circonstances que nous aurons soin de préciser. La *pyine*, substance albumineuse particulière découverte dans le pus par Gueterbock, se rapproche davantage de la caséine que de la fibrine. Enfin, la matière colorante du pus, la *pyocyanine*, qui a tous les caractères de la matière colorante de la bile, et qui parfois est assez abondante pour colorer fortement le pus en bleu (*suppuration bleue*), ne se présente d'ordinaire ni à l'état cristallin, ni sous la forme de granulations irrégulières : elle est à l'état de dissolution, et imbibe particulièrement les éléments figurés que nous allons étudier (globules de pus), de façon à leur donner une couleur bleue très-visible au microscope [1].

Éléments figurés du pus. Les éléments figurés du pus sont : les *globules de pus* ou *leucocytes* avec leurs variétés et leurs déformations plus ou moins rapides (voy. fig. 14); des granulations graisseuses ou des gouttelettes huileuses ; des granulations

1. D'après un travail récent de M. Maur. Longuet, il faut distinguer plusieurs espèces de colorations bleues anormales :

1° Une coloration bleue spéciale du pus, qui est la vraie *suppuration bleue,* c'est-à-dire la coloration primitive du pus par une matière colorante venant de l'économie (sels biliaires ou hématiques isolables par les réactions chimiques appropriées) ;

2° Une coloration bleue, qui est due à la présence de champignons : elle apparaît quand les linges de pansement ne sont pas renouvelés fréquemment ; elle a pour cause une simple production de moisissures, ou, d'après Billroth, de vibrions ayant l'apparence de petits cylindres à extrémités renflées, semblables, à des cristaux d'oxalate de chaux, longs de 3 μ environ ;

3° Une coloration bleue particulière, qui n'est due ni à la production d'organismes inférieurs microscopiques, ni à une modification du pus, puisqu'on l'a vue se développer sur des parties de peau saine et exempte de solution de continuité, coloration dont la nature est encore inconnue, qui semble naître de préférence quand l'atmosphère humide et chaude contient de l'ozone. (Maur. Longuet, *De la coloration bleue des linges à pansement,* Archiv. génér. de médec., 1874-75.)

moléculaires grisâtres ; et enfin, comme éléments plus ou moins accidentels, des globules rouges du sang, des débris plus ou moins reconnaissables des tissus enflammés; enfin des *vibrions* ou *leptothrix*.

Globules du pus : leucocytes. Les globules du pus sont des globules incolores, que tout le monde aujourd'hui reconnaît identiques aux globules blancs du sang et aux globules lymphatiques : comme ceux-ci, ils peuvent présenter des déformations amiboïdes, mais cela est rare ; le plus souvent, dans les abcès, ils se présentent sous la forme de petites sphères de 8 à 11 millièmes de millimètre de diamètre. Ce sont des globules blancs morts, c'est-à-dire qu'on ne peut y faire apparaître des mouvements en les chauffant vers 30 degrés, et qu'au lieu de l'aspect homogène que présentent les globules blancs du sang examinés à l'état vivant, ils ont une réfringence moins marquée, des noyaux et des granulations apparentes [1]. Ils paraissent essentiellement composés d'une masse de protoplasma granuleux, sans membrane bien distincte, en dehors de l'action des réactifs. Ils conservent cet aspect dans une solution très-légèrement sucrée ou salée (voy. Introduction), dans la sérosité, l'albumine, le sang. Le contact de l'eau pure les gonfle et fait apparaître dans leur intérieur un ou plusieurs noyaux ; l'adjonction d'acide acétique exagère cet aspect, et l'on voit alors en leur centre un gros noyau unique et plus souvent plusieurs petits noyaux sous forme de vésicules brillantes (Morel). Parfois, malgré l'action de l'acide acétique, on ne

1. Voy. L. Ranvier, *Histologie technique*, 2e fascicule, p. 177.

voit pas apparaître de noyaux. On a donné à cette variété de forme le nom de *globules pyoïdes*. On trouve encore à côté des *globules de pus* de petits *globulins*, qui ressemblent à un noyau de leucocyte devenu libre, et, en effet, Robin considère ces globules comme des noyaux libres, comme des éléments distincts, tandis que les partisans de la théorie cellulaire n'y voient que des résidus de globules de pus détruits, éclatés pour ainsi dire à la suite de la multiplication trop active des noyaux à leur intérieur; d'ordinaire ces noyaux sont entourés d'une mince couche de protaplasma.

Les globules du pus sont les éléments figurés les plus importants de ce liquide : dans le pus de bonne nature, ils forment le quart environ de la masse, c'est-à-dire qu'il y a 250 grammes de leucocytes pour un litre de pus. Nous verrons que cette proportion peut présenter de grandes variations selon la nature et l'origine du pus.

Les *granulations graisseuses* et les *gouttelettes huileuses* n'ont pas besoin d'une description spéciale. Parfois elles existent en grande abondance, présentant tout à fait les caractères des globules de lait (abcès mammaires chez les femmes en état de lactation).

Les *granulations moléculaires grisâtres* mériteraient peut-être davantage de fixer l'attention, car les recherches de Chauveau tendent à leur donner une importance toute particulière au point de vue de la virulence du pus; mais malheureusement l'observation microscopique n'a encore rien révélé de particulier sur ces granulations moléculaires, qui, par cela même qu'elles échappent à toute analyse exacte, ont toujours été et sont encore l'élément que l'on invoque de préférence dans les théories plus ou moins rationnelles sur les propriétés spécifiques des liquides de l'organisme. Ajoutons immédiatement, toutefois, que les expériences de Chauveau ont un caractère de précision qui leur donne une valeur incontestable.

Les *globules rouges* ou *hématies* se trouvent accidentellement dans le pus, par suite de la rupture des capillaires pendant la destruction des éléments anatomiques qui accompagnent la suppuration. Dans ces conditions, à la surface des plaies, ou bien lorsque ces globules sanguins proviennent de petits vaisseaux ouverts pendant l'incision d'un abcès, ils se présentent à peu près avec leur forme et leur aspect normal (voy. fig. 9); nous verrons qu'il n'en est plus ainsi lorsque le pus est ancien ou s'est formé dans certaines conditions spéciales.

Les *débris* provenant des tissus enflammés et mêlés au pus sont très-variables, selon le lieu de la suppuration. Nous ne parlerons, en ce moment, que de ceux que l'on rencontre à la surface des plaies, et surtout à la suite des amputations : ces éléments ont été étudiés avec soin par Zéis et par Ch. Robin : ce sont de petits filaments ou flocons d'un aspect tout particulier, qui ont souvent intrigué les chirurgiens, et que plusieurs ont voulu considérer comme indiquant un bon pronostic, quoique leur présence soit reconnue aujourd'hui comme parfaitement insignifiante. Ces filaments ou flocons sont couleur d'ocre, couleur de rouille : ils sont essentiellement formés par des détritus d'éléments anatomiques : fibres musculaires, fibres élastiques, éléments du tissu adipeux; parfois tous ces éléments sont mélangés ensemble (Robin). Le tout forme une sorte de trame lâche remplie d'une matière amorphe, imprégnée d'une couleur rougeâtre ou jaune orangé pâle, qui n'est autre chose que de l'hématosine séparée des globules sanguins détruits pendant le travail d'élimination ou après de petites hémorrhagies des capillaires; parfois, si l'on conserve quelque temps ces filaments, il s'y forme des cristaux de matière colorante du sang décomposé, des cristaux d'hématoïdine. (Voy. p. 78.)

Les *vibrions, leptothrix, bactéries*, que l'on rencontre dans le pus des plaies (voy., pour la description de ces êtres inférieurs, p. 68), ainsi que divers infusoires, ne peuvent être considérés comme des éléments normaux : ils sont le signe d'une décomposition, d'une fermentation commençante; mais on les trouve si souvent dans le pus en apparence le plus frais qu'il était bon de les signaler ici : ils se développent là comme dans toute infusion placée à une température convenable. Parfois on trouve sur le pus des plaies des algues inférieures très-abondantes, qui donnent au pus une couleur particulière d'un bleu verdâtre. Ch. Robin a étudié ces causes de coloration du pus, qu'il ne faut pas confondre avec la suppuration bleue dont nous avons parlé précédemment : « Sur les pièces de pansements renouvelés à de longs intervalles, il y a parfois de grandes traînées ou de grandes taches d'un bleu verdâtre, et lorsqu'on les examine, on les trouve composées par des algues microscopiques, voisines des *protococcus*, section des *palmellées*. Ces algues unicellulaires présentent des spores de $0^{mm},005$ à $0^{mm},006$ de large et quelques granulations dans leur intérieur; elles sont colorées en bleu verdâtre et faciles à reconnaître au microscope. On peut ainsi distinguer facilement cette variété de coloration des cas dans lesquels les pièces du pansement ou le pus sont colorés par une matière en dissolution qui n'a fait que les teindre. » (Ch. Robin.)

Modifications du pus. — Le pus, une fois formé, peut présenter diverses modifications lorsqu'il reste longtemps enfermé dans une cavité close, ou bien encore lorsqu'on ne l'examine au microscope que 12 ou 24 heures après l'avoir recueilli.

Dans le pus conservé *in vitro*, ce sont surtout les leucocytes qui s'altèrent. Parfois très-coulant au moment de l'ouverture de certains abcès (abcès ossifluants, Ch. Robin), le pus prend la consistance d'un crachat visqueux tenace, d'un mucus plus ou moins glutineux, quelques moments ou quelques heures après sa sortie. Cela est dû à la coagulation d'une substance organique spontanément coagulable qui, sous le microscope, n'offre pas les caractères de la fibrine. Ces cas sont rares; le plus souvent le pus reste liquide ou même, de très-épais qu'il était après sa formation, il devient peu à peu plus liquide : les globules de pus se déposent au fond de la masse, et l'on peut alors constater que les leucocytes, qui étaient d'abord uniformément granuleux, présentent deux ou trois noyaux et l'aspect qu'on leur donne instantanément par l'action de l'eau et surtout de l'acide acétique. (Voy. p. 37). Il est de la plus haute importance de savoir que les leucocytes peuvent aussi prendre cet aspect lorsqu'ils restent quelque temps dans le lieu même où ils ont été formés, dans la cavité d'un abcès par exemple, de sorte que, lorsqu'on examine le pus de suite après l'ouverture de l'abcès, on se trouve déjà en présence de globules de pus altérés : c'est en négligeant de tenir compte de ces circonstances que quelques histologistes se sont crus autorisés à établir des caractères distinctifs entre les globules du pus et les globules blancs du sang : « En effet, lorsqu'on examine du sang obtenu par une piqûre, ses leucocytes n'offrent pas alors de noyaux, tandis que, dans le pus d'un abcès fluctuant depuis 24 heures au plus, les leucocytes ont toujours de un à trois noyaux. En même temps, il y a un plus grand nombre de granulations dans le corps de ces globules. On considérait ce caractère comme distinctif; aujourd'hui on sait que, lorsque du pus vient de se former immédiatement, ces éléments sont tout tout à fait semblables à ceux du sang. On sait de plus que, lorsqu'ils sont frais, ils présentent des expansions sarcodiques, comme les leucocytes du sang (déformations amiboïdes), tandis que, dans le pus d'un abcès fluctuant depuis un ou plusieurs jours déjà, les leucocytes sont morts en quelque sorte et n'émettent plus ces expansions amibiformes. » (Ch. Robin.)

Lorsque les leucocytes séjournent longtemps dans les cavités de l'organisme ou au milieu des tissus dans lesquels ils se sont formés, ils subissent fréquemment la dégénérescence graisseuse, c'est-à-dire qu'ils cessent d'être soumis aux échanges nutritifs; ils meurent, et leur graisse de composition, précédemment dissimulée par sa combinaison intime avec les éléments albuminoïdes, devient libre et visible sous forme de granulations graisseuses. Cette dégénérescence se produit très-vite lorsque les globules du pus sont nombreux, pressés et tassés dans l'épaisseur d'un tissu; elle se produit également, mais plus lentement, dans le pus réuni sous forme de collection liquide, et on peut ainsi l'observer dans le pus des phlegmons, dans la sérosité purulente de la plèvre, etc. Dans l'un comme dans l'autre cas, on a sous les yeux ces *globules granuleux,* dont les premiers anatomo-pathologistes avaient cru devoir faire un élément particulier en les désignant sous le nom de *globules granuleux de l'inflammation* (*corps granuleux* de Glüge); par imbibition, ces globules de pus, devenus graisseux, présentent en même temps une sorte d'hypertrophie. — Ces nouvelles conditions de dimension et d'aspect font comprendre qu'on n'ait pu tout d'abord reconnaître des liens de parenté entre les globules de pus et les globules granuleux; mais aujourd'hui tout le monde reconnaît que ces derniers représentent un mode particulier et fréquent de dégénérescence des globules du pus. Ranvier a précisé toutes les phases de ce processus : « De la moelle de sureau est placée dans le tissu cellulaire ou dans le péritoine d'un animal; elle y détermine une suppuration, et des globules de pus pénètrent dans les cellules de la moelle à travers leurs canaux poreux. Au bout de quatre jours, on trouve les globules de pus dans quatre ou cinq rangées de cellules : les uns présentent des mouvements amiboïdes et n'ont pas de granulations graisseuses dans leur intérieur; d'autres conservent leur forme sphérique et montrent des granulations graisseuses. Enfin, à côté d'eux, on trouve des amas de granulations graisseuses noyées dans une masse protéique. On voit par là que des globules de pus soustraits aux conditions de leur nutrition subissent très-rapidement la destruction *graisseuse.* »

Robin a décrit, sous le nom de *Concrétions cristalloïdes du pus,* de petites masses qui semblent formées de leucocytes et de débris de leucocytes curieusement agglutinés : « J'ai trouvé deux ou trois fois, dans le pus d'abcès profonds et anciens, des grains mous jaunâtres, atteignant un diamètre de $\frac{1}{10}$ de millimètre, entourés d'une sorte d'atmosphère ou couche mince, visqueuse, finement grenue, retenant des leucocytes du pus. Ces grains étaient formés par des corpuscules longs de 2 à 6 centièmes de millimètre, renflés d'un côté, amincis du côté opposé, placés en série à la suite les uns des autres, de manières diverses, et ces séries étaient groupées les unes contre les autres sous forme de rayons autour d'un centre. Bien que réfractant fortement la lumière, ayant un centre brillant, un contour net et foncé, les corpuscules étaient dissous ou, du moins, fort pâlis par l'acide acétique et insolubles dans l'ammoniaque et l'éther. » (Ch. Robin, *Leçons sur les humeurs*, 2e édit., 1875, p. 390.)

Enfin, quand le pus a séjourné très-longtemps dans une cavité sans trouver d'issue, la partie liquide se résorbe et les leucocytes, pressés les uns contre les autres, se ratatinent de manière à devenir irréguliers et polyédriques : ils sont alors semblables aux éléments dégénérés que Lebert appelait *corpuscules tuberculeux*. Quelques-uns de ces corpuscules, traités par l'eau et l'acide acétique, reprennent leur forme sphérique primitive, et l'on voit apparaître deux ou trois noyaux dans leur intérieur; mais d'autres, plus anciens, ne font que se gonfler légèrement par l'acide acétique, sans perdre leur forme polyédrique : ils présentent alors quelques granules graisseux, mais pas de noyaux, dans leur intérieur. — Dans une période encore plus avancée de décomposition, les globules de pus ne peuvent plus être démontrés : ils se convertissent en un détritus qui peut subir la transformation calcaire, c'est-à-dire que la graisse se décompose en acides gras, souvent cristallisés, et en cholestérine, sous forme de plaques rhomboïdales, tandis que des granulations calcaires se déposent et se réunissent en petites concrétions très-dures. Les acides dissolvent ces concrétions calcaires en donnant lieu à un dégagement d'acide carbonique; l'acide sulfurique, en même temps qu'il donne lieu au dégagement de ces bulles de gaz, produit des cristaux en aiguille de sulfate de chaux.

Les globules rouges, dont nous avons signalé la présence dans le pus en certains cas, peuvent subir dans ce liquide toutes les transformations que nous avons étudiées à propos du sang. Lorsque ces globules sont très-abondants, leurs produits de décomposition donnent au pus une couleur *brun chocolat* caractéristique : il est facile d'y retrouver, à l'aide du microscope, soit des granulations d'hématosine, soit des cristaux d'hématoïdine. (Voy. p. 79.)

DIFFÉRENTES ESPÈCES DE PUS. — Nous avons étudié jusqu'ici le pus crémeux ou louable qui s'écoule d'une plaie ou qui s'est formé dans les abcès chauds; dans les autres circonstances où se forme le pus, il peut présenter certaines variations dans la proportion de la partie liquide et des éléments figurés, ou dans la présence de quelques débris caractéristiques des tissus enflammés. Ces différences ne donnent pas lieu à des examens microscopiques très-importants, aussi ne ferons-nous que citer rapidement les résultats fournis par l'examen des différentes espèces de pus admises par les chirurgiens.

A. Pus épais ou concret. — Outre le pus concret que nous avons décrit comme résultant de la résorption de la partie liquide du pus, lorsque ce produit séjourne longtemps dans le lieu de sa formation, il est un pus qui, dès son apparition, se présente comme très-épais et à peine liquide, c'est celui de la cornée, de l'iris, de la choroïde et de l'œil en général. Cet aspect est dû moins à l'abondance des leucocytes, qui sont en général très-volumineux et remplis de granulations graisseuses, qu'à l'état demi-solide du sérum du pus, sérum qui renferme une énorme quantité de granulations grisâtres et jaunâtres attaquées par l'acide acétique; ce sérum est même parfois demi-solide, facile à réduire en pulpe, facile même à dissocier dans l'eau de façon à former une sorte d'émulsion. (Ch. Robin.)

B. Le Pus séreux se distingue par la rareté des leucocytes; c'est ce qu'on nomme encore un pus *sanieux* ou *mal lié;* la sérosité prédomine, et c'est une sérosité peu albumineuse : tel est le pus des ulcères (*ichor*, *sanie*), qui renferme plus souvent que les autres des vibrions et se putréfie en effet bien plus vite que les autres variétés de pus; tel est le pus qui provient du pourtour des os cariés et enflammés, pus dans lequel il est fréquent de rencontrer des grains calcaires et même des détritus osseux pulvérulents, ainsi que des gouttes de graisse et d'huile très-abondantes provenant de la moelle des os. Le *pus des abcès froids* est aussi peu riche en globules purulents, mais il est surtout caractérisé par ses leucocytes plus pâles, déformés, soit gonflés par imbibition, soit infiltrés de granulations graisseuses, en un mot, ayant subi les altérations que nous avons étudiées dans les globules de pus qui séjournent longtemps dans une cavité. Parfois aussi il est visqueux ou glutineux, ressemblant assez bien à du pus phlegmoneux traité par l'ammoniaque. Ce pus est particulièrement riche en cristaux irréguliers de phosphate de chaux et en lamelles de cholestérine.

C. Sérosités purulentes. — Presque tous les liquides des cavités closes (péritoine, péricarde, plèvre, etc.) peuvent devenir purulents, c'est-à-dire contenir une plus ou moins grande quantité de leucocytes. Ces liquides n'ont pas besoin ici d'une description spéciale; signalons cependant, pour les distinguer du pus proprement dit, la présence dans leur sérum d'une albumine spontanément coagulable et jouissant des mêmes propriétés que la fibrine. Il en est de même du liquide de l'œdème; ce liquide contient toujours quelques globules blancs, tant ces éléments sont répandus dans l'économie et tant leur production est facile; mais que ces globules blancs deviennent très-abondants sous l'influence d'une véritable inflammation, et aussitôt on voit apparaître en même temps la fibrine dans la sérosité de l'œdème, qui, précédemment, n'en contenait pas ou en contenait seulement des traces.

D. Pus glaireux ou mucus puriforme. — Ce produit s'éloigne encore plus du pus proprement dit; il résulte d'une hypergenèse des globules blancs (globules muqueux) qui se trouvent normalement, mais en petite quantité, dans tout mucus, même chez les sujets les plus sains. Aussi en avons-nous placé l'étude après celle du mucus physiologique (Voy. p. 205).

Les *débris de tissu mortifié* mélangés aux leucocytes se rencontrent surtout dans le pus des furoncles, des phlegmons diffus, etc. « Ces débris, comme le *bourbillon* lui-même, sont formés par les fibres du tissu élastique, des tissus lamineux, fibreux ou dermiques qui se sont mortifiés sans se détruire, en raison de leur grande résistance physique à la plupart des agents destructeurs. » (Ch. Robin.) Le pus des *abcès mammaires* peut renfermer des épithéliums, soit des cellules épithéliales pavimenteuses, soit des amas de protoplasma sans enveloppe et à noyaux très-volumineux ressemblant assez aux leucocytes. Le pus des *abcès du foie* tantôt blanc, phlegmoneux, bien lié, d'autres fois séreux ou verdâtre et jaunâtre, coloré par la bile, parfois lie de vin ou brun chocolat, ce qui tient à la présence du sang, peut renfermer des cellules hépatiques entières ou des débris de cellules épithéliales du foie. Celles-ci sont polyédriques, très-irrégulières, infiltrées de granulations graisseuses, presque toujours très-abondantes. Les leucocytes de ce pus sont très-petits, remplis de granulations rougeâtres; il est fréquent d'y rencontrer des cristaux de cholestérine — Le pus des *abcès pulmonaires* entraîne aussi toujours quelques cellules épithéliales du poumon plus ou moins granuleuses, sphéroïdales, etc. Quant au pus de la *moelle des os*, parfois il renferme des cellules adipeuses entières (fig. 25), d'autres fois il contient un grand nombre de cellules petites, arrondies, pourvues d'un noyau, que Robin a signalées comme caractéristiques de la moelle des os (*médullocelles*). La présence de ces médullocelles pourrait faire croire à un pus très-riche en globules de pus; car, au premier abord, ces deux éléments sont très-faciles à confondre. On les distingue cependant en ce que les leucocytes, à l'état frais, ne laissent voir un noyau qu'après l'action de l'eau ou de l'acide acétique, tandis que les médullocelles offrent un noyau avant comme après l'action de l'eau; de plus, alors que le noyau des leucocytes se fragmente par l'action de l'acide acétique, celui des médullocelles demeure intact. (Robin.)

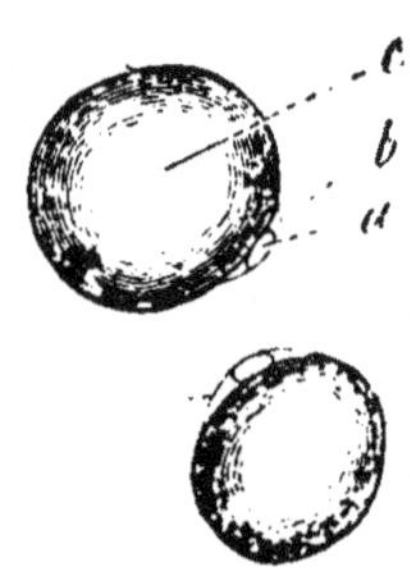

Fig. 25. — Deux cellules adipeuses de la moelle du fémur de l'homme. — *a*, Noyau ; *b*, membrane de la cellule; *c*, graisse. Gross., 350. (Kœlliker.)

LIQUIDES PURIFORMES. — Des tumeurs qui se ramollissent et que l'on ponctionne, ou qui s'ulcèrent et se vident en partie à l'extérieur, fournissent un liquide dont l'aspect plus ou moins blanchâtre et crémeux peut rappeler celui du pus. Nous avons déjà vu que les altérations des surfaces épithéliales et épidermiques peuvent donner lieu à des produits semblables.

Le microscope servira à distinguer ces produits d'avec le pus proprement dit, en faisant voir que leur consistance et leur aspect est dû moins à la présence des *globules blancs* (car on en trouve presque partout) qu'à celle de détritus divers et de molécules graisseuses provenant de la fonte des éléments normaux et pathologiques. En effet, le mode par lequel s'accomplit le ramollissement des néoplasmes est presque toujours la dégénérescence graisseuse. Or nous avons eu et nous aurons trop d'occasions d'étudier les molécules graisseuses, les cristaux de corps gras et les lamelles de cholestérine, pour que nous nous y arrêtions ici.

Du reste, le ramollissement peut se faire par les divers modes de dégénérescence que l'on observe dans les épithéliums (voy. pages 206 et 207), et nous renvoyons à l'étude de ces produits pour les procédés à suivre afin de caractériser la substance muqueuse, colloïde ou pigmentaire ainsi produite.

On voit donc que ces liquides puriformes n'ont rien de caractéristique. Les tumeurs sont caractérisées par la nature et par la disposition de leurs éléments anatomiques; or, par l'examen des liquides puriformes, il est à peine besoin de le dire, on ne peut acquérir aucune notion sur la *disposition* de ces éléments. Quant à leur nature, ils ont d'ordinaire subi une dégénérescence trop complète pour qu'il soit possible de rien préciser par un examen de ce genre. Nous verrons plus loin (p. 188) que l'on peut arriver, en râclant certaines tumeurs, ou en pratiquant sur des pièces fraîches un examen histologique rapide, à acquérir quelques notions qui mettent sur la voie du diagnostic, mais qui ne permettent pas de reconnaître la nature d'une tumeur. Nous renvoyons donc à l'étude des produits que l'on recueille dans les couches profondes de la peau, l'exposé de ces quelques résultats fournis par l'examen histologique des différents liquides puriformes (p. 189 et 190).

ÉTUDE MICROSCOPIQUE

DES PRODUITS DE LA PEAU

L'étude anatomique des lésions qui accompagnent les maladies cutanées est loin d'être faite. Le plus souvent on s'est borné à une description topographique des caractères extérieurs, de la marche, des complications des maladies cutanées; ou bien, reconnaissant que la notion étiologique dominait presque toujours le problème, on a laissé au second plan les considérations tirées de la forme, des manifestations extérieures que présentent les maladies cutanées. D'ailleurs, il faut bien l'avouer, les observateurs qui n'ont pas reculé devant cette tâche laborieuse n'ont pu encore apporter que des données assez incomplètes. Enfin la lésion qui accompagne telle ou telle maladie cutanée ne peut être bien connue qu'à la condition d'étudier successivement les diverses couches de la peau, et, dans ce but, de pratiquer des coupes après durcissement du tégument externe. En procédant autrement, on n'arrive qu'à des résultats incomplets. L'examen des vésicules, des bulles, des pustules, qui se succèdent souvent dans le cours de la même affection, n'intéresseront que peu le médecin. Il est des cas cependant où l'étude *immédiate* des produits cutanés peut éclairer le diagnostic. Sans parler des maladies parasitaires, nous verrons que le microscope peut rendre des services dans l'étude des *crasses*, ou de certaines maladies des glandes annexées au tégument externe. Nous étudierons donc dans ce chapitre : 1° l'anatomie de la peau et de ses annexes; 2° la physiologie des desquamations et des sécrétions cutanées; 3° les produits pathologiques que l'on rencontre à la surface de la peau recouverte de son épiderme; 4° les produits que l'on trouve à la surface des ulcères cutanés ou dans les couches les plus profondes du tégument externe.

I. — ANATOMIE

La peau se compose de l'*épiderme* et du *derme* : les diverses formations qui appartiennent à la peau sont des végétations de l'épiderme, végétations qui se font soit à l'intérieur, vers la profondeur (*glandes sébacées et sudoripares*), soit vers la superficie et l'extérieur (*poils* et *ongles*).

Derme. — Le derme est formé par un tissu conjonctif plus ou moins nettement distinct du tissu conjonctif sous-cutané, c'est-à-dire des deux lames du fascia superficialis entre lesquelles se dépose la graisse du pannicule adipeux (Sappey), et jusqu'au niveau desquelles pénètrent en certaines régions les extrémités profondes des glandes sudoripares et des poils. Nous rappellerons rapidement que le derme, dont l'épaisseur varie, selon les régions, de 1/3 de millimètre à 4 millimètres, se divise lui-même en deux couches, dont la plus profonde est réticulaire, tandis que la plus superficielle est plus dense, plus serrée et d'une structure plus fine, formant des papilles, riches en vaisseaux et en nerfs, plus ou moins nombreux et diversement disposés selon les régions. La limite de cette couche papillaire et de l'épiderme est souvent marquée par une couche amorphe, hyaline, qu'il est impossible d'isoler complétement.

Épiderme. — L'épiderme se compose essentiellement de cellules formant des couches superposées ; la forme, la struc-

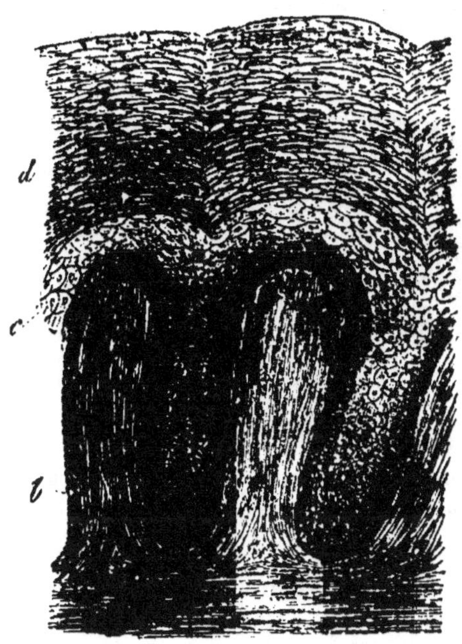

Fig. 26. — Section verticale de la peau. — *a, a,* Papilles du derme *b*, couche la plus profonde du corps muqueux ; *c*, couche supérieur du corps muqueux ; *d*, couche cornée. Gross., 250. (Kœlliker.)

ture de ces cellules est différente en allant de la profondeur à la superficie : les cellules les plus profondes, appliquées sur le liséré amorphe du derme, constituent une couche distincte ; ce sont des cellules allongées, analogues aux éléments des épithéliums cylindriques, placées perpendiculairement à la surface du derme (fig. 26.) Ces cellules sont pleines d'un protoplasma transparent, légèrement granuleux et renfermant un noyau; leur membrane d'enveloppe est très-fine, et dans les cellules les plus jeunes, les plus petites, elle est très-difficile à démontrer ; peut-être ces jeunes éléments ne sont-ils que des masses de protoplasma, des globules en un mot, autour desquels ne se forme qu'ultérieurement une couche corticale. Cet aspect est si caractéristique, que plusieurs histologistes (Henle, Ch. Robin) considèrent cette couche comme formée simplement d'une substance fondamentale avec des noyaux : cette substance fondamentale se segmentant en petits départements au centre de chacun des-

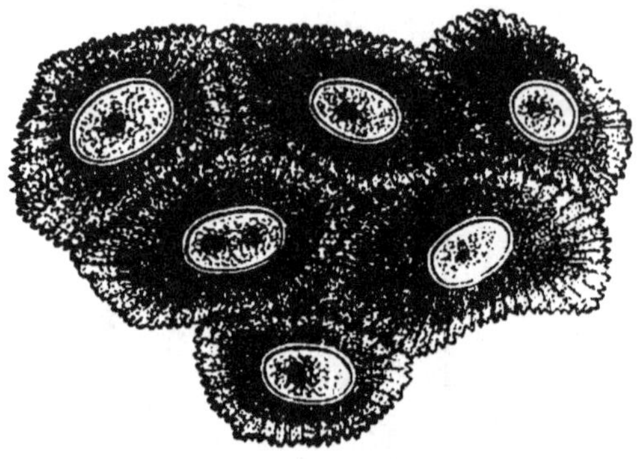

Fig. 27. — Cellules des couches moyennes du corps muqueux, vues à un grossissement de 570 diam.

quels se trouve un noyau, donnerait lieu à la production des globules et des cellules distinctes. Le noyau est sphérique ou ovalaire, et présente souvent l'aspect d'une vésicule transparente, munie d'un nucléole central.

Au-dessus de cette couche de cellules cylindriques, le diamètre longitudinal des cellules diminue, ces éléments s'aplatissent horizontalement et se transforment en vésicules polyédriques à diamètres à peu près égaux dans tous les sens. Ces cellules ont une paroi plus distincte que les cellules précédentes, paroi ondulée et comme épineuse, d'où résultent des surfaces dentelées qui s'engrènent imparfaitement avec les surfaces correspondantes des éléments voisins (fig. 27); cet aspect crénelé est surtout prononcé sur les cellules épidermiques à évolution anormale, par exemple dans les éléments des tumeurs épidermiques. — Les cellules que nous venons de décrire forment plusieurs couches semblables, dont l'ensemble présente une épaisseur trois à quatre fois plus considérable que le stratum précédent. Les cellules les plus profondes sont ovoïdes, les moyennes rondes ou polyédriques et les superficielles de nouveau ovales, mais leur direction est inverse à celle des cellules profondes, c'est-à-dire que leur grand diamètre est parallèle à la surface cutanée. Ce sont ces couches de cellules, et surtout la zone des cellules cylindriques, qui, par leur réunion, ferment la *couche dite muqueuse* ou *réseau muqueux de Malpighi* (Morel).

La troisième couche de l'épiderme, la plus superficielle, constitue la *couche cornée :* elle succède brusquement et sans transition aux couches précédentes ; son épaisseur est beaucoup plus considérable, surtout dans certaines régions, comme à la paume des mains et à la plante des pieds. Les éléments qui la composent sont tout à fait différents des précédents. Ce sont des cellules dont la paroi s'est de plus en plus accentuée, en même temps que leur contenu tendait à disparaître, de sorte que dans les zones les plus superficielles, elles se présentent sous la forme de lamelles aplaties, dites *lamelles cornées.* Dans ces lamelles cornées, irrégulièrement contournées, et souvent soudées les unes aux autres, on ne trouve plus ni noyau, ni nucléole, ni contenu protoplasmatique ; toute la substance de la cellule s'est transformée en kératine, c'est-à-dire en un principe particulier, caractérisé par sa résistance à la potasse en dissolution faible ; nous retrouverons la kératine comme principe constituant des poils, des ongles, ainsi que de maintes productions cornées des animaux. L'ébullition dans la potasse (solution de 40 de potasse pour 100 d'eau) gonfle ces éléments et leur rend l'aspect de cellules, en laissant de plus apercevoir dans leur intérieur quelques tractus irréguliers, restes du protoplasma primitif, et même parfois un rudiment de noyau (fig. 28).

Les éléments les plus superficiels de cette couche cornée sont soumis à une *chute incessante*, qui constitue la desquamation physiologique, le *furfur* épidermique, et dont l'exagération est l'une des manifestations les plus fréquentes des états pathologiques du tégument externe. (Voy. *Pathologie* p. 141).

La coloration de la peau, telle qu'on la rencontre chez les races de couleur, et en certaines régions du tégument des races blanches, ne siége que dans la couche la plus profonde de l'épiderme, dans la couche de Malpighi ; elle est due à de fins granules de pigments (voy. p. 86) qui infiltrent le protoplasma de la cellule, en se groupant d'abord autour du noyau,

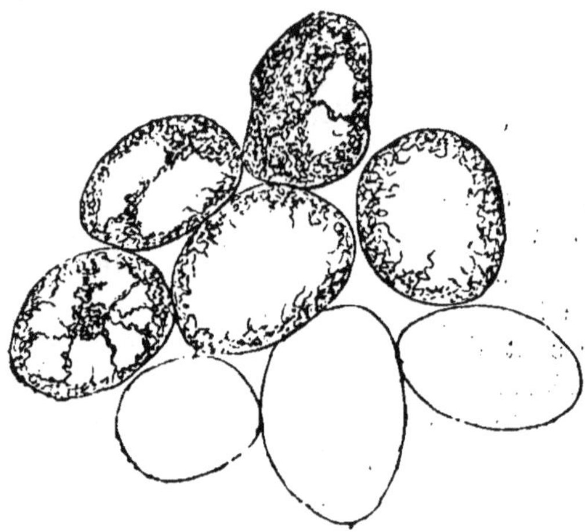

Fig. 28. — Lamelles cornées gonflées par l'ébullition dans la potasse concentrée ; leur contenu est dissous en partie ou en totalité. Gross., 350. (Kœlliker.)

et s'étendant de là plus ou moins jusqu'à la périphérie, selon que la couleur de la peau est plus ou moins foncée. Chez le nègre, le pigment infiltre non-seulement les cellules de la couche de Malpighi, mais encore, quoique à un moindre degré, toutes les cellules situées plus superficiellement, jusqu'à la limite où commence la couche cornée.

Le pigment du réseau de Malpighi ne se produit dans les races de couleur qu'après la naissance. Mais chez le nègre, les bords des ongles, l'aréole du mamelon et les parties génitales prennent une teinte foncée dès le troisième jour et, du cinquième au sixième jour, la coloration noire envahit toute la surface du corps. — D'après Larcher (*Journal de Robin,*

1867), la base du cordon ombilical présenterait une coloration brune caractéristique dès la naissance.

Du reste, les couches profondes de l'épiderme renferment toujours un peu de pigment; les différences que l'on observe selon les races ne sont que des différences de plus ou de moins : sous diverses influences, le pigment peut prendre un plus grand développement dans la race blanche : telle est l'action prolongée de la lumière ; les rayons solaires, en agissant sur l'épiderme, n'ont pas pour effet de faire naître des granulations pigmentaires comme un élément nouveau, ils déterminent simplement l'hypertrophie de celles qui existaient (Sappey). Tel est aussi le processus par lequel se forment les taches dites de *rousseur*; la coloration plus noire de l'aréole du sein chez la femme pendant la grossesse, la teinte plus brune aussi chez elle de la peau de la face à cette époque, sont des phénomènes du même ordre.

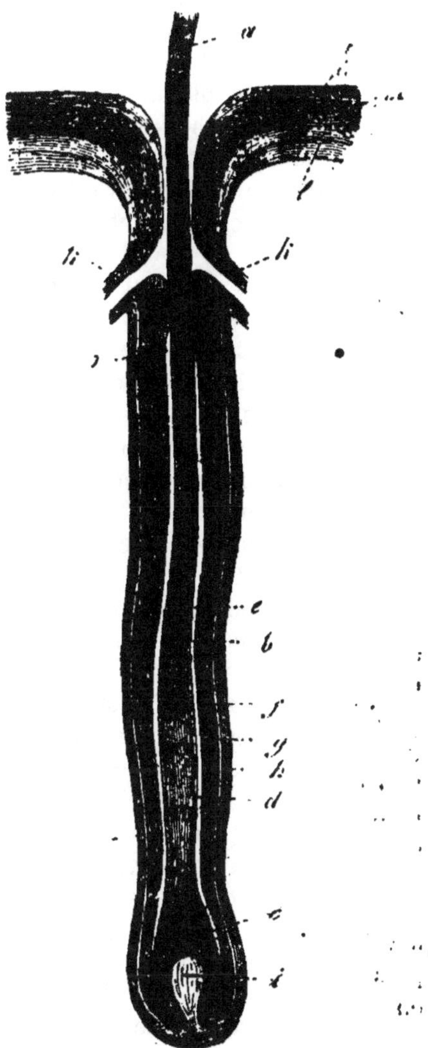

Fig. 29. — Poil et follicule pileux de moyen volume, grossis 50 fois. — *a*, Tige du poil ; *b*, sa racine ; *c*, bulbe pileux ; *d*, épiderme du poil ; *e*, gaîne interne de la racine ; *f*, sa gaîne externe ; *g*, membrane amorphe du follicule pileux. (Kœlliker.)

Poils. — Les poils proviennent d'une végétation de l'épiderme; cette végétation se produit au fond d'un cul-de-sac épidermique que l'on nomme *follicule pileux* (fig. 29). Le fond du follicule pileux est légèrement repoussé par une papille dermique très-vasculaire (papille du poil) (fig. 29 *i*), sur laquelle la végétation pileuse prend naissance et se dirige vers l'extérieur, en suivant l'axe du follicule, de manière à constituer successivement le *bulbe,* la *racine* et la *tige du poil.*

Le *bulbe du poil* est un renflement composé de cellules semblables à celles des couches profondes de l'épiderme, c'est-à-dire d'éléments jeunes, à protoplasma finement granuleux, à molécules pigmentaires abondantes, surtout dans les cheveux foncés. A mesure que l'on examine ces cellules, du bulbe du poil vers la racine, on constate dans leur forme et leur disposition des différences progressives par lesquelles se trouve constituée dans l'axe du poil une substance médullaire, et autour de celle-ci une substance corticale; en arrivant à la partie libre, à la tige du poil, ces différences sont encore plus nettes, et le poil se trouve composé d'une couche cuticulaire (épiderme du poil), d'une substance corticale, et d'une substance médullaire.

L'*épiderme du poil* est formé de petites lamelles plates (cellules cornées), imbriquées comme des tuiles, et qui, sur le poil intact, ne se manifestent guère que par de nombreuses lignes foncées, anastomosées en réseau, qui entourent le poil circulairement. (Kœlliker.)

La *substance corticale* est formée de cellules cornées longitudinales, affectant, par leurs soudures, un aspect qui leur a valu le nom de fibres cellules de l'écorce; elles forment la plus grande partie de la masse du poil, et constituent même en entier les poils de plus petite dimension, lesquels sont dépourvus de substance médullaire. C'est surtout dans ces éléments corticaux que se trouvent les dispositions auxquelles le poil doit sa couleur et son aspect, c'est-à-dire des lacunes remplies d'air, des noyaux très-foncés et des granules de pigment; dans les cheveux roux ou châtains, ces cellules cornées sont imprégnées d'un principe colorant dissous.

La *substance médullaire*, qui manque dans les poils

follets, remplit un canal situé dans l'axe du poil ; tantôt elle le remplit complétement, tantôt elle forme des traînées incomplètes, entre lesquelles se trouvent des espaces vides plus ou moins régulièrement disposés. Elle est composée de cellules analogues comme structure à celles de la substance corticale, mais qui en diffèrent quant à leur forme rectangulaire ou quadrangulaire, plus rarement arrondie et fusiforme. Quand cette substance médullaire est irrégulièrement répartie dans le canal, elle présente à l'examen microscopique un aspect assez analogue à celui que nous pouvons constater à l'œil nu dans la substance médullaire qui remplit le tube corné des grosses plumes d'oiseaux.

Pour isoler les cellules épidermiques cornées qui constituent les divers élements des poils, on se sert de la potasse (à 40 pour 100) à chaud ou à froid. Dans ce dernier cas, il faut plusieurs jours de macération. On réussit beaucoup plus vite en chauffant le poil placé dans une goutte d'acide sulfurique ordinaire, et recouvert de la lamelle. Les mêmes procédés sont applicables à l'isolement des cellules de l'ongle.

Les poils sont beaucoup plus abondamment distribués à la surface du corps qu'on ne pourrait le croire au premier abord : sur la peau des aines et du lobe du nez, ils sont presque aussi rapprochés que ceux qui végètent au-devant des lèvres et du menton. Le pavillon de l'oreille, dont la peau est si mince et si douce au toucher, présente, lorsqu'on l'examine à la loupe, une véritable forêt de poils. Il en est de même de la peau plus mince et plus transparente encore qui recouvre les paupières (Sappey) ; seulement, ce sont là des poils rudimentaires, des *poils de duvet*.

Le médecin légiste peut avoir parfois à reconnaître des cheveux, à en indiquer la provenance, à les distinguer des poils d'animaux. Cette distinction est établie par les caractères suivants [1] : « 1° la forme cylindrique dans les cheveux, conique dans les poils; les poils de cochon se rapprochent de la forme cylindrique, mais sont plus roides et rameux au

1. G. Tourdes, art. Blessures, *Dictionnaire encyclopédique*, t. IX 1868, p. 788.

sommet ; les crins sont cylindriques, mais plus volumineux ; 2° les dimensions : cheveux plus longs que les poils ; en général poils plus gros (0m,06 pour les premiers, 0m,02 à 0m,08 pour les seconds) ; 3° section à la pointe, abrupte sur les cheveux coupés, effilée sur les animaux non tondus ; 4° la transparence centrale ; canal continu pour les cheveux, opacité pour les poils ; ceux de la chèvre et du blaireau ont une transparence partielle ; le chien et le loup ont aussi des poils transparents au centre. La distinction des cheveux d'homme, de femme et d'enfant est basée sur leur longueur et leur diamètre, qui est notablement plus faible dans le premier âge. Des observations comparatives seront toujours faites et serviront à établir l'identité du cheveu. »

Ongles. — Les ongles peuvent être regardés comme une production identique à la substance corticale des poils : l'ongle est un poil sans substance médullaire, étalé en lamelle au lieu d'être enroulé en cylindre. Lorsque les ongles commencent à se former, c'est-à-dire au troisième mois de la vie intra-utérine, au niveau de ce qui constituera plus tard la *matrice* de l'ongle, les cellules épidermiques intermédiaires entre la couche cornée et la couche de Malpighi se disposent en lames aplaties, et s'unissent intimement entre elles, tout en conservant leur noyau ; vers le sixième mois ce corps de l'ongle, se dirigeant en avant, devient libre par sa face supérieure, et enfin, glissant sur la couche de Malpighi jusqu'à l'extrémité des doigts, présente un bord libre et saillant. Dès lors, l'ongle continue à s'accroître en longueur par sa racine, c'est-à-dire par la partie primitivement formée et incluse dans la matrice unguéale, et en épaisseur par la couche de Malpighi sur laquelle elle glisse, et qui ajoute sans cesse de nouvelles couches à sa face inférieure. On peut donc regarder cette couche de Malpighi comme faisant partie de l'ongle, de sorte que nous trouvons dans cet organe (moins la partie libre), deux couches bien distinctes, la *couche cornée* et la *couche de Malpighi*.

La *couche cornée de l'ongle* (fig. 30) se compose d'écailles cornées unies les unes aux autres en lamelles très-serrées, et parsemées de noyaux très-rapprochés les uns des autres ; l'action de la potasse fait reconnaître dans ces écailles des cellules épidermiques qui ont conservé leur noyau, mais qui ont subi en totalité la transformation cornée.

La *couche muqueuse de l'ongle* (fig. 30, B; *e*, *d*) se compose de cellules identiques à celles de la couche de Mal-

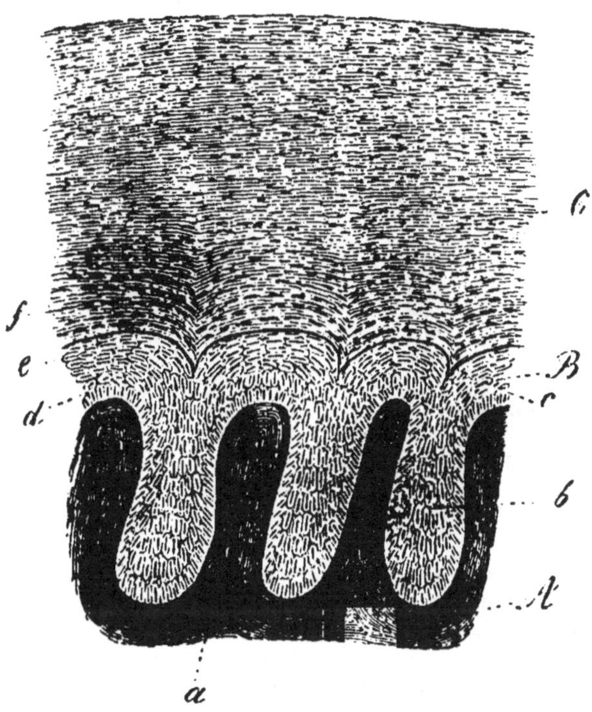

Fig. 30. — Section transversale à travers le corps de l'ongle, grossie 350 fois. — A, Derme du lit de l'ongle; B, couche muqueuse de l'ongle; C, sa couche cornée ou substance de l'ongle proprement dit. (Kœlliker.)

pighi, mais beaucoup plus nombreuses, c'est-à-dire qu'au lieu d'une seule couche (*d*) nous trouvons ici cinq et six couches (*e*, *d*) de cellules cylindriques, et ce ne sont que les éléments tout à fait contigus à la couche cornée qui affectent a forme arrondie ou polyédrique. Ces dernières cellules s'ajoutent à la face inférieure de la couche cornée, à mesure que celle-ci croît d'avant en arrière, de sorte que l'ongle est d'autant plus épais qu'il est plus ancien.

Cette couche de Malpighi repose sur un derme (lit de l'ongle) identique au derme des autres régions (fig. 30, A) ; ses papilles sont disposées en crêtes antéro-postérieures, très-riches en vaisseaux sanguins, surtout dans la partie

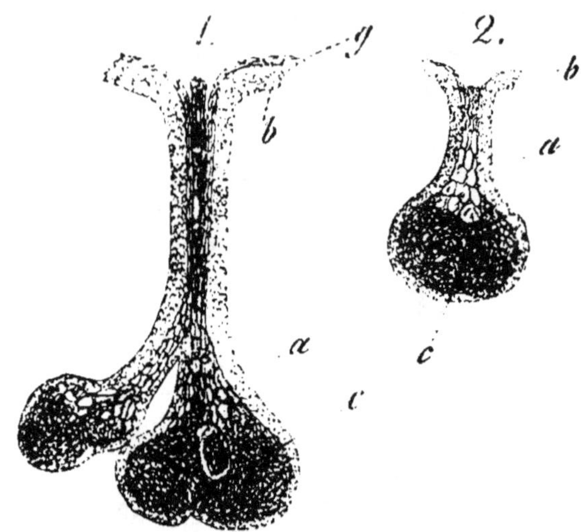

Fig. 31. — Deux glandes sébacées : l'une 1, plus grande, de la lame interne du prépuce; l'autre 2, plus petite, du gland du pénis; *a*, Épithélium glandulaire se continuant en *b* avec la couche de Malpighi de la peau ; *c*, contenu de la glande avec quelques grosses gouttelettes de graisse. Gross., 50. (Kœlliker.)

antérieure du lit de l'ongle, mais presque absolument dépourvues d'éléments nerveux. (Sappey.)

La couche cornée et la couche muqueuse de l'ongle peuvent être mécaniquement séparées l'une de l'autre. Le chirurgien qui procède à l'arrachement de l'ongle n'enlève que son plan superficiel, le plan profond reste en place. (Sappey.)

Glandes de la peau, — Les glandes de la peau sont de deux ordres : les *glandes sébacées* et les *glandes sudoripares*.

Les *glandes sébacées* sont d'ordinaire annexées aux follicules pileux, vers l'extrémité desquels elles viennent s'ouvrir par un canal excréteur analogue au goulot d'une bouteille (fig. 31). Cependant quelques-unes ont une existence indépendante et s'ouvrent isolément à la surface de la peau par un large orifice qui donne parfois passage à un poil de petite dimension, de sorte que l'on peut, avec Sappey, diviser les glandes sébacées en trois classes : celles qui s'abouchent dans la cavité d'un follicule pileux (les plus nombreuses, par exemple celles du cuir chevelu); celles qui s'ouvrent directement à la surface de la peau, et qui donnent passage à un poil rudimentaire (front, aile du nez, et face en général); enfin, celles qui ne sont en connexion avec aucun poil (surface interne du prépuce chez l'homme ; mamelon et vestibule du vagin chez la femme). Le corps même de la glande est représenté par une vésicule simple, ou plus ou moins ramifiée. Leur intérieur est tapissé par une couche d'ordinaire simple, de cellules analogues à celles de la couche de Malpighi, mais moins allongées, presque sphériques ou polyédriques, et présentant des granulations graisseuses. Toutes les autres cellules situées au-dessus de celles-ci, au lieu de présenter, comme sur les surfaces libres de la peau, la transformation cornée, subissent une dégénérescence graisseuse très-prononcée, de sorte que là où les cavités piriformes de la glande sont entièrement remplies de cellules volumineuses pleines de gouttelettes distinctes de graisse, quelques-unes de ces cellules éclatent et laissent échapper une matière huileuse jaune ou blanc jaunâtre qui, mêlée aux cellules intactes et aux débris de membranes cellulaires, constitue le produit sébacé. (Voy. p. 135.)

Les *glandes sudoripares* sont formées par une glande en tube plongeant profondément dans l'épaisseur de la peau et qui, arrivée au niveau du tissu cellulaire sous-cutané, se pelotonne sur elle-même de façon à constituer un glomérule. Ces glandes se composent donc : d'un glomérule, de dimensions variables selon les régions, très-gros (1 et 2 et même 3 millimètres de diamètre) dans le creux axillaire, très-petit ($0^{mm},2$ à $0^{mm},4$), dans la peau du pénis, des paupières, du pavillon de l'oreille ; et d'un canal excréteur qui traverse directement le derme et la couche de Malpighi, puis se fait jour à travers la couche cornée de l'épiderme en affectant une disposition spiroïde (fig. 32). Dans leur passage à travers l'épiderme, ces canaux ne présentent pas de paroi propre, et sont simplement constitués par un trajet lacunaire, limité par des cellules épidermiques placées verticalement,

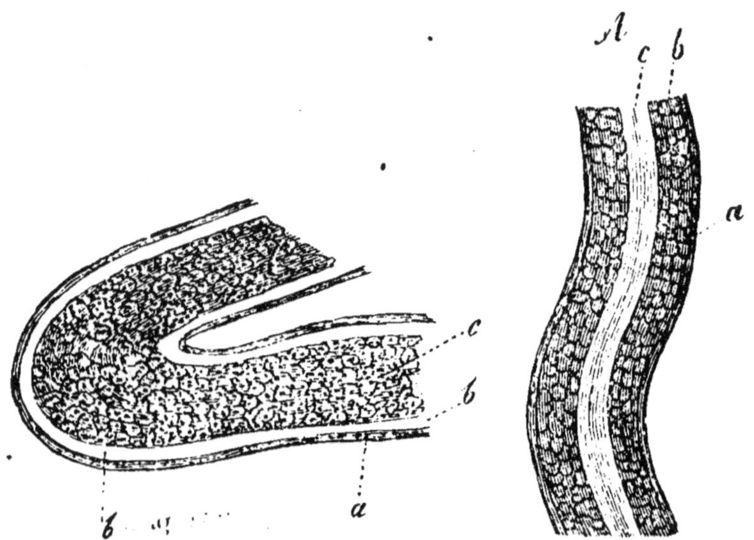

Fig. 32. — Canaux des glandes sudoripares, grossis 350 fois. — A, Canal à parois minces, non musculaires, avec une cavité centrale, pris sur la main; *a*, enveloppe de tissu conjonctif; *b*, épithélium; *c*, lumière du canal. — B, Portion de canal dépourvu de cavité, avec des parois musculaires, prise sur le scrotum; *a*, tissu conjonctif; *b*, couche de muscles; *c*, cellules remplissant le canal glandulaire et présentant des granulations jaunes dans leur contenu (Kœlliker.)

c'est-à-dire ayant leur grand axe parallèle à celui du canal. Dans tout le reste de leur étendue, les canaux sudoripares sont constitués par une tunique externe de tissu conjonctif renfermant parfois des fibres musculaires lisses, à direction longitudinale (Sappey, glandes de l'aisselle), et par une tunique interne épithéliale, formée d'une ou plusieurs couches de cellules identiques aux cellules profondes de l'épiderme, si ce n'est qu'elles renferment souvent des granulations graisseuses, et plus souvent encore un petit nombre de granulations pigmentaires jaunes ou brunâtres. (Kœlliker.)

Les *glandes cérumineuses*, qui occupent la peau de la portion cartilagineuse du conduit auditif externe, sont analogues comme forme et comme structure aux glandes sudoripares et surtout aux glandes axillaires ; leur glomérule est de la grosseur d'un grain de millet ; leur épithélium se compose d'une simple couche de grosses cellules polygonales contenant des granulations pigmentaires d'un jaune brunâtre.

II. — PHYSIOLOGIE

Physiologiquement, l'épiderme dont nous venons d'indiquer la structure se desquame et se reproduit incessamment. Les frictions un peu répétées, surtout après un bain ou lorsque la peau a été longtemps baignée par la sueur, permettent de recueillir un produit presque exclusivement composé de lamelles épidermiques minces, irrégulières, plissées ou chiffonnées, très-aplaties. Dans les conditions normales, ces lamelles épidermiques s'éliminent incessamment et insensiblement. La peau vient-elle à être recouverte d'un enduit ou d'un appareil qui rend cette desquamation impossible, ces débris d'épiderme se rencontrent en plus grande abondance. A ces produits s'ajoute toujours une proportion plus ou moins considérable de matière sébacée, puis quelques corps étrangers venus du dehors. Comme exemple de ce que doit être l'épiderme éliminé en grande abondance et mélangé à une certaine quantité de matière sébacée, nous citerons l'épiderme fœtal.

Épiderme fœtal[1]. — Il se compose d'un grand nombre de cellules très-larges (4 à 5 cent. de millim.), transparentes, minces, aplaties, imbriquées, souvent contiguës par leurs bords et disposées en mosaïque, assez régulièrement polygonales. Leurs bords sont pâles, nets, leurs angles bien déterminés et non arrondis. A la surface de l'épiderme, elles sont à peine granuleuses, quelquefois marquées de fines et pâles stries à leur superficie, dépourvues de noyaux et presque tout à fait sans granulations ; quelquefois, plus profondément, on en trouve quelques-unes avec granulutions grisâtres. Le plus souvent, ces cellules sont fortement adhérentes les unes aux autres ; souvent aussi leurs bords sont repliés sur eux-mêmes, et alors on constate aisément leur épaisseur et leur mode de superposition. L'adhérence de ces lamelles épithéliales se fait par l'intermédiaire d'une substance intercellulaire demi-liquide que colore en noir le nitrate d'argent.

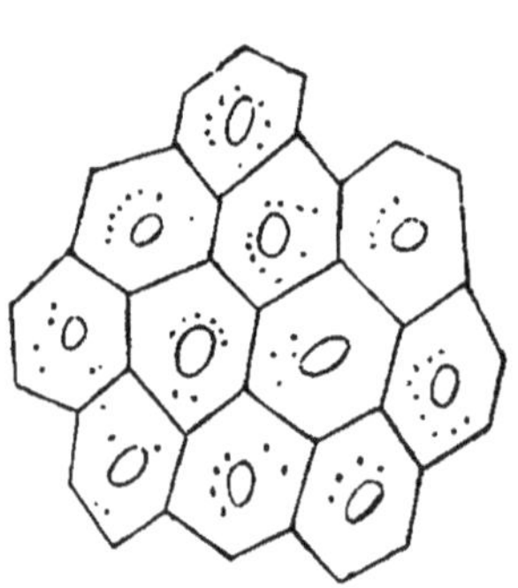

Fig. 33. — Épithélium d'un embryon de deux mois. Gross., 350. (Kœlliker.)

Le même aspect se constate quelquefois à la suite des larges desquamations que présente la surface cutanée dans l'érysipèle, la scarlatine, etc., lorsque l'épiderme se soulève en larges plaques macérées sous l'influence de topiques émollients.

Mais le plus souvent, les produits de desquama-

1. Voy. Robin, *Traité des humeurs*, 2e édit., p. 703.

tion de l'épiderme ne se rencontrent pas isolés; chez le fœtus, l'épiderme se trouve toujours mélangé à de la matière sébacée constituant ainsi l'*enduit fœtal*. Chez l'homme, même dans des conditions toutes physiologiques, l'épiderme, uni à de la matière sébacée se trouve accumulé, en assez fortes proportions, dans certaines régions du corps. Il nous faut donc dire en quoi consiste le *sebum*, quel est l'aspect de cette *séborrhée* physiologique, enfin quelle est la composition de ces amas de débris épidermiques, mélangés à du sebum et désignés ordinairement sous le nom de *smegma* [1].

Le *sebum* pur est constitué par une substance huileuse mélangée à quelques sels d'origine minérale. Il apparaît, dans les conditions normales, sous forme d'un enduit gras, s'étendant à la surface du nez, des joues et du front, et tachant le papier comme les corps gras. Vu au microscope, il se présente sous forme de gouttelettes graisseuses isolées ou en séries, réfractant fortement la lumière. Ce produit est mélangé à des lamelles épithéliales aplaties, plissées ou chiffonnées. Quelquefois le sebum prend un aspect qui l'a fait confondre avec du lait. Dans ce cas, le liquide crémeux, blanchâtre ou blanc grisâtre, qui s'écoule des glandes sébacées de l'aréole du mamelon ou du scrotum, se compose d'un liquide séreux qui tient en suspension des gouttelettes graisseuses peu transparentes mélangées à quelques gouttes huileuses, les unes sphériques, les autres à contour sinueux. Souvent aussi ce liquide renferme un grand nombre de cellules épithéliales vésicu-

1. Voy. Robin, *l. cit.*, p. 701 et suiv.

leuses arrondies ou ovalaires, et remplies de gouttelettes graisseuses de volume plus ou moins considérable. Ces vésicules apparaissent en grand nombre quand on vient à ajouter de l'eau et un alcali à la matière sébacée. Elles seraient constituées, d'après

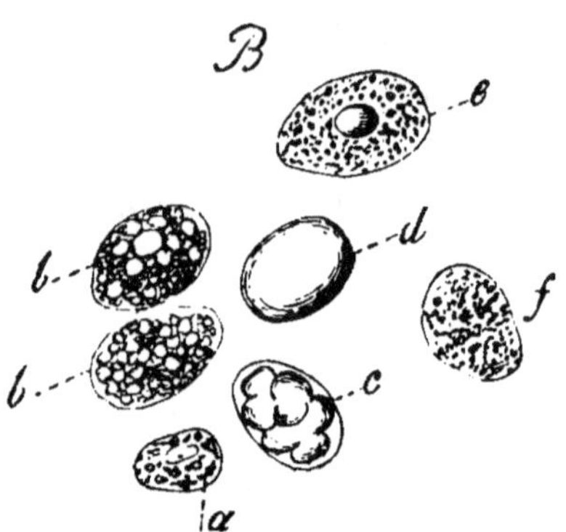

Fig. 34. — Cellules sébacées des utricules glandulaires et de la matière sébacée. — Gross., 350. — *a*. Petite cellule à noyau, encore pauvre en graisse, et se rapprochant des cellules épitheliales; *b*, cellules riches en graisse, sans noyau apparent; *c*, cellule dont la graisse commence à devenir confluente; *d*, cellule avec une seule goutte de graisse; *e*, *f*, cellules dont la graisse a disparu en partie. (Kœlliker.)

Robin, par les cellules qui renferment la matière sébacée et qui tapissent les follicules pileux (fig.34).

Le *cerumen*, reconnaissable surtout à sa couleur plus ou moins foncée, à sa saveur très-amère et à sa viscosité, est formé par une matière analogue à la matière sébacée, mélangée à la sueur de la peau du conduit auditif externe. Il contient des gouttes de graisse, des cellules épithéliales analogues à celles que nous venons de décrire, des portions de gaines épithéliales provenant des follicules des poils du duvet, enfin quelques touffes de poils enroulés sur eux-mêmes. Les cellules épithéliales mesurent 20 à 40 μ. Elles sont remplies par de fines gouttelettes de graisse libre.

Enduits cutanés. — Mélangé à une grande quantité de cellules épidermiques molles, comme macérées, très-irrégulières, minces, plissées, ne prenant pas l'aspect vésiculeux des cellules qui renferment la matière sébacée, ne renfermant pas de gouttelettes graisseuses, le sébum constitue des amas d'aspect suifeux qui portent le nom de *smegma*. On les rencontre dans la rainure balano-prépuciale, autour des petites lèvres, etc. Examiné au micros cope, ce produit présente, outre les cellules épidermiques déjà mentionnées : 1° de fines granulations moléculaires; 2° des cellules prenant, sous l'influence d'addition d'eau et de potasse, la forme globuleuse; 3° des cristaux d'acide gras (analogues à ceux de l'acide stéarique). On n'y rencontre pas d'ordinaire de cristaux de cholestérine, ce qui tient sans doute à la petite quantité du produit recueilli. Mais la cholestérine se retrouve dans toutes les accumulations pathologiques du sébum; elle existe même en proportions assez notables dans presque tous les produits excrémentitiels (bile, liquide de l'hydrocèle, mamelles, kystes de l'ovaire, etc.). Son aspect est caractéristique. On la rencontre sous forme d'écailles blanches, rhomboïdales, rappelant assez bien dans leur entassement désordonné les petites plaques de verre dont les histologistes se servent pour leurs préparations (fig. 35).

Le réactif iodo-sulfurique donne aux lamelles de cholestérine une couleur rose tendre ou bleu foncé.

L'*enduit fœtal*, que l'on obtient aisément en raclant la peau d'un enfant nouveau-né, présente un grand nombre de granulations graisseuses, larges de 1 à 4 μ et des cellules épithéliales polyédriques à angles mousses, transparentes, incolores, à peine granuleuses, manquant de noyaux. Ces cellules sont celles qui tapissent les follicules sébacés.

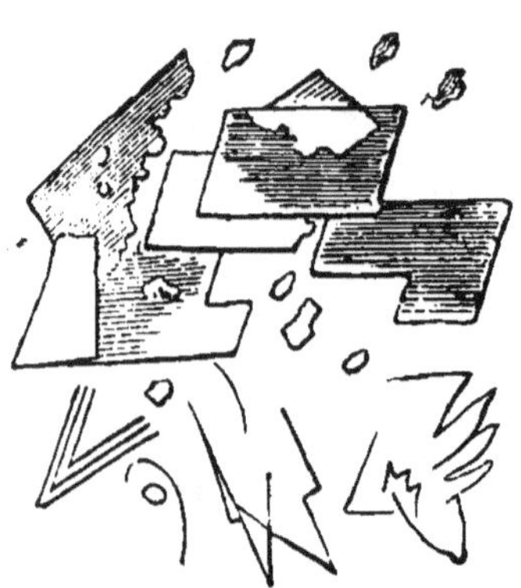

Fig. 35. — Cholestérine cristallisée en tables rhomboédriques. Gross., 200. (Lehmann.)

Pour examiner ces différents enduits, il suffit de les étaler sous le porte-objet du microscope, en y ajoutant une goutte d'eau ou mieux une gouttelette de glycérine.

Les caractères que présentent l'épiderme fœtal et le smegma cutané du fœtus permettent de reconnaître, dans certains cas médico-légaux, les taches formées sur un drap ou une paillasse. Nous empruntons à Ch. Robin le résultat d'un semblable examen :

Ayant saisi, avec des pinces, de petits lambeaux des pellicules qui adhéraient à la toile de la paillasse, nous les avons aissés tremper pendant quelques heures dans des verres de montre contenant de l'eau. Ils y sont devenus plus mous, plus transparents, faciles à dilacérer.

Portés sous le microscope, entre deux lames de verre, et examinés à un grossissement de 500 diamètres, tous se sont montrés composés de cellules épithéliales pavimenteuses, semblables à celles de l'épiderme superficiel du corps des œtus à terme. Toutes ces cellules étaient imbriquées régulièrement; çà et là, on voyait des orifices glandulaires ou des follicules pileux, reconnaissables par l'imbrication concentrique des cellules épithéliales et par les lignes qui les circonscrivent. Nous y avons même vu un petit nombre de poils de duvet qu'on trouve sur le corps des fœtus et parfaitement reconnaissables à leur forme et à leur structure propre. Les cellules épithéliales étaient minces, aplaties, polygonales, à cinq ou six pans, larges en moyenne de quatre à cinq centièmes de millimètre.

Leurs bords étaient minces, réguliers. La plupart étaient peu granuleuses ou, du moins, ne renfermaient que des granulations moléculaires fines, grisâtres. Quelques-unes pourtant étaient plus foncées, par suite de la présence d'un plus grand nombre de granulations et du plus grand volume de celles-ci. Aucune ne contenait de noyau. L'acide acétique et la glycérine rendaient ces cellules plus pâles, plus transparentes, sans cependant les dissoudre et, en même temps, permettaient de les dissocier plus facilement. Nous avons en outre rencontré à la surface des lambeaux d'épiderme des granulations microscopiques de forme et d'aspect divers que leurs caractères extérieurs et leurs réactions chimiques nous ont fait reconnaître pour des grains de poussière... Dans l'examen des aches mêmes qui entourent les pellicules épidermiques que nous venons de décrire, nous rencontrons quelques cellules épithéliales un peu plus petites que celles de l'épiderme proprement dit et se rapprochant beaucoup des caractères offerts par celles du smegma cutané[1].

La *sueur* qui, déversée à la surface de la peau, se mélange aux produits de la desquamation épidermique, ne renferme que de rares éléments figurés sous forme de granulations plus ou moins volumineuses foncées ou jaunâtres. La sueur renferme, en outre, un assez grand nombre de bactéries variables seulement suivant les individus et

1. Ch. Robin, *Manuel de médecine légale* de Briand et Chaudé 813.

les régions où on la recueille. Ces bactéries, que l'on voit bien surtout quand on les colore à l'aide de l'hematoxyline, s'observent plus souvent à la base des poils ou dans leur épaisseur, mais on les rencontre dans la sueur en quelque région qu'elle ait été prise et aussi dans la sueur bleue (Eberth). Quelquefois, dans les cas de sudation exagérée, on voit s'ajouter à ces éléments des noyaux isolés provenant du contenu des canalicules sudoripares. Le produit des glandes axillaires, même quand on l'examine dans l'intérieur des canaux glandulaires, se compose d'une substance plus ou moins molle, grisâtre ou blanc jaunâtre qui, examinée au microscope, présente une quantité innombrable de granulations fines et pâles et quelquefois des noyaux isolés ou bien un nombre considérable de grosses granulations foncées incolores ou jaunâtres, des noyaux et un nombre variable de cellules semblables aux cellules épithéliales. (Kœlliker.)

Nous voyons donc en résumé que, dans les conditions physiologiques, les produits que l'on rencontre à la surface cutanée sont constitués par des débris épidermiques, imbibés parfois par la sueur, presque toujours mélangés à une petite quantité de matière sébacée. Dans les cas pathologiques, nous aurons à constater des dépôts formés par ces débris accumulés en proportions plus considérables ou mélangés à des produits anormalement déposés et retenus à la surface de la peau (Lymphe, sang, pus, corps étrangers, parasites).

On sait qu'à l'état physiologique la peau élimine une petite quantité d'urée : dès lors il est admissible *à priori* que cette élimination puisse augmenter dans les états pathologiques où l'action des reins diminue. C'est précisément ce qui a été observé récemment sur un sujet qui, dans le cours d'une maladie de Bright, fut pris d'accidents urémiques : la peau de la figure et des mains semblait saupoudrée de fleur de farine. Examinée au microscope, cette matière se montrait composée de petits amas blancs irréguliers, avec aiguilles et prismes cristallins ; mais, par l'addition d'acide azotique, on obtint les cristaux plats, hexagonaux, caractéristiques du nitrate d'urée[1]. (Fred. Taylor.)

III. — PATHOLOGIE

Accumulation des produits de desquamation épidermique

L'épiderme, se reproduisant incessament, pourra, dans certaines conditions pathologiques, former à la surface de la peau une couche de forme, d'épaisseur et même de coloration variables. Tantôt, la sécrétion sébacée étant insuffisante, l'épiderme desséché s'éliminera sous forme de pellicules semblables à du son (*pityriasis*); tantôt, au contraire, par suite d'une congestion des papilles épidermiques, une sécrétion exagérée d'épiderme déterminera à la surface de la peau des amas d'écailles blanches intimement adhérentes (*psoriasis, ichthyose*): d'autres fois, enfin, de larges membranes minces, molles,

1. Voy. plus loin (chap. *Urine*) la description et la figure des cristaux de nitrate d'urée.

plus ou moins friables, s'élimineront après une maladie cutanée plus ou moins grave. Dans tous ces cas, le microscope n'indiquera point, si on se borne à examiner le produit desquamé, quel peut être le processus anatomique qui lui a donné naissance. L'examen microscopique n'aura pour but que de distinguer ces produits épidermiques des accumulations de sébum desséché formant des croûtes ou donnant naissance à des produits pulvérents analogues.

Accumulation de matière sébacée. — Séborrhée

L'enduit sébacé qui se forme incessamment à la surface du nez, des joues, des oreilles, du front, donne à ces surfaces un aspect huileux et favorise ainsi l'adhérence de particules solides venues du dehors. Lorsque cette matière sébacée s'accumule en quantités plus considérables, le produit de sécrétion peut s'épancher à la surface de la peau *(acné fluente)*, ou se concréter en formant de véritables croûtes *(acné concrète)*. Celles-ci constituent un dépôt analogue à celui du smegma cutané; le micoscope y démontre les mêmes éléments. Parfois l'accumulation de matière sébacée se fait sous forme d'écailles *(séborrhée squameuse)* présentant une grande analogie avec les écailles épidermiques. Enfin, nous l'avons déjà dit, l'une des formes du *pityriasis* est caractérisée par la formation incessante de pellicules blanchâtres sous forme d'écailles, s'accumulant à la surface du cuir chevelu, tombant sur les vêtements sous forme d'une poudre farineuse. Le microscope permettra de distinguer ces amas de sébum des parcelles épidermiques furfuracées auxquelles donne naissance la chute de l'épiderme qui se produit toutes les fois que la sécrétion de la matière sébacée est diminuée.

A côté de l'*acné fluente*, quelquefois assez grave lorsqu'elle siége au cuir chevelu, quelques dermatologistes ont rangé la *plique polonaise*. L'hypersécrétion d'une matière huileuse, agglutinant les cheveux, formant une masse croûteuse, parfois de dimensions considérables, ne déterminant que consécutivement l'altération du poil qui se fissure, perd son épiderme et se divise en un grand nombre de filaments recouverts de matière sébacée, semble donner raison à ceux qui adoptent cette opinion. Le mycoderme qui, d'après quelques observateurs (Zorn : *Zeitsch. für Parasiten Kunde*, II, 79), donnerait naissance à cette maladie, n'est pas constant et ne serait, d'après Robin, que consécutif à la fermentation qui survient au milieu de cette masse azotée. Les *croûtes laiteuses* des enfants, les productions *cornées*, l'acné *soyeuse* (Bazin), sont aussi le résultat de l'accumulation du sébum.

Plus souvent la matière sébacée s'accumule à l'intérieur des follicules qui lui donnent naissance ; une simple pression suffira souvent pour la faire sortir sous forme d'un petit cylindre vermiforme *(comédon)*, de consistance et d'aspect suifeux, noirâtre à son extrémité. Dans l'*acné punctata*, l'*acné miliaris*, les *loupes*, on trouve ces amas de sébum mêlés à des cellules épithéliales très-aplaties, déchiquetées, granuleuses, à des cristaux de cholestérine et d'acide gras, souvent avec des poils finement enroulés sur eux-mêmes, enfin, même à l'état physiologique, avec un parasite que nous décrirons bientôt sous le nom d'*acarus folliculorum* (voy. p. 175). Les *comédons* renferment plus de matière sébacée que les *grains de mil*, au milieu desquels on ne trouve guère que des cellules épithéliales plissées dissociées, mêlées à des granulations azotées ou calcaires (fig. 36).

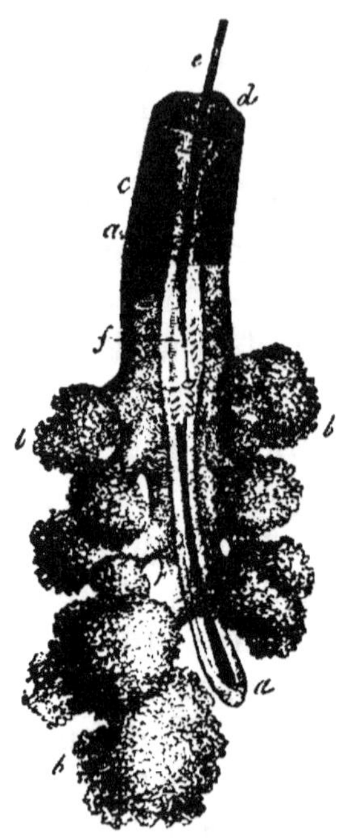

Fig. 36. — Premier degré de l'hypertrophie d'une glande sébacée (comédon). — *a*, *a*, Poil et et bulbe pileux; *b*, cellules hypertrophiées de la glande sébacée; *c*, canal commun au follicule pileux et à la glande sébacée, distendu par l'épithélium qui fait saillie en *d*; *i*, poil qui traverse cet amas d'épithélium; *f*, demodex folliculorum. (Follin.)

Quant aux *loupes*, suivant que leur contenu est fluide ou solide, il est dit *mélicérique* ou *stéatomateux*. Le contenu mélicérique renferme plus de graisse libre et moins de cellules épidermiques; la graisse y subit les transformations qui donnent naissance à des cristaux d'acide stéarique, de margarine; de cholestérine (fig. 37). A côté de ces tumeurs, il faut ranger certains *kystes dermoïdes* dont le contenu est analogue à celui des loupes. Ils siégent dans des régions dépourvues de glandes sébacées. Quelques-uns renferment des touffes de poils ou des masses de cheveux; d'autres peuvent contenir divers tissus et même des dents.

L'hypertrophie des glandes sébacées et l'hypersécrétion de leur produit peuvent donner naissance à diverses affections désignées sous les noms d'*acné hypertrophique, lupus acnéique,* etc. Dans le *lupus,* les glandes sébacées et les follicules pileux distendus

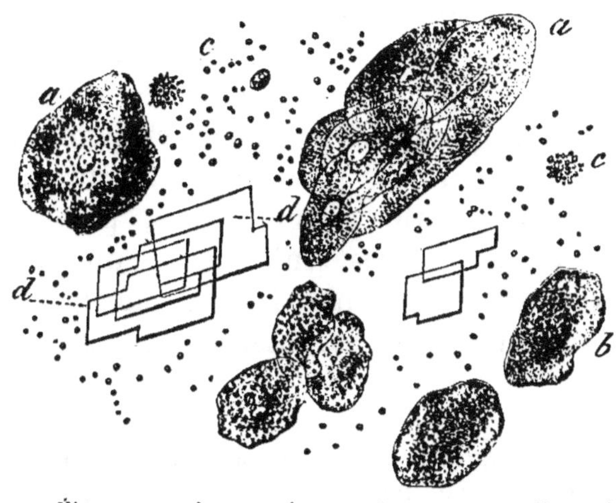

Fig. 37. — Éléments microscopiques du contenu d'une loupe. — *a a*, Cellules épidermiques avec gouttelettes graisseuses ; *b, b*, cellules à noyaux effacés ; *c, c*, granulations graisseuses isolées ; *d*, cholestérine. (Follin.)

par leur produit de sécrétion peuvent former à la surface de la peau de petites tumeurs blanchâtres, de la grosseur d'un grain de millet, faciles à enlever en les énucléant à l'aide d'une épingle. Ces petits grains blanchâtres existent à la face autour des follicules des poils du duvet. Examinés au microscope, ils présentent un assez grand nombre de granulations graisseuses mélangées à des cellules éphithéliales pavimenteuses déformées, recroquevillées sur elles-mêmes. Les poils que l'on extrait en même temps que ces amas de sébum présentent des altérations variables; quelquefois ils sont comme noueux, montrant de distance en distance une accumulation de lamelles imbriquées; d'autres fois il sont à peu près complétement détruits.

Enfin, dans le *molluscum contagiosum* (acné varioliforme de Bazin), qu'il faut distinguer du molluscum vrai, considéré comme un fibrome, la tumeur, dont le volume varie entre celui d'un grain de millet et celui d'un gros pois, renferme un contenu tantôt pâteux, quelquefois même crayeux, tantôt liquide et lactescent. Ce produit est formé par l'accumulation de cellules vésiculeuses, pressées les unes contre les autres, infiltrées d'une matière colloïde qui se colore par l'acide picrique et ne présente en rien les caractères des substances grasses.

L'examen histologique de la tumeur extraite à l'aide de ciseaux courbes, durcie, puis étudiée sur des coupes, montre que l'épithélium cylindrique des culs-de-sac glandulaires a subi une transformation remarquable. Il est devenu vésiculeux; dans son protoplasma s'est formé un globe réfringent qui, devenu bientôt de plus en plus volumineux, a refoulé le noyau et donné au centre du comédon une forme particulière à la cellule. Celle-ci a pris l'aspect d'un anneau dont le noyau serait le chaton. L'aire de l'anneau est remplie par un globe réfringent qui se colore en jaune intense par l'acide picrique. (Voyez C. Misset, Thèse, Paris, 1872, p. 83.)

L'inflammation des glandes sébacées donne naissance à des pustules d'*acné* qui laissent échapper un petit bourbillon, mélange de matière sébacée et de pus. Le sébum se montre sous forme de fines granulations jaunâtres au milieu desquelles se rencontrent des globules de pus.

Les *altérations du cérumen* sont encore très-peu connues. L'accumulation de ce produit coïncide généralement avec l'abondance de la sécrétion sébacée; parfois elle existe alors que l'on observe certaines inflammations du conduit auditif externe, des trompes ou de l'oreille moyenne. D'autres fois, enfin, la malpropreté seule rend compte de l'accumulation de ce produit. Le cérumen peut manquer ou diminuer d'abondance dans le cas où il existe une lésion plus profonde. Nous devons ajouter immédiatement que l'examen microscopique du cérumen et de ses altérations est encore à faire. Il sera sans doute un jour permis, après examen des produits qui s'écoulent dans les cas d'otite externe, de diagnostiquer par la présence des débris de la caisse, de certains épithéliums ou de parasites, des lésions que l'examen microscopique seul ne pourrait révéler. Jusqu'à présent, on s'est, en général, borné à analyser ces produits au point de vue chimique. C'est ainsi que M. Pétrequin[1] a étudié la composition normale du cérumen, et les modifications qu'il subit chez les vieillards et dans certains cas où son accumulation est fréquente. Il résulterait de ce travail que les matières les plus visqueuses, solubles dans l'alcool, tendraient à diminuer; en même temps, une matière soluble dans l'eau et très-susceptible de se durcir par dessiccation augmenterait de façon à donner au cérumen la consistance qu'il présente dans ces cas. L'eau tiède injectée dans l'intérieur du conduit auditif ramollirait le plus souvent ces concrétions.

1. Voy. *Gaz. méd.* de Paris, 1872, p. 26.

Dans ces cas, l'examen microscopique ne permet de constater qu'une proportion plus ou moins grande de cellules épidermiques enroulées sur elles-mêmes, des touffes de poils de duvet, des masses de matière sébacée et quelques cristaux de cholestérine.

Dans les cas de diminution de sécrétion cérumineuse, on trouve, outre des amas considérables de lamelles épidermiques, des parasites que nous décrirons plus loin. (Voy. p. 162.)

Enfin, dans certaines otorrhées, le conduit auditif externe paraît rempli d'une masse caséeuse, très-adhérente à sa paroi. Cette masse, examinée au microscope, présente tous les caractères de la matière sébacée. Il importe de distinguer ces amas de ceux qui seraient formés de muco-pus mélangé à de l'épiderme. Les recherches de Toynbee[1] ont démontré en effet la gravité des complications qu'amènent souvent ces tumeurs sébacées.

Maladies produites par le dépôt, à la surface cutanée, de produits d'exsudation ou de corps étrangers

La matière sébacée favorisant l'adhérence des corps étrangers (poussières, etc.) venus du dehors, ceux-ci s'accumuleront en quantité plus ou moins abondante et pourront, par le mélange avec le sébum, la sueur et les débris épidermiques, donner

1. Cité par Duplay dans le *Traité élémentaire de pathologie externe* de Follin et Duplay, t. IV, p. 63.

naissance à des *crasses*[1] d'étendue ou de couleur variables. Au microscope, on reconnaîtra qu'aux éléments figurés provenant de la desquamation épidermique et sébacée se seront ajoutées des granulations irrégulières, polyédriques, à contours anguleux, les unes grisâtres, les autres brunes, rougeâtres, noirâtres. L'eau et l'acide acétique laissent ces poussières intactes; l'acide chlorhydrique les dissout rapidement. Ce sont là des caractères que présentent toutes les poussières terreuses. Souvent à ces poussières s'ajoutent des fragments de cellules ou de fibres, des sporules, des poils ou des barbes de plume, qu'il sera aisé de reconnaître.

Dans certaines industries, on pourra retrouver à la surface du corps des débris rougeâtres ou brunâtres, à angles et à contours nets, de forme irrégulière. Ces fragments insolubles dans l'eau, peu attaquables par l'acide acétique, se dissolvent rapidement dans l'acide chlorhydrique. Ce sont des fragments de rouille ferrugineuse (Robin). Le *noir de fumée*, qui forme la base de presque tous les fards ou cosmétiques noirs, se présente sous forme de grains noirâtres de 1 centième à 6, ou même 18 centièmes de millimètre. Ces globules sont anguleux, à angles mousses. Ils sont agglomérés en forme de chapelets finement dentelés. Le noir de

1. Il serait inexact de croire que les crasses dites non parasitaires ne renferment jamais que des substances minérales ou des produits de desquamation. Presque toujours, en effet, elles contiennent des myriades de *vibrions* ou de *bactéries*. Nous avons déjà dit à plusieurs reprises que ces parasites n'ont rien qui caractérise telle ou telle maladie; nous ne les signalerons donc que pour mémoire.

fumée renferme encore des lamelles incolores, anguleuses, de forme plus ou moins variée, présentant l'aspect de certains cristaux. Les acides sulfurique, chlorhydrique, azotique, n'altèrent en rien ces granulations. On les distingue donc aisément des granulations pigmentaires qui sont dissoutes par l'acide sulfurique ou la potasse (voy. p. 87). Le *charbon porphyrisé* diffère du noir de fumée en ce que les granules qui le constituent sont de forme polygonale anguleuse, à angles nets très-opaques, se présentant sous forme de tables triangulaires ou polygonales. Ces fragments présentent parfois les ponctuations ou les raies qui indiquent l'existence des cellules ou des vaisseaux provenant des végétaux qui ont servi à fabriquer le charbon. On distinguera donc aisément ces colorations noirâtres de celles que produisent certains fards souvent composés de préparations toxiques.

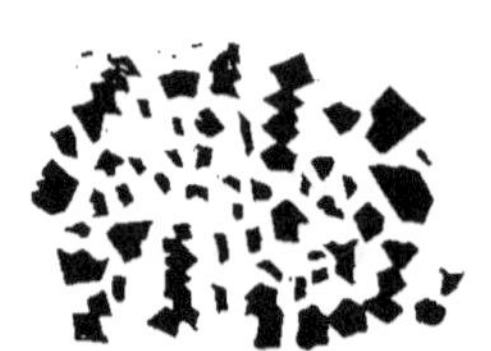

Fig. 38. — Granulations de noir de fumée provenant d'un cosmétique noir.

Les accumulations de *blanc de plomb* peuvent, par la formation de sulfure de plomb, donner naissance à une couche brune ou noirâtre qu'on observera assez fréquemment chez les ouvriers qui manient la céruse. Cette coloration noirâtre provient de la combinaison qui se fait entre la poussière plombique et les produits de décomposition de l'épiderme (sulfures, hydrogène sulfuré). D'autres fois, certaines préparations mercurielles auront été employées. On reconnaîtra ces métaux en dissolvant l'enduit obtenu en raclant la peau dans un véhicule convenable (éther, alcool bouillant, etc.), puis en introduisant dans la solution une pile de Smithson. Le plomb ou le mercure métallique viennent recouvrir la lame d'or que l'on peut ensuite aisément examiner. Nous insisterons plus loin sur ce procédé.

Outre ces particules solides minérales ou végétales[1] formant à la surface de la peau des amas plus ou moins étendus, les crasses peuvent renfermer des produits d'exsudation ou d'excrétion desséchés sous forme de croûtes ou présentant l'aspect d'un vernis plus ou moins épais. Tantôt ces croûtes seront incolores et résulteront alors d'une exsudation séreuse ayant déterminé une vésicule ou une bulle. La lymphorrhagie persistant, la paroi formée par les couches superficielles de l'épiderme corné cédera et le liquide s'étalera à la surface de la peau sous forme d'une croûte légèrement jaunâtre et luisante. En délayant le produit dans de l'eau, puis en l'examinant au microscope, on constatera qu'il consiste en mucus (p. 36), en débris épidermiques (p. 133) et en globules de lymphe (p. 197). D'autres fois, la croûte plus épaisse et d'apparence jaunâtre renfermera un grand nombre de leucocytes (p. 104); elle sera due alors à la rupture d'une pustule; parfois, la croûte brunâtre ou noirâtre renfermera des globules sanguins plus ou moins

1. Voy. encore Laboulbène, *Mémoire sur les signes anatomo-pathologiques et médico-légaux fournis par les mains des ouvriers piqueurs, tailleurs ou rhabilleurs de pierres meulières.* (*Mémoires de la Société de biologie*, 3e série, t. IV, 1862, p. 191.)

déformés présentant le caractère de ceux que nous avons étudiés (p. 48).

Ces croûtes séreuses, purulentes ou hématiques peuvent accompagner les croûtes purement sébacées ou bien exister isolément. Elles se rencontrent dans toutes les maladies cutanées qui déterminent la formation de vésicules, de bulles ou de pustules. Elles n'ont donc, au point de vue purement anatomique, rien qui puisse servir à caractériser la maladie qui leur a donné naissance.

L'examen microscopique du liquide renfermé dans les vésicules ou les pustules n'éclairera pas davantage le diagnostic. Tantôt, en effet, on trouvera, au sein d'un sérum plus ou moins limpide, plus ou moins facilement coagulable, des cellules de volume variable ou des granulations moléculaires. Les cellules sont tantôt globuleuses, très-distendues par une masse transparente, colloïde, dans laquelle flottent des granulations réfractant fortement la lumière et non modifiées par l'acide acétique ; tantôt ces cellules renferment des noyaux en nombre plus ou moins considérable. Ceux-ci peuvent eux-mêmes se transformer en vésicules colloïdes. Ces éléments sont dus à la prolifération des couches les plus profondes du corps de Malpighi. — A côté d'elles, on trouve toujours un nombre plus ou moins considérable de leucocytes : c'est ainsi que, dans l'érysipèle, dès l'apparition des bulles auxquelles il donne souvent naissance, on peut y reconnaître un assez grand nombre de leucocytes. Il en est de même pour les vésicules vaccinales et varioliques, pour celles de l'herpès ou même celles que détermine la présence de l'*acarus scabiei.* L'examen du liquide retiré d'une pustule variolique à son début montre bien la formation de ces leucocytes. On trouve, en effet, dans le liquide obtenu après dilacération de la vésicule, un assez grand nombre de ces grosses cellules vésiculeuses, remplies de leucocytes; ceux-ci deviendront bientôt libres au moment où la vésicule variolique se trouvera transformée en pustule. Outre ces leucocytes inclus dans des cellules plus grandes, la vésicule variolique renferme des leucocytes libres, des débris de cellules épidermiques, de la fibrine granuleuse et quelques globules rouges du sang. Les granulations moléculaires sont les unes très-brillantes, réfractant fortement la lumière, solubles dans l'éther; d'autres solubles dans l'acide acétique et insolubles dans l'éther, dans l'acide gallique.

Ces éléments figurés existent dans tous les liquides retirés d'une vésicule ou d'une pustule, quelle que soit la maladie cutanée qui leur a donné naissance; et l'on peut croire qu'il sera presque toujours impossible de diagnostiquer celle-ci par l'examen microscopique du contenu d'une vésicule ou d'une pustule. Il arrive parfois cependant que certains caractères puissent mettre sur la voie d'un diagnostic. Ainsi la sérosité d'un vésicatoire examinée dans certaines maladies a pu donner de précieuses indications. Déjà nous avons décrit à propos du sang (p. 66) le procédé employé par Garrod et Charcot pour retirer, à l'aide d'un fil, les cristallisations d'acide urique du sérum sanguin. La même méthode pourra être employée pour analyser la sérosité des vésicatoires et donnera parfois des résultats tout aussi concluants. Nous devons ajouter pourtant que cette expérience délicate ne réussit pas toujours. Il est plus difficile encore de retrouver dans les vésicules ou les bulles les produits cristallisés de certains sels éliminés par la voie cutanée. A. Pâris dit avoir trouvé dans les vésicules formées par la *gale bédouine*, ou *lichen tropicus*, des cristaux de chlorure de sodium : ceux-ci auraient été éliminés par la sueur[1]. Lailler a pu reconnaître dans le liquide de quelques bulles de pemphigus des cristaux de phosphate ammoniaco-magnésien, etc. Ces recherches méritent d'être reprises.

Dans le *vaccin humain*, on constate deux parties : l'une, très-fluide, ne renfermant presque pas de cellules mais un assez grand nombre de fines granulations et des noyaux libres ; l'autre, beaucoup plus visqueuse, donnant très-rapidement naissance à la formation d'un caillot très-riche, au contraire, en éléments figurés. La portion fluide est beaucoup moins active que les parties visqueuses ; par contre, elle est souvent sécrétée en proportions assez abondantes.

Dans la *gangrène*, on a pu extraire des phlyctènes produites, non-seulement des cellules épithéliales et adipeuses, des leucocytes, des globules de sang déformés, des cristaux d'acide gras, mais encore des corpuscules irréguliers, rhomboédriques, à teinte foncée, à contour net, qui ne sont autre chose que des débris épithéliaux imbibés de sang et colorés en rouge brunâtre, mais que l'on a considérés parfois comme suffisant pour caractériser la gangrène.

1. *Gaz. méd.* de Paris, 1866, p. 148.

Enfin, la présence de proto-organismes dans le liquide de certaines pustules a paru devoir aussi les caractériser. Dans la *pustule maligne*, Davaine a démontré que la sérosité extraite d'une pustule ou de la sérosité d'un vésicatoire renfermait toujours des *bactéridies* (voy. p. 69) ; toutefois, des expérimentateurs non moins consciencieux, tels que Signol et tout récemment Vulpian, ont reconnu la présence de ces bactéridies dans le sang d'animaux atteints d'affections toutes différentes (voy. p. 72). Des proto-organismes se rencontrent aussi dans la sérosité extraite des phlyctènes gangréneuses, des pustules d'ecthyma, etc. Elles ne sont pas plus caractéristiques que ne l'est, au point de vue de la pathogénie des maladies infectieuses, la présence de bactéries dans le sang[1]. Nous n'insisterons donc pas sur l'examen de ces produits d'exsudation. Nous renverrons aussi aux chapitres qui traitent du sang. du pus, du mucus, des matières fécales, du sperme, des produits évacués par les organes génitaux de la femme, etc., pour l'étude des taches diverses que l'on peut rencontrer à la surface de la peau et qui sont formées par l'accumulation et la dessiccation de ces produits. Nous nous bornerons seulement à faire remarquer qu'à la surface cutanée, ces dépôts sont toujours mélangés à des amas de débris épidermiques ou de sébum.

1. On a aussi signalé, dans la sérosité des vésicules érysipélateuses, la présence de parasites (*micrococus*), que quelques auteurs allemands n'hésitent pas à considérer comme les agents de la contagion : la nature parasitaire de l'érysipèle est trop contestable pour que nous accordions à ces recherches plus qu'une simple mention. Voy. pour plus de détails W. Luckomsky (*Untersuchungen neben Erysipel*, in *Arch. für path., anat. and physiol.*, 1874, t. LX, p. 418).

Altérations de la sueur

Tandis que le sébum s'accumule souvent à la surface de la peau ou dans l'intérieur des follicules pileux, donnant ainsi naissance à des lésions faciles à reconnaître, la *sueur,* quelles que soient les modifications que subit son mode d'excrétion, ne donne à l'examen microscopique, aussi bien qu'à l'examen chimique, que des résultats presque toujours négatifs. La *bromidrose*, l'*hyperidrose* et l'*anidrose* ne s'accompagnent que d'altérations épidermiques peu marquées, dues, en grande partie, à la macération de l'épiderme par le flux exagéré de sueur (hyperidrose) ou bien, au contraire, à l'accumulation des débris épidermiques non ramollis et, par conséquent, difficiles à éliminer (ichthyose suite d'anidrose). Cependant on a prétendu trouver dans la sueur un principe analogue au lait, et l'on a décrit sous le nom de *galactidrose* une maladie caractérisée par l'épanchement à la surface cutanée d'une matière ressemblant au lait. Il est probable que l'on aura confondu ce produit de sécrétion avec celui des glandes sébacées, souvent liquide, et dans ce cas d'apparence laiteuse. Dans ces conditions, l'examen microscopique permettrait d'éviter une semblable confusion. La présence de cristaux de cholestérine dans ces matières sébacées les distingue d'ailleurs du lait qui n'en renferme pas.

Sous le nom d'*uridrose*, on a décrit une affection que détermine l'élimination de l'urée par les glandes sudoripares; on sait que l'urée existe normalement dans la sueur, bien qu'en proportions assez faibles (environ 0,4 à 0,5 p. 1000) : on comprend donc que l'élimination de ce produit puisse augmenter, et il ne nous paraît pas impossible d'admettre qu'on ait pu rencontrer à la surface cutanée des paillettes blanchâtres, d'un aspect farineux, que le microscope pourrait faire reconnaître pour des cristaux d'oxalate d'urée (Voy. *Urine*). Toutefois les cas d'uridrose sont excessivement rares. Drasche prétend avoir reconnu ces paillettes d'urée à la surface du corps des cholériques. Deininger, Kaup et Jürgensen ont vu cette cristallisation d'urée dans les cas d'anurie survenant dans le cours d'une scarlatine.

Nous comprenons moins les cas d'*hématidrose*. On pourrait admettre, à la rigueur, qu'après une suractivité prolongée de la sécrétion sudoripare, du sang en nature fût mêlé au produit de la sécrétion. Toutefois, on a dû le plus souvent confondre sous ce nom les hémorrhagies sous-cutanées qui se font dans certaines maladies adynamiques; peut-être aussi a-t-on cru à une hématidrose, alors qu'on n'avait affaire qu'à une hémorrhagie déterminée volontairement par un traumatisme et dans un but intéressé. (Voy. Hébra, p. 95.)

Enfin, sous le nom de chromidrose, ou *chromocrinie cutanée*, plusieurs auteurs ont décrit, après Le Roy de Méricourt[1], Ordonez et Ch. Robin, une sécrétion sudorifique anormale colorée par une matière brun foncé. Cette sécrétion, qui a son lieu d'élection aux paupières inférieures, donne naissance

1. *Mémoire sur la chromidrose*, etc. 1 vol. in-8 extrait des *Annales d'oculistique*, Paris, 1864, J.-B. Baillière.

à des taches violacées que l'on enlève facilement à l'aide d'un linge imbibé d'huile. Si l'on examine au microscope le produit obtenu après avoir pressé la couche glandulaire au niveau de l'épiderme, on aperçoit des granulations lamelliformes, irrégulières, polygonales, de volume variable, à contour net, comme de minces fragments de gélatine desséchée ou de vernis écaillé, larges de 4 à 40 millièmes de millimètre. Leur coloration est d'un violet ardoisé tirant au bleu indigo, brunâtre dans les parties les plus épaisses. Ces granulations deviennent d'un bleu plus foncé par l'acide sulfurique; l'acide azotique les rend brunâtres, puis jaunâtres, et enfin les fait disparaître; l'acide acétique fait pâlir, puis disparaître leur coloration bleue, mais ne les dissout pas; l'ammoniaque ne les dissout pas non plus, mais ne fait pas reparaître la coloration qui avait disparu par l'action des acides.

En même temps que cette matière colorante, on trouve à la surface cutanée : 1° des cellules appartenant à la couche épithéliale interne des glandes sébacées. Elles sont irrégulières, renfermant des gouttelettes graisseuses, colorées en jaune ou brun foncé; 2° des amas d'hématosine amorphe, cristallisant par l'éther. Cette matière colorante diffère par ses propriétés chimiques et son aspect microscopique des diverses poudres minérales ou végétales qui entrent dans la composition du fard et peuvent artificiellement être déposées à la surface de la peau.

Outre ces modifications pathologiques, on rencontre dans la sueur un assez grand nombre de métalloïdes ou de métaux éliminés après une médication interne. C'est ainsi que Bergeron et Lemattre ont reconnu l'élimination par la sueur des arsénites et des arséniates alcalins, du bichlorure de mercure, etc. Des observations semblables pourraient être faites en examinant, à l'aide du microscope, les produits éliminés par la sueur. Ainsi, dans les kystes formés par la dilatation des canalicules sudoripares, kystes si bien décrits par Verneuil, on pourrait retirer à l'aide d'une ponction le liquide excrété et l'examiner au microscope.

Citons, pour terminer, les observations de Kühne et d'Eberth qui ont constaté la présence des bactéries dans la sueur et indiqué leur abondance dans les cas où la sueur est colorée en bleu (*Centralblatt* 1873).

Maladies déterminées par la présence de parasites

Depuis que l'on étudie, à l'aide du microscope, les maladies cutanées, on a découvert un assez grand nombre de parasites végétaux ou animaux. Leur étude a éclairé d'un jour tout nouveau la pathogénie de ces affections et en a singulièrement modifié le traitement. Toutefois, il faut bien l'avouer, dans certaines circonstances la maladie cutanée existe avec tous ses caractères, et il paraît impossible de retrouver le parasite qui est censé lui donner naissance; d'autres fois le même parasite est retrouvé, alors que l'on étudie les produits qui se rencontrent à la surface du corps dans diverses maladies (*microsporon furfur*). Enfin il arrive souvent aussi que les débris parasitaires ne peuvent servir à affirmer l'espèce que l'on aurait à déterminer. Toutefois, ces observations ne peuvent que nous engager à redoubler d'attention quand il s'agira d'étudier les maladies cutanées. Peu à peu le jour se fera, les espèces décrites seront mieux classées, et l'on pourra affirmer qu'à tel parasite correspond toujours une affection cutanée bien déterminée.

Dans cette étude des parasites cutanés, nous suivrons l'ordre généralement admis en étudiant d'abord les végétaux, puis les animaux parasites. Nous classerons les uns et les autres par régions au lieu de suivre un ordre plus conforme aux théories botaniques, mais moins utile au clinicien.

Les végétaux parasites de la peau humaine ont une organisation des plus simples. Ce sont des *champignons*[1], c'est-à-dire des organismes manquant de chlorophylle. Leurs éléments ont été rapportés à

1. « Les parasites végétaux appartiennent tous aux formes les plus inférieures du règne végétal, c'est-à-dire aux algues et aux champignons; on peut même dire que la plupart des parasites sont des champignons. On désigne en effet maintenant, sous ce nom, tous les organismes inférieurs qui manquent de chlorophylle; la sarcine, par exemple, considérée longtemps comme une algue, est un champignon; autrefois, au contraire, on considérait tous les champignons vivant dans les liquides comme des algues; l'absence de chlorophylle constitue aujourd'hui le seul caractère distinctif.

« La reproduction par le concours d'organes sexuels n'a été observée que sur quelques-uns de ces champignons inférieurs. Ils se reproduisent presque tous par l'intermédiaire de cellules déterminées, qui se développent sans intervention sexuelle et se détachent de la plante même; on a donné à ces cellules le nom de *spores*. (Voy. *Du rôle des parasites végétaux dans le développement des maladies*, revue critique, par le Dr Paul Spillmann, *Arch. génér. de méd.*, 1872, t. XX, p. 326.)

deux systèmes[1] : le système reproducteur comprenant les *spores* et les *filaments tubuleux réceptaculaires* ou *réceptacles;* et le système végétatif qui ne renferme que du *mycélium*.

Les *spores* présentent l'aspect de granulations blanches réfractant fortement la lumière. Leurs dimensions varient entre 1 μ et 6 μ. Les acides concentrés coagulent le liquide qu'elles renferment; la teinture d'iode colore en vert leur membrane d'enveloppe.

Les *réceptacles* sont des cellules allongées sous forme de tubes quelquefois comme articulés. Il y en a des variétés infinies depuis le tube vide jusqu'au tube rempli de spores développées. D'autres fois les spores étant placées bout à bout comme les grains d'un chapelet, il semble n'y avoir pas de tube enveloppant.

Le *mycélium* se compose de cellules allongées sous forme de tubes plus ou moins étroits. Ils ont un diamètre de 2 μ à 3 μ. Leur longueur et leurs bifurcations sont très-variables.

Tous les *épiphytes* semblent se loger de préférence au niveau des poils. Cependant on en rencontre aussi sous l'épiderme; mais le plus souvent les poils sont leur siége de prédilection, et l'on donne le nom de *teigne* aux affections que leur présence détermine. (Bazin.)

Avant d'étudier, comme l'a fait Bazin, les diverses espèces de teignes, bornons-nous à signaler quelques parasites encore peu connus; Hardy[2] croyait

1. Voy. Bazin, *Leçons théoriques et cliniques sur les affections cutanées parasitaires*, Paris, 1862, p. 26.

2. Hardy, *Leç. sur les maladies de la peau*, 2e édit., p. 99.

avoir reconnu dans l'*acné varioliforme* (*molluscum contagiosum*) des tubes ramifiés très-distincts, contenant dans leur intérieur ou à leurs extrémités des points sphériques ou ovoïdes, qui paraissaient être des spores. Ces éléments assez fréquents, même à l'état normal, dans les follicules sébacés et la matière

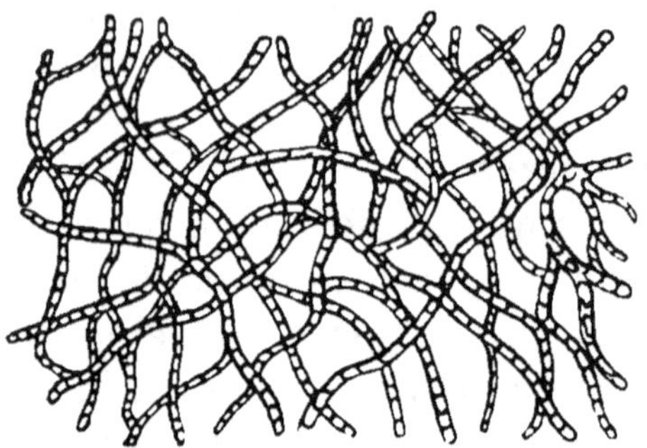

Fig. 39. — Aspergillus ; tubes du mycélium. (L. Beale.)

qu'ils renferment, paraissent formés par l'accumulation d'aiguilles d'acide gras.

Dans le conduit auditif externe, au milieu des nombreuses lamelles qui souvent, dans les cas d'otite externe aiguë, se mêlent au liquide de l'otorrhée, on rencontre des parasites appartenant au genre *aspergillus* (fig. 39). Depuis 1844, époque à laquelle Mayer[1] les décrivit pour la première fois, plusieurs observateurs, mais surtout Robert Wreden (de Saint-Pétersbourg)[2], ont appelé l'attention sur ces parasites. On les examine avec un grossissement de 300 à 500 diamètres, après avoir traité, par

1. *Muller's Arch.*, 1844, p. 401.
2. Congrès médical international de Paris, Août 1867, p. 696.

la potasse caustique, le liquide purulent qui les contient. Ne pouvant entrer dans de longs détails sur la description de ces aspergillus, nous renverrons les médecins qui voudraient en avoir une idée un peu nette au mémoire du Dr R. Wreden et aux travaux plus récents de Bezoald (*Monatschrift für Ohrenheilkund* I, 1873, n° 7) et Lévy (*Ann. des maladies de l'oreille*, p. 67). Nous ne pouvons nous dispenser cependant, pour montrer l'intérêt de semblables études, de signaler, en citant un exemple, le profit que l'on peut tirer, dans ce cas, d'un examen microscopique. Les *myringites* dues à la présence des *aspergillus* ne sont pas rares, parce que les spores de cette algue, mêlées à d'autres spores de la moisissure (*penicillium*) peuvent se trouver suspendues dans l'atmosphère des chambres. Ce fait est démontré par l'observation suivante : Madame B..... était atteinte d'une myringite, et R. Wreden avait constaté la présence de l'aspergillus dans la fausse membrane qui se développait au fond du conduit auditif externe. Voyant la maladie récidiver à plusieurs reprises, il eut l'idée d'infections nouvelles; « après avoir examiné la moisissure desséchée, d'un vert brun, qui se trouvait sur les plafonds et les renfoncements des fenêtres blanchies à la chaux, il constata qu'elle différait du moisi blanc qui recouvrait les murs peints à l'huile. La première se trouvait être le *penicillium glaucum*, et le dernier était parfaitement identique à celui qui se développait dans l'oreille de la malade, l'*aspergillus nigricans.* » Des essais de culture prouvèrent, de plus, que « le champignon retiré de l'oreille de madame B... et celui du mur, soumis à une culture sur deux tranches de citron, étaient parfaitement identiques et ne pouvaient être distingués l'un de l'autre[1]. »

Gubler, observant une main blessée soumise à l'irrigation continue, y a découvert un parasite différent des champignons et auquel il a donné le nom de *leptomitus epidermidis*.

Quant aux champignons mieux connus qui caractérisent les *teignes* :

Ils occupent, dit Bazin, la couche profonde de l'épiderme entre les cellules pavimenteuses et les cellules à noyaux. Bientôt la couche cornée de l'épiderme cède à la pression du cryptogame qui se montre à nu et sous des formes variables suivant l'espèce de teigne. Ce sont des croûtes jaunes et minces *(favus épidermique)* des lamelles d'un beau blanc de neige *(teigne tonsurante)*, et un duvet gaisâtre *(pelade)*. Le champignon qui germe sous l'ongle se comporte absolument de la même manière; il occupe le même siége anatomique. Ici la lame cornée offrira une grande résistance; il faudra donc au parasite un temps plus long pour la perforer et paraître au dehors. » Quant aux poils, les parasites se comportent, à leur égard, de la même manière absolument. « Les spores, se dirigeant vers la profondeur du follicule, traversent les cellules pavimenteuses qui constituent ce canal et sont arrêtées par les conduits sécréteurs des glandes pileuses. Elles viennent se fixer, dans le canal épidermique, immédiatement au-dessus de l'orifice de ces conduits. De là elles s'étendent, s'accroissent, convertissent tout en leur propre substance. Tout est attaqué, détruit, transformé en matière champignonneuse, de sorte que le poil, examiné au mircoscope, offre des altérations remarquables. Les fibres longitudinales paraissent écartées et leurs intervalles remplis par des spores qui pénètrent souvent jusque dans la partie médullaire; en différents points on peut trouver

1. Voy. une observation analogue de *champignons dans le conduit lacrymal* (*Mouv. médical*, nº du 15 août 1874, p. 380.)

des renflements circulaires, ovoïdes, tubériformes... quelquefois visibles à l'œil nu. (Bazin.)

Si l'on a égard au siége du parasite et à son mode de développement, on concevra combien il sera difficile de le reconnaître dès le début d'une teigne. D'un autre côté les éruptions diverses, qui précèdent ou accompagnent le développement de l'épiphyte, peuvent en masquer les caractères. Il est donc urgent de pouvoir, dès le début d'une semblable affection, examiner au microscope les parties malades et rechercher les spores, dont la présence affirme seule le diagnostic. Nous allons indiquer brièvement comment cet examen doit être fait pour chacune des formes de teigne que nous avons admise. Rappelons, une fois pour toutes, ce que nous avons dit (p. 24) en parlant des réactifs. La glycérine devra être employée dans ces recherches pour éclaircir les poils et faire apparaître les parasites végétaux.

Teigne faveuse. — Tout à fait au début, alors que le cuir chevelu se trouve recouvert d'une quantité assez abondante de débris squameux ou d'une éruption pustuleuse, on reconnaît déjà une altération des poils, qui paraît caractéristique. Les poils sont ternes, leur résistance est moindre, leur couleur devient grisâtre ou rougeâtre. Si on les arrache pour les examiner au microscope, on constate que le bulbe du poil et son prolongement radiculaire renferment déjà quelques spores ou filaments tubuleux reconnaissables aux caractères que nous indiquerons dans un instant. Plus tard, l'altération devenant plus grave, on constate ce qui suit : « La tige seule peut paraître affectée, et, sur plusieurs points de sa longueur, on trouve des fragments de matière analogue à celle qui produit les croûtes : c'est également du favus ; de plus, le poil est terne, les deux substances corticale et médullaire sont moins distinctes que dans l'état normal, les fibres longitudinales paraissent plus grosses. Il n'est pas rare de trouver sur les membranes non plus seulemeut des spores, des tubes de mycélium, mais aussi de la matière faveuse en masse, déposée entre le prolongement radiculaire du poil et la tunique capsulaire interne. En même temps la tige offre la même altération, mais plus prononcée encore que celle dont nous venons de parler tout à l'heure. La capsule peut manquer on bien on n'en trouve que des lambeaux. Le bulbe du poil et son prolongement radiculaire sont parsemés de spores et de filaments tubuleux. Enfin, quand l'altération est portée à son comble, le poil est atrophié, décoloré, les fibres longitudinales sont écartées; dans leurs intervalles se voient des spores bien distinctes, et, sur les bords, des filaments tubuleux qui semblent sortir de l'épaisseur du cheveu. (Bazin.)

Le diagnostic se trouvera établi le plus souvent par l'examen des croûtes faveuses que l'on délaye dans un peu d'eau ou d'acide acétique, et que l'on examine à un grossissement de 300 diamètres. Dans ces cas, « on ne voit que des sporules, des tubes vides (mycélium) et des tubes chargés de sporules (sporidies). Les sporules ont un volume et une forme variables : les unes, plus petites, se distinguent à peine des granulations noires; les autres ont jusqu'à $0^{mm},007$ à $0^{mm},008$ de diamètre et paraissent avoir deux enveloppes (gross., 800 diam.). Leur forme est ovoïde, quelquefois triangulaire, et comme étranglée vers le milieu : il n'est pas rare de les voir réunies bout à bout en chapelet. Les tubes sont flexueux, simples ou ramifiés, vides ou chargés de spores et de granules : accolés les uns aux autres, ils forment des tiges plus ou moins larges et quelquefois comme articulées. » fig. 40). L'alcool, l'éther et le chloroforme ne dissolvent pas ces croûtes faveuses; l'ammoniaque ne fait que les blanchir un peu.

Outre l'*achorion Schœnleinii,* dont nous venons d'indiquer les caractères, la teigne faveuse a quel-

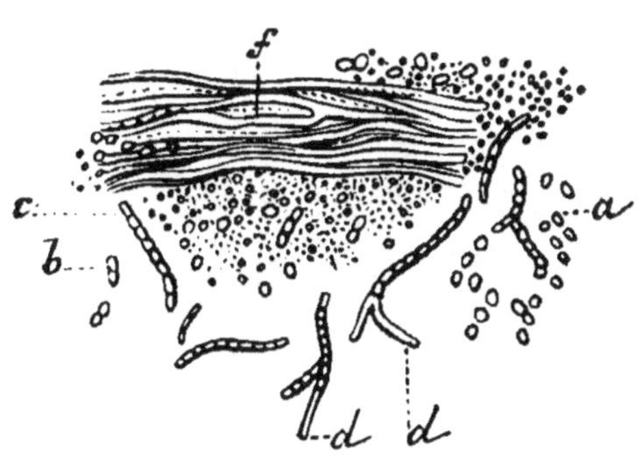

Fig. 40. — Parcelles de favus. (Bazin, pl. III). — *a*, Sporules isolées; *b*, sporules réunies; *c*, chaîne de sporules; *d*, tubes vides; *f*, filaments tubuleux réunis; *g*, granules.

quefois un autre épiphyte : la *puccinia favi*, découverte et décrite par M. Ardsten, qui l'a retrouvée dans le pityriasis. Il se compose de deux cellules conoïdes réunies par leur base.

Teigne tonsurante. — Le parasite qui donne naissance à la teigne tonsurante est caractérisé « par des sporules rondes ou ovales, transparentes incolores, à surface lisse, à intérieur homogène, variant entre $0^{mm},002$ et $0^{mm},008$; les spores naissent dans l'intérieur de la racine des cheveux sous forme d'un groupe de sporules rondes. Celles-ci donnent naissance à des filaments articulés qui, en se développant, rampent dans l'intérieur du cheveu en suivant son axe. Il a reçu le nom de *tricophyton tonsurans.* » (Lebert.) Cet épiphyte est donc presque exclusivement composé de spores. Cependant, d'après Bazin, les tubes de mycélium existeraient dès le début de la maladie aussi bien qu'à une période avancée; ils

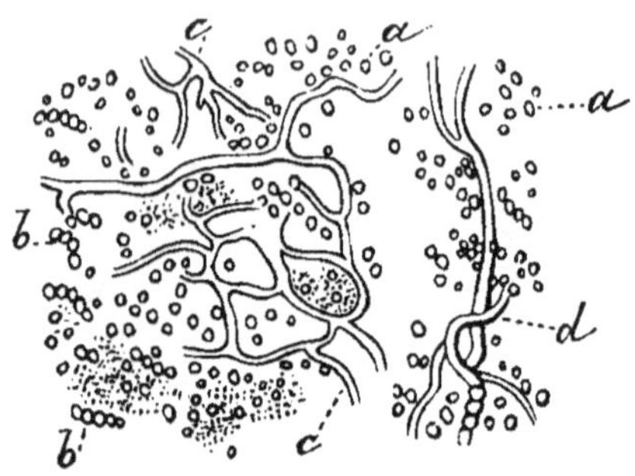

Fig. 41. — Poussière blanche qui revêt les cheveux brisés de l'herpès tonsurant. (Bazin, pl. II.) — *a*, Sporules isolées; — *b*, sporules réunies; — *c*, tubes vides; — *d*, tubes sporulaires.

disparaîtraient au moment où le cryptogame est dans toute la force de son développement.

L'affection[1] débute par l'altération des poils. Ils changent de couleur, deviennent ternes, secs, très-cassants. Si l'on peut arriver à les extraire, avec leurs bulbes, on constate que, tout autour du poil et dans son épaisseur, existent des spores quelquefois allongées et se rapprochant des tubes de mycélium. Quelquefois aussi les poils présentent, de distance en distance, des renflements olivaires ou tubéreux. Plus tard, alors que les tonsures se forment, le parasite se montre sur les poils brisés et sur l'épiderme. Il prend la forme d'une gaîne amiantacée, blanc mat, recouvrant presque complétement les poils. Sur l'épiderme, il forme une substance floconneuse, blanche, qui ressemble assez bien à l'hypersécrétion épidermique qui l'accompagne. On le distingue par sa coloration plus blanche et par l'examen microscopique. A cette période, les

1. Voy. Bazin, *loc. cit.*, p. 170 et suiv.

poils ne peuvent plus être arrachés ; ils paraissent donc épiés à leurs deux extrémités. Les deux substances (corticale et médullaire) sont confondues, les fibres longitudinales sont écartées et leurs intervalles sont remplis de sporules. Le poil forme le centre d'une espèce de manchon composé exclusivement de spores.

A la troisième période de la maladie, le champignon détermine l'inflammation du follicule pileux : le pus, qui se sécrète dès lors en grande abondance, tue le champignon parasite. Les gaînes et les lamelles argentées disparaissent ; une éruption pustuleuse survient. Le tricophyton, dès lors, est difficile à apercevoir : les spores, quand on les trouve, sont inégales, petites et mêlées à un plus grand nombre de tubes de mycélium. D'après M. Bazin, à qui nous avons emprunté cette description, le *microsporon mentagrophytes* de Gruby, ne serait autre que ce tricophyton arrivé à sa troisième période. Le *sycosis* parasitaire ne serait donc autre chose qu'une période plus avancée de la teigne tonsurante. Pour M. Robin, le microsporon n'existerait pas et l'erreur de Gruby proviendrait de ce qu'il a confondu avec des tubes de mycélium des lambeaux d'épiderme roulé sur lui-même. A cette troisième période, le follicule pileux enflammé peut s'oblitérer, ou bien, la sécrétion pileuse continuant, il donnera naissance à un poil rouge jaunâtre, très-grêle, dont l'examen microscopique nous montrera tous les éléments confondus.

Le cuir chevelu est le siége de prédilection du *tricophyton tonsurans*. Cependant nous avons déjà vu qu'on rencontrait ce parasite sur la face et le cou (deuxième période ou période pityriasique du *sycosis*). On le trouve encore, avec des caractères analogues, aux parties sexuelles, à l'aisselle, plus rarement sur le tronc et les membres.

Teigne pelade. — Elle est due à la présence du *microsporon Audouini*. C'est un épiphyte dont les spores sont plus petites, moins nombreuses que dans le tricophyton; les trichomata sont plus nombreux.

La disposition du champignon, par rapport à la tige et à la racine du poil, est fort remarquable et bien différente de celle du tricophyton. Ainsi sur la tige, les spores forment quelquefois de petits groupes isolés ou affectent une disposition racémiforme. La tige elle-même présente de distance en distance des renflements ou nodosités sphériques ou ovoïdes, constitués par les fibres longitudinales dilatées et incurvées, au travers desquelles on aperçoit des amas de sporules. Dans les intervalles des renflements, le poil ne paraît pas malade. On ne constate de brisure sur les cheveux malades qu'au niveau des nodosités, qui se rompent à la manière d'un jonc. Quand l'altération cryptogamique est parvenue à son minimum d'intensité, les fibres du cheveu sont écartées dans toute leur étendue par les spores disposées en séries linéaires; mais le cheveu est mince, transparent, aplati, et non en fascicules et en touffe comme la teigne tonsurante. Sur la racine, les désordres ne sont pas moins remarquables. Ainsi, le plus grand nombre des cheveux extraits des tonsures de la pelade ont un bouton sans capsule, tandis que, dans la teigne tonsurante ou l'herpès en desquamation, ils n'en ont pas puisqu'ils sont rompus aux deux extrémités. Dans la pelade, la racine du cheveu est recourbée en crosse ou droite et en massue; le cheveu extrait de la circonférence des tonsures dans l'herpès offre souvent un renflement énorme qu'on peut comparer pour la forme soit à l'oignon, soit au navet, et si l'altération de la racine est portée aussi loin que possible, celle-ci présente l'aspect d'une fourche ou d'un trident. Le microsporon épidermique et le microsporon unguéal (si tant est qu'il existe) sont faciles à constater en examinant au microscope le duvet grisâtre qui recouvre les plaques dénudées de la pelade et la substance qui forme les points jaunes de l'ongle dans la même maladie; mais on trouve toujours, avec les éléments cryptogamiques, un grand nombre de cellules épithéliales, tandis que le tricophyton se trouve à l'état de pureté dans les gaînes blanches qui entourent les poils brisés de l'herpès en desquamation. » (Bazin.)

Le champignon de la pelade, découvert en 1843 par Gruby, et nommé par lui *Microsporum Audouini*, n'avait été depuis retrouvé que difficilement et avec des caractères incertains. Mais il a été étudié récemment par M. Malassez, qui s'est appliqué à préciser les moyens propres à en faciliter la recherche et la constation : à cet effet, il recueille non-seulement les cheveux de la périphérie des plaques, mais aussi les pellicules que l'on obtient en raclant légèrement le cuir chevelu au niveau de ces plaques : c'est surtout dans ces dernières parties que le parasite peut être constaté ; à cet effet ces pellicules sont dissociées et agitées soit dans l'éther, soit dans de l'alcool absolu. Lorsqu'on les suppose bien dégraissées, on les lave de nouveau dans l'alcool absolu n'ayant pas encore servi à cet usage ; puis on les monte dans une solution d'acide phénique au centième. Si elles ne sont pas bien dissociées, les préparations ne sont pas assez transparentes. Si elles ne sont pas bien dégraissées, si l'alcool mis en dernier lieu contient encore de la graisse dissoute, les préparations sont obscurcies par des granulations ou des gouttelettes graisseuses, ce qui peut induire en erreur. (L. Malassez. *Note sur le champignon de la pelade*, Archiv. de Physiol. 1874). D'après M. Malassez, le champignon de la pelade occupe les parties les plus

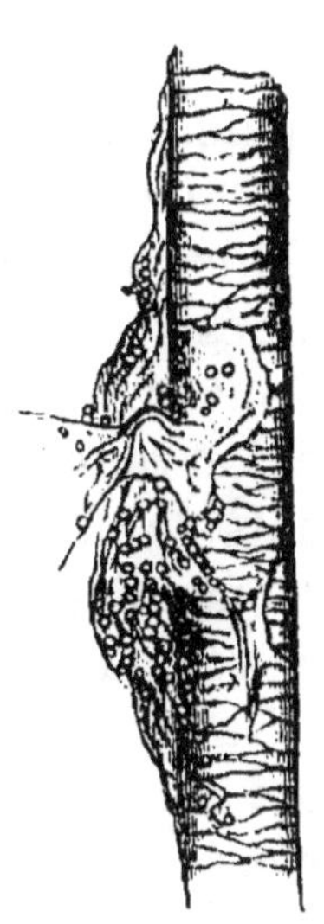

Fig. 42. — Cheveu dans un cas de pelade décalvante à marche rapide. (Malassez.)

superficielles de la couche cornée de l'épiderme : il ne se rencontre qu'accidentellement sur les cheveux, et encore siége-t-il sur des cellules épithéliales qui proviennent de l'épiderme (fig. 42). Il est uniquement composé par des spores sphériques, les unes de 4 à 5 μ, les autres de 2 μ de diamètre. Il n'existe pas de tubes, mais seulement de petits chapelets de 5 à 6 spores au plus.

Le *microsporon Audouini* se retrouve, avec le *tricophyton ulcerum* (?) à la surface de certains ulcères cutanés.

Nous avons vu, plus haut, en étudiant les crasses que l'on rencontre à la surface cutanée, que certains dépôts paraissaient formés par les débris ou les déjections d'épiphytes ou d'épizoaires. Le seul parasite végétal décrit sous le nom d'*épidermophyton* par Bazin est le *microsporon furfur*. L'affection cutanée à laquelle il donne le plus souvent naissance porte le nom de *pityriasis versicolor,* mais on le rencontre également dans les chloasma, les éphélides, etc. Il est situé plus superficiellement que les végétaux que nous venons de décrire. Quand il existe sur les poils, il végète à leur surface, sans jamais pénétrer à leur intérieur. Mélangé à de nombreux débris épidermiques, le *microsporon furfur* passerait souvent inaperçu, si l'on n'avait la précaution de traiter la préparation par de l'ammoniaque; on se débarrasse ainsi de l'épiderme et l'on peut observer le parasite pityriasique (Robin). On constate dès lors que le *microsporon furfur* est formé « par un réseau très-riche composé de tubes ou de filaments droits ou contournés, simples ou ramifiés, avec des spores terminales. Ces filaments sont plus étroits que ceux de l'*oïdium albicans;* ils ne sont pas cloisonnés. Les spores sont sphériques, plus grosses que celles du *microsporon Audouini.* Elles réfractent fortement la lumière et paraissent, vues sur le champ du microscope, avec un contour bilinéaire; elles ne renferment pas de granules à leur intérieur. » (Bazin.)

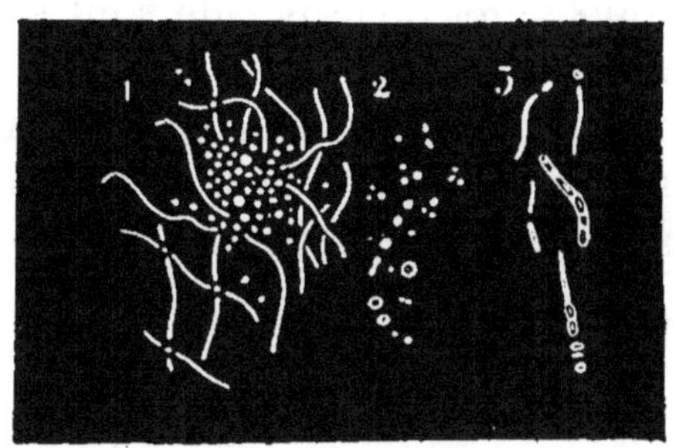

Fig. 43. Microsporon furfur. (Moquin-Tandon.) — 1, Mycélium et sporules; 2, spores; 3, spores en voie de développement.

Récemment, M. Malassez a décrit des spores que l'on rencontrerait constamment dans le *pityriasis simple* (du cuir chevelu ou de la barbe) et qu'il considère comme le champignon du *pityriasis capitis.* On peut, dit-il, observer ces spores sur les pellicules pityriasiques que l'on recueille en faisant peigner au peigne fin et brosser la tête du malade sur une feuille de papier. Ces pellicules sont ensuite dégraissées avec le plus grand soin par une macération d'un jour ou deux dans l'éther, en ayant soin d'agiter de temps en temps et de renouveler plusieurs fois le liquide. On reconnaît que l'opération est terminée lorsque l'éther, déposé dans un peu d'eau sur une lame porte-objet, ne laisse plus déposer de granulations graisseuses. On dissocie ensuite avec des aiguilles dans de l'alcool et on couvre la préparation d'une lamelle. (Il est bon de la border de paraffine, pour éviter la dessication.) Les spores que l'on observe alors présentent de très-petites dimensions (2 μ.); comme pour la pelade, le champignon est uniquement composé de spores; mais ici les spores sont ovoïdes et presque toutes pourvues d'un bourgeon, tandis que celles de la pelade sont sphériques, plus volumineuses.

Nous avons déjà signalé, à propos du sang (p. 73) les différents microphytes que l'on peut aussi rencontrer dans diverses maladies. Disons seulement que sur la peau des varioleux, des scarlatineux, des rubéoliques, des malades atteints de syphilis, de pellagre, etc., etc., on a découvert des sporules dont la description ne saurait être donnée, leur nature étant encore impossible à déterminer avec précision.

Parasites animaux. — Nous dirons peu de chose des *épizoaires* proprement dits. Vivant à la surface cutanée, visibles à l'œil nu, les différentes espèces de *poux* et la *puce* (*pulex irritans*) sont décrites dans tous les traités d'histoire naturelle. Les phénomènes qui accompagnent les lésions qu'elles produisent intéressent peu le micrographe.

La *chique* (*pulex penetrans*) est rare dans nos pays; elle pénètre sous la première couche de la peau, y apparaît comme un grain de poudre, se creuse une loge, puis, absorbant les liquides des tissus, se gonfle énormément. Bientôt surviennent des démangeaisons, des douleurs intolérables. Il faut extraire l'animal, sinon les œufs auxquels il donne naissance distendent encore son abdomen; il en résulte une inflammation de la peau et un kyste se forme. C'est ce kyste dès lors qu'il faut énucléer et extraire en totalité pour éviter la production d'ulcères d'assez mauvaise apparence[1].

Il est également rare que l'on ait affaire aux *tiques*, ou *rouget*, acarien qui, des tiges des graminées qui lui servent habituellement de demeure, s'attache à la peau, surtout des jambes, des cuisses et du bas-ventre, aux *larves* de *muscides* et d'*œstrides*, qui se rencontrent dans les fosses nasales ou même sous la peau. Nous renvoyons pour la description de ces épizoaires aux différents traités d'histoire naturelle médicale.

Deux épizoaires, qui vivent dans l'épaisseur de l'épiderme, doivent plus longuement nous arrêter. Ce sont l'*acarus folliculorum* et l'*acarus scabiei*[2].

Connu sous les noms de *demodex folliculari*s (Owen), *Simonea folliculorum* (P. Gervais), *entozoon folliculare* (E. Wilson), l'*acarus folliculorum* (Henle, puis Simon) peut exister, même à l'état physiologique, dans les glandes sébacées. Il suffit, pour le trouver, de recueillir les produits obtenus en extrayant le sébum des glandes du nez. On racle, à l'aide d'un couteau, les fragments de sébum qui apparaissent par une pression exercée sur les ailes du nez; on les ramollit à l'aide d'une goutte de glycérine et on les étale sur le porte-objet. A l'aide d'un grossissement de 300 à 400 diamètres, on peut, lorsqu'il existe, reconnaître le parasite.

1. Voy. Brassac, *Archives de médecine navale*, IV, 510.

2. Voy. Hébra, *Traité des maladies de la peau*, trad. par Doyon Paris, G. Masson, 1872.

Dans sa forme la plus commune, l'*acarus folliculorum* a de 85 μ à 125 μ de longueur et environ 25 μ de largeur. (Voy. fig. 144.)

La tête est pourvue de deux palpes latéraux et bifides et d'un proboscis long et tubuleux sur lequel on trouve un organe triangulaire composé de deux pointes ou défenses fines. La tête tient immédiatement au thorax, qui compose environ le quart de toute la longueur de l'animal. De chaque côté du thorax, il y a quatre pattes très-courtes, coniques, consistant en trois segments et portant trois griffes étroites à leurs extrémités libres. De la base de chaque patte, une crête s'étend transversalement à travers le thorax et ces bandes transversales sont reliées les unes aux autres par une crête longitudinale placée sur la ligne médiane. L'abdomen est environ trois fois aussi long que la poitrine. Les téguments présentent un grand nombre de constrictions qui ont l'air de lignes transverses placées en juxtaposition et donnent à ses rebords latéraux l'aspect d'une lime.

Une autre variété de cet animal est caractérisée par la brièveté de l'abdomen, qui peut ne pas être plus long que le thorax et qui, de toute façon, ne dépasse pas cette région de plus d'une demi-longueur. Dans une troisième variété, les pattes sont au nombre de trois seulement et l'abdomen est complétement lisse. Enfin une quatrième variété présente une forme cordée. Peut-être ces diverses apparences correspondent-elles à divers degrés du développement du parasite.

Quoi qu'il en soit, il paraît démontré que la présence de ce parasite ne détermine aucun symptôme évident; que, loin de produire les comédons ou d'occasionner la formation de pustules acnéiques, il ne s'observe pas plus fréquement dans ces maladies cutanées que sur la peau d'individus parfaitement sains.

L'*acarus scabiei* (de Geer), appelé encore *A. exulce-*

rans (Linné), ou *sarcoptes hominis* (Raspail), n'existe presque jamais à la surface libre de la peau. Il se loge entre les couches de l'épiderme. La femelle y creuse un sillon dont elle occupe l'extrémité. Elle y apparaît sous forme d'un point blanc, brillant, de 1/2 millimètre de long sur 1/3 de millimètre de large environ. On peut assez facilement l'en extraire à l'aide d'une aiguille assez fine. Dans ce but, on déchire avec précaution l'épiderme à une petite distance de la papule ou de la vésicule sur le bord de laquelle on aperçoit l'éminence punctiforme déterminée par la présence du parasite. Poussée avec précaution, l'aiguille passe sous l'acare, qui s'y cramponne en restant immobile. On peut dès lors le porter sur le porte-objet du microscope. « Une autre méthode consiste à sectionner l'enveloppe de la vésicule de l'épiderme environnant à l'aide d'une paire de ciseaux de Louis à lame mince. La partie enlevée est placée sous le microscope avec un grossissement de 50 à 100 diamètres. Pour voir un sillon entier sous le microscope, il faut laver avec du savon et de l'eau la partie contenant le sillon : le médecin fixe dès lors la surface de la peau autour du sillon et coupe ensuite tout l'épiderme qui le renferme, d'un seul coup, avec une paire de ciseaux de Louis. La meilleure partie à choisir pour cette petite opération est le pénis. Il est bien de commencer l'incision au cul-de-sac du sillon (celui occupé par l'acarus) et de diriger ensuite l'instrument vers l'orifice d'entrée; car, sans cette précaution, la pression des ciseaux pourrait très-probablement faire sortir l'acarus. Les lamelles épidermiques ainsi enlevées seront placées entre deux plaques de verre qui peuvent être légèrement pressées l'une contre l'autre ; et une fois cette préparation terminée sans l'addition d'aucun liquide, on l'examinera au microscope avec un grossissement de 60 à 100 diamètres. Si l'opération réussit, on apercevra dans le sillon, outre l'acarus femelle, environ 10 à 14 œufs, rangés sur une ligne les uns derrière les autres à partir de l'extrémité postérieure de l'acarus, puis de nombreuses coquilles et de petites fèces scybaliques noires. » (Hébra, trad. par Doyon, p. 165.) Un autre moyen de découvrir les acares dans le cas où la gale se complique d'eczéma consiste à faire bouillir les croûtes qui existent à la surface de la peau dans une solution de soude caustique. On détruit ainsi les corpuscules de pus et les parcelles épidermiques. Les acares restent intacts. Ce moyen de diagnostiquer la gale pourrait servir dans le cas où une éruption eczémateuse intense masque complétement les symptômes de la gale Enfin on réussira souvent à isoler les acariens après avoir laissé tremper pendant quelque temps les croûtes dans un mélange d'eau, d'acide acétique et l'acool. (Robin.)

Il est bon d'ailleurs, chaque fois que l'on examine un acarus ou des débris d'acariens, de le faire avec une grande attention, et en le comparant à une figure ou à une préparation typique de l'acarus de la gale, afin de ne pas confondre avec ce parasite de l'homme des acariens analogues qui, vivant dans des objets ou des substances qui servent à des usages journaliers, se trouvent par hasard sur la peau, sur des plaies, sur des pinces à pansement et dans diverses déjections.

Ch. Robin parle d'un acarien qui lui fut envoyé par le docteur Royet et qui s'était multiplié en quantité innombrable dans les tas de blé nouvellement égréné; il avait déterminé un prurit ayant duré plusieurs jours sur les individus qui maniaient le grain ou vivaient dans le voisinage de ses amas. On trouvera dans l'ouvrage de Ch. Robin (*Traité du microscope*, 1871, p. 766), la description de cet animal; qu'il nous suffise de dire que la forme allongée, la transparence de son corps, la disposition des pattes permettaient au premier coup d'œil de le distinguer de l'*acarus de la gale.*

D'autres espèces d'acariens, appartenant aux genres cheyletus, glyciphagus et tyroglyphus ont été décrits par Fumouze et Ch. Robin[1]. Les premiers ont été retrouvés à la surface du corps humain, dans les déjections, etc. ; ils provenaient, sans doute, de la farine de lin des cataplasmes. C'est aussi dans le genre cheyletus qu'il faut faire rentrer le parasite désigné par Moquin-Tandon sous le nom d'*acaropse* et trouvé, par Le Roy de Méricourt, dans le pus qui s'écoulait du conduit auditif externe. M. Laboulbène, qui a décrit ce parasite, en a donné tous les caractères[2].

Il est plus important de savoir reconnaître, par l'examen des parasites trouvés à la surface du corps de l'homme, si l'on a affaire au *sarcopte* de l'homme ou bien à un parasite provenant d'un animal domestique et accidentellement déposé à la surface cutanée. Dans leur travail sur la psore, MM. Delafond

1. *Journal de l'anatomie*, 1867, p. 505.
2. Voy. *Journal de l'anatomie*, 1867, p. 508, note.

et Bourguignon[1] ont prouvé, en effet, la contagion de la psore des animaux à l'homme. Ils ont démontré expérimentalement la transmission de la gale du cheval, du chien, du chat, du cochon, etc., lorsque ces animaux étaient atteints d'une psore due au sarcopte commun. Bien plus, ils ont constaté que, transmise de l'animal à l'homme, la gale se développait avec une intensité des plus considérables. Il importe donc de savoir reconnaître l'acarus de l'homme, de savoir le distinguer des sarcoptes provenant de diverses espèces animales. Nous reproduisons plus loin, d'après Delafond et Bourguignon, outre les figures qui représentent les acares de l'homme, ceux du chien et du chat, que l'on est souvent exposé à voir se développer sur le tégument de l'homme. Voici maintenant la description de l'*acarus de l'homme.*

Le corps est ovale, en forme de tortue, dentelé sur ses bords latéraux ; le dos est recouvert de petits appendices coniques, ressemblant assez bien à des écailles munies de soies ; la peau est sillonnée de replis, de duplicatures diverses ; la tête a quatre paires de mâchoires et deux fortes palpes placées près des mâchoires et de même longueur. Les pattes sont au nombre de 8 ; elles sont grosses, courtes ; chez la femelle les deux dernières paires, celles qui sont postérieures, sont munies de longs poils et ne présentent pas ces suçoirs pédonculés que l'on remarque aux pattes antérieures : le mâle a deux

1. *Traité pratique de la psore ou gale de l'homme et des animaux domestiques,* par O. Delafond et H. Bourguignon, dans les mémoires présentés par divers savants à l'Académie des sciences, 1862.

suçoirs de plus à la quatrième paire de pattes; la troisième seule est munie de poils. Le mâle est

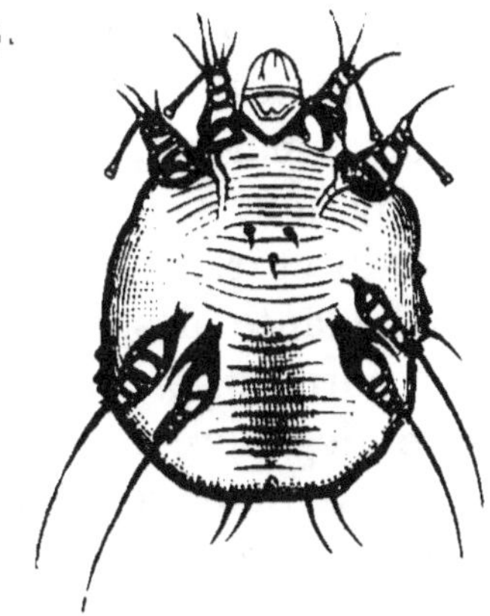

Fig. 44. — Acarus de l'homme (femelle), gross. 60 d.

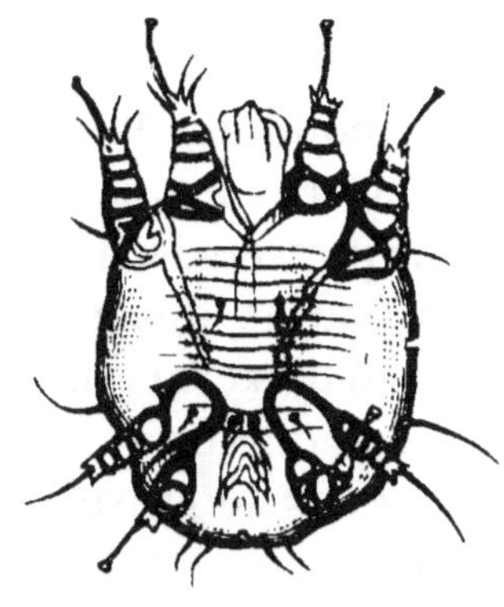

Fig. 45. — Acarus de l'homme (mâle), gross. 100 d.

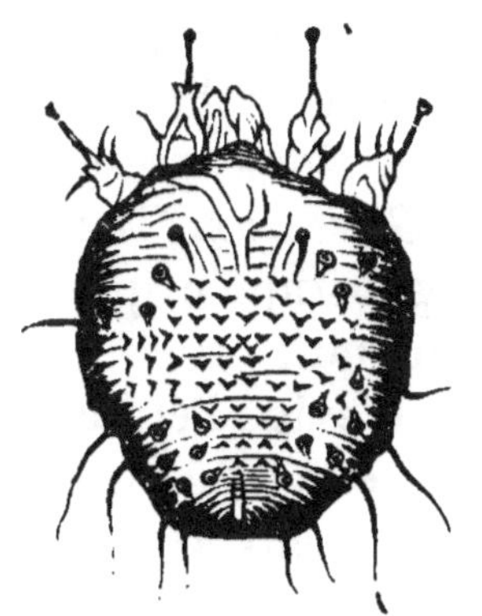

Fig. 46. — Acarus du chien, gross. 60 d.

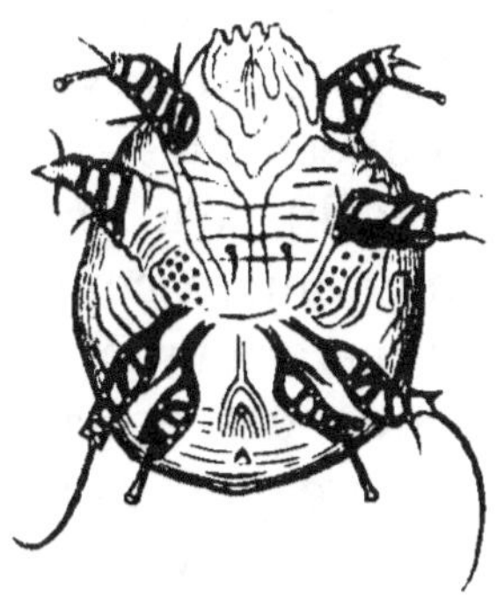

Fig. 47. — Acarus du chat, gross. 130 d.

(D'après Delafond et Bourguignon.)

beaucoup plus petit que la femelle. Il présente en outre, à la partie inférieure de l'abdomen entre les pattes postérieures, des organes génitaux très-visibles. Les œufs sont ovoïdes; les larves plus courtes et plus étroites que les œufs.

« Dans des cas exceptionnels de gale, probablement par suite de la présence d'une quantité notable d'acares (notamment de mâles), on remarque, outre les caractères ordinaires de l'affection, des amas épidermiques épais, semblables à du cuir. Ils recouvrent la paume des mains et la plante des pieds sous forme d'excroissances jaunes cornées. En même temps, les ongles subissent une dégénérescence : leurs lamelles se cassent, se racornissent et se détachent en partie des tissus auxquels elles devraient adhérer. Enfin, sur d'autres régions du corps ainsi que sur la face, le pavillon de l'oreille et le cuir chevelu, surviennent des croûtes que l'on distingue de celles d'un *eczema impetiginosum*, parce qu'elles contiennent des acares morts, des œufs, des fèces, et d'autres débris de ces animaux. » (Hébra.) Cette forme de gale, observée surtout en Norwége sur des malades affectés d'*elephanthiasis Græcorum* (Danielssen et Bœck), n'a pu être diagnostiquée que par un examen microscopique approfondi.

Les préparations minutieuses qu'exige l'étude microscopique des acariens intéressent le naturaliste plutôt encore que le médecin. Nous renverrons donc le lecteur aux détails que Robin a consacrés à cette question. (*Traité du microscope*, pages 754 et suiv.)

IV. — EXAMEN DES PRODUITS SOUS-ÉPIDERMIQUES ET SOUS-CUTANÉS

Fausses membranes

Jusqu'à présent, nous n'avons étudié que les produits accumulés à la surface de la peau saine, ou recouverte de croûtes plus ou moins épaisses. Il nous faut maintenant décrire les éléments que l'on rencontre lorsque, le revêtement protecteur ayant été détruit dans une plus ou moins grande étendue, les surfaces ulcérées sont mises à nu ou recouvertes de néoformations. Le plus souvent l'examen du réseau de Malpighi, qui représente dès lors un revêtement analogue à celui des muqueuses, ne donnera que peu d'indications. Prenons comme exemple ce qui se passe quand on vient à soulever, puis à enlever la couche cornée de l'épiderme à l'aide d'un vésicatoire. Au début, la sérosité extraite ne montrera que des cellules épithéliales plus ou moins gonflées de liquide, un assez grand nombre de leucocytes et quelques rares globules du sang; mais, au bout de peu de temps, se dépose à la surface épidermique à nu une couche glaireuse, jaune ambré, qui contient de la fibrine sous forme de filaments ondulés entre-croisés. Cette fibrine emprisonne dans ses mailles un plus grand nombre de leucocytes, de granulations moléculaires, des granulations graisseuses et des cellules épithéliales. Plus tard encore, la plaie laissée par le vésicatoire pourra se recouvrir d'une couche grisâtre, pulpeuse, très-riche en fibrine, en globules de pus et surtout en globules granuleux, infiltrés de matières grasses. Très-abondante au début, très-abondante aussi dans les cas où la plaie formée par un vésicatoire se recouvre d'une fausse membrane grisâtre, pulpeuse, l'accumulation des globules de pus diminue, au contraire, dans les cas où la plaie tend vers la cicatrisation. Ce que l'on remarque dès lors, c'est la diminution du nombre des globules de pus coïncidant avec l'augmentation du nombre des cellules épithéliales souvent anguleuses, allongées, renfermant un ou plusieurs noyaux.

Les surfaces des ulcères ne présentent pas de caractères plus tranchés. On voit cependant dans certains services de chirurgie, quand il y a encombrement, infection des salles, certaines plaies s'accroître incessamment, sans tendance à la cicatrisation, la surface de l'ulcère se recouvrir d'une fausse membrane plus ou moins épaisse, adhérente ou ne formant qu'une boue humide grisâtre (*pourriture d'hôpital*). D'autres fois, détruisant tous les tissus, sauf les gros vaisseaux, qu'elle paraît longtemps ménager, l'ulcération peut donner naissance à un produit gris noirâtre, sanieux, fétide, s'écoulant de la plaie en même temps que celle-ci gagne en profondeur (*forme ulcéreuse de la pourriture d'hôpital*). Si, dans les deux cas, on examine ce qu'on récolte à la surface de l'ulcère, on trouve que le produit de désagrégation moléculaire qui s'élimine incessamment contient une matière amorphe, sous forme de granulations élémentaires, de la fibrine en fibrilles dissociées, retenant dans ses mailles un grand nombre de leucocytes, des globules graisseux, des globules sanguins déformés, des cellules épithéliales, enfin et surtout des fibres de tissu conjonctif, des fibres élastiques et des fibres musculaires dissociées, granuleuses, en voie de destruction. A ces éléments, qui prouvent que la *pourriture d'hôpital* n'est autre chose qu'un mode spécial de gangrène, s'ajoutent quelques parasites (vibrions, algues diverses) qui n'ont rien de constant, ce qui permet de distinguer la pourriture d'hôpital de certaines affections parasitaires. Pourquoi la pourriture d'hôpital ne survient-elle que dans certaines conditions spéciales d'encombrement ? comment se transmet-elle d'un malade à un autre ? quels sont les agents qui déterminent cette mortification rapide des tissus ? Autant de questions difficiles à résoudre et qu'un examen ultérieur pourra seul élucider.

Les membranes *diphthéritiques* peuvent aussi envahir certaines plaies ; elles se distingueront des fausses membranes qui caractérisent la pourriture d'hôpital. Dans les fausses membranes diphthéritiques, en effet, la fibrine n'existe pas (Wagner). On observe, sans doute, en étudiant ces membranes, des fibrilles grêles, minces, très-étroites, irrégulièrement entre-croisées dans tous les sens, ou bien encore des amas linéaires de granulations fines ; mais si l'on vient à traiter ces fausses membranes par une solution faible de carmin (Wagner), ou à l'aide de picro-carminate d'ammoniaque (Cornil et Ranvier), on constate que l'exsudat qui a donné naissance à la formation pseudo-membraneuse n'est point fibrineux, mais paraît surtout riche en mucine. On peut, comme l'a fait Wagner, constater que ces fausses membranes se décomposent rapidement en blocs irréguliers, ramifiés, s'engrenant les uns dans les autres. Ces blocs seraient formés par des cellules épithéliales, infiltrées d'une substance albuminoïde, ayant perdu leur noyau et leur membrane d'enveloppe et présentant dès lors toutes les modifications intermédiaires entre les cellules épithéliales normales et les blocs anguleux et ramifiés dont le réseau forme la presque totalité de la membrane diphthéritique. Outre ces cellules épithéliales, la matière amorphe qui existe en proportions très-notables emprisonne des globules de pus les uns normaux, d'autres gonflés, granuleux, infiltrés de gouttelettes graisseuses, une assez grande quantité de graisse sous forme de globules réfractant fortement la lumière, solubles dans l'éther et l'essence de térébenthine, quelques globules sanguins souvent déformés, des cristaux d'acides gras, enfin un grand nombre de vibrioniens[1]. Jamais on ne trouve dans ces fausses membranes les fibres élastiques ou les fibres musculaires dont on reconnaît si nettement l'aspect strié en étudiant les produits de la pourriture d'hôpital. Letzerich prétend que les membranes diphthéritiques sont caractérisées par l'existence d'un parasite végétal auquel il donne le nom de *zygodesmus fuscus*[2]. Dans de plus récentes publications, le même auteur admet que les champignons de la diphthérite se présentent sous quatre formes d'activité que l'on rencontre isolément ou combi-

1. Consulter à ce sujet le remarquable travail du Dr Laboulbène *Recherches cliniques et anatomiques sur les affections pseudo-membraneuses*. Paris, 1861.

2. *Arch. de Virchow*, 1868 et 1869, et *Berlin. Klin. Wochens*, 1874, nº 6

nées dans les exsudats. Pour constater sûrement la présence de ces organismes, il faut prendre des fragments de fausses membranes, les plonger dans de l'eau additionnée de deux parties d'alcool pour une partie d'eau, puis, après avoir pratiqué de fines coupes, y faire tomber goutte à goutte de la teinture d'iode. Quand la préparation en est saturée, on dépose sur les bords autant de gouttes d'acide sulfurique qu'il en faut pour que cet acide ne détermine plus de contractions onduleuses au sein de la préparation. Il ne reste plus qu'à placer la pièce sous le microscope: une coloration d'un bleu violet révèle la présence des microspores et des micrococcus; les petit corpuscules sont bleus ou bruns et les globules de plasma offrent diverses nuances; elles sont le plus souvent jaunes. D'après un certain nombre d'autres observateurs, l'aspect filamenteux que l'on observe parfois en examinant les fausses membranes diphthéritiques est tout accidentel et ne saurait impliquer la présence d'un parasite. Ce que Hueter et Tomassi avaient pris pour des monades n'est autre chose qu'un amas de noyaux de cellules. (*Centralblatt für Wissensch.*, nº 33, 1870.)

Nous avons indiqué plus haut (p. 154) les résultats obtenus en examinant le produit des phlyctènes que produit la gangrène. A la surface des ulcères qui en sont la conséquence, on observe les produits de nécrobiose des divers éléments constitutifs des tissus. Ce sont : des granulations graisseuses et des cristaux de margarine, d'acide stéarique, de cholestérine qui en dérivent et qui sont mêlés à des cristaux de leucine et de tyrosine; des fibres musculaires striées et infiltrées de granulations pigmentaires brunâtres; des fibres de tissu conjonctif et des fibres élastiques. Des cellules épithéliales ratatinées, déformées, infiltrées de matières colorantes rouges ou brunâtres; des cristaux d'hématoïdine provenant de la décomposition des globules rouges du sang; des globules blancs, les uns normaux, les autres plus ou moins granuleux, irréguliers, anguleux, d'autres ayant subi la métamorphose caséeuse, se rencontrent en proportions variables à la surface de ces ulcères. Souvent on y trouve les *corpuscules* dits *gangréneux,* c'est-à-dire de petits points noirs, ronds, carrés ou triangulaires, sans forme cristalline bien déterminée, insolubles dans l'alcool et l'éther, inattaquables par la plupart des acides et des bases, et résultant d'une infiltration des éléments anatomiques plus ou moins déformés par une matière colorante spéciale; des granulations pigmentaires noirâtres, douées de mouvement brownien et composées de sulfure de fer; enfin des cristaux de divers sels (sulfate et carbonate de chaux, phosphate ammoniaco-magnésien, urates et butyrates d'ammoniaque, etc.), et une myriade d'infusoires (vibrions et bactéries.) (Voy. M. Raynaud, article GANGRÈNE, *du Nouveau Dictionnaire de médecine et de chirurgie pratiques.*)

L'étude des produits obtenus en raclant certaines tumeurs ulcérées à la surface de la peau peut mettre sur la voie du diagnostic et engager le médecin à s'éclairer davantage encore en examinant des fragments durcis à l'aide de divers réactifs et étudiés au moyen de coupes. Le trocart explorateur de Küss, ou celui de Duchenne (de Boulogne), pourront servir dans ces cas à extraire des parcelles de la tumeur que l'on veut étudier, et à dissocier celles-ci sur le porte-objet du microscope. Nous ne pouvons exposer ici, avec tous les détails que comporterait une étude aussi difficile, les résultats que donnent au micrographe les recherches pratiquées dans le but d'apprécier le genre et l'espèce d'une tumeur. Tout au plus pouvons-nous indiquer ce que donne un examen rapide de coupes pratiquées sur un tissu frais ou bien encore des produits obtenus en raclant la surface d'une tumeur. Mais, hâtons-nous de le déclarer, un semblable examen ne saurait donner qu'un résultat très-approximatif; il ne pourrait confirmer, de manière à la faire définitivement adopter, l'hypothèse que suggère, à un clinicien exercé, l'apparence extérieure ou le mode d'évolution du produit morbide. Cette hypothèse ne se peut vérifier que par un examen long et minutieux dont on n'est capable qu'après un patient apprentissage. Mieux vaut donc, après avoir extrait une tumeur, et lorsque sa nature ne peut être immédiatement définie, la conserver dans un réactif approprié (alcool, acide chromique, acide picrique, etc.), pour la soumettre ensuite à l'examen d'un histologiste compétent.

Toutefois il est possible, jusqu'à un certain point, de se faire une idée du néoplasme dont on voudrait connaître la nature en examinant rapidement les éléments dont il se compose. C'est ainsi que les tumeurs molles ou certaines tumeurs charnues peuvent fournir, par le raclage, des produits qui mettent sur la voie du diagnostic.

Nous indiquerons donc, en quelques mots, d'après

MM. Cornil et Ranvier, ce que donne l'examen rapide de ces tumeurs [1].

Les tumeurs *molles à suc lactescent* sont généralement des *carcinomes* ou des *lymphadénomes* si le suc apparaît immédiatement après l'extraction de la tumeur. Les cellules qui constituent le *suc lactescent* du cancer présentent une variété de forme et de dimensions qui ont une assez grande importance au point de vue du diagnostic. Les unes sont rondes, à noyau, assez petites; d'autres, plus volumineuses; quelques-unes polygonales ou en raquette, ou munies de prolongements fusiformes, etc. Il n'y a que les sarcomes qui présentent une aussi grande variété de formes cellulaires. Toutefois, comme un suc analogue au suc cancéreux s'observe à la surface des *sarcomes* et des *épithéliomes mous* peu de temps après l'ablation de ces tumeurs; comme, de plus, la forme des cellules carcinomateuses n'est point caractéristique par elle-même, il sera indispensable, pour pouvoir apprécier la nature de la tumeur, d'étudier son stroma alvéolaire et les éléments qu'il contient. On y arrivera assez aisément après avoir fait durcir la tumeur, surtout dans l'alcool ou même dans l'acide chromique ou l'acide picrique. On constatera dès lors, sur des coupes traitées par le pinceau, que les *lymphadénomes* ont un stroma réticulé caractéristique, tandis que le stroma du *carcinome* est constitué par des travées fibreuses, unies entre elles et représentant une série de faisceaux de fibres conjonctives, qui limitent des masses cellulaires agglo-

1. Voy. pour plus de détails le *Manuel d'histologie pathologique* de MM. Cornil et Ranvier.

mérées ou infiltrées dans leurs mailles. Cette structure, dite *alvéolaire,* que l'on a considérée comme absolument caractéristique du carcinome, existe aussi pour le sarcome alvéolaire, de sorte que la détermination anatomique du carcinome est plus difficile encore que sa spécification clinique. Nous n'engageons pas dès lors le clinicien à chercher, par un examen histologique du stroma alvéolaire, les caractères qui pourraient servir à différencier un

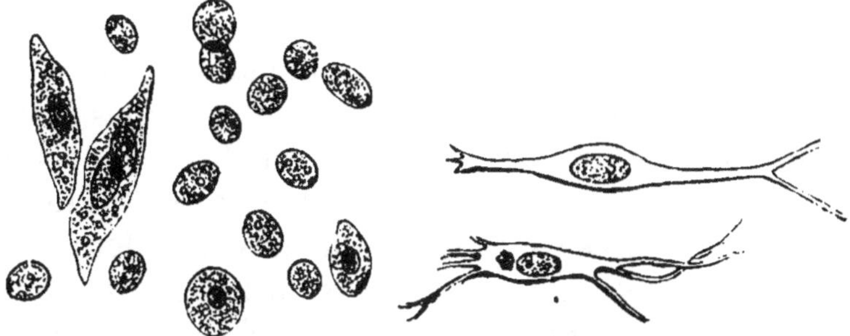

Fig. 48. — Cellules rondes et fusiformes provenant d'un sarcôme myéloïde (d'après Ordoñez).

Fig. 49. — Cellules à prolongements ments ramifiés et anastomosés provenant d'un sarcôme. (Cornil et Ranvier.)

cancer de la mamelle d'un *adénôme,* c'est-à-dire d'une de ces formes de transition qui n'est ni un carcinome, ni une hypertrophie glandulaire simple. Bien que l'étude microscopique et la disposition des culs-de-sac glandulaires, tout à fait semblables à ceux de la glande atteinte, l'examen des tissus interacineux, enfin la délimitation des acini puissent faire diagnostiquer un adénome, rien n'est plus complexe et plus difficile qu'une semblable étude.

Parmi les tumeurs à suc lactescent, il en est qui ne fournissent ce suc, improprement appelé *suc can-*

céreux, que 24 heures après leur ablation. Ce sont, en général, des *sarcomes* ou des *épitheliomes*. Les cellules du sarcome revêtent les formes les plus variées. Elles sont sphériques ou irrégulières, à prolongements multiples, anastomosés les uns avec les autres, ou fusiformes. Elles renferment plusieurs noyaux ovoïdes (fig. 48 et 49). Ces cellules ont une forme et des dimensions si variables qu'on ne peut, par le raclage, faire le diagnostic de la tumeur. C'est l'arrangement des éléments qui seul peut fournir quelques données précises.

Les tumeurs charnues ou sarcomateuses devront donc être étudiées après durcissement, qu'elles fournissent ou non un suc lactescent analogue à celui du carcinome mou. Il en sera de même, à plus forte raison, des autres espèces de tumeurs. D'ailleurs, le diagnostic anatomique, toujours difficile, est souvent impossible, même lorsqu'il est fait par un histologique exercé. Cornil et Ranvier n'ont-ils pas prouvé que certains sarcomes ont la structure des tissus inflammatoires, et Chauveau n'a-t-il pas obtenu, par des irritations simples, des tissus myxomateux et lymphoïdes? Nous n'insisterons donc pas davantage.

L'inflammation du derme et du tissu cellulaire sous-cutané donne naissance à des abcès dont le contenu a été étudié (p. 101). Dans les phlegmons diffus, aux éléments qui caractérisent le pus, viennent souvent s'ajouter les produits de la mortification du tissu cellulaire. Si l'on examine ces masses, qui ressemblent assez bien à des écheveaux de fil, on y constate un amas de fibres connectives enchevêtrées.

L'inflammation des follicules pileux et des glandes sébacées donne naissance au *furoncle*. Le *bourbillon*, qui s'élimine au bout de quelques jours, est composé d'une masse considérable de leucocytes mêlés à de grosses cellules épithéliales déformées, remplies de graisse, et à des fibres élastiques : ces éléments sont agglutinés par un tissu feutré composé d'une masse amorphe, de fibres connectives et de fibrine à l'état fibrillaire. (Voy. *Pus*, p. 115.)

Parmi les lésions cutanées, il en est qui intéressent les réseaux lymphatiques sous-épidermiques et donnent ainsi lieu à une *lymphorrhée ;* d'autres fois la *lymphe*, accumulée dans des réseaux variqueux ou sécrétée en proportions anormales, s'écoulera à la surface de la peau et pourra être recueillie. Plusieurs observateurs ont pu, dans tous ces cas, extraire une quantité de lymphe assez considérable pour pouvoir l'analyser par les procédés chimiques. Examinée au microscope, la lymphe extraite des vaisseaux sous-cutanés, ou obtenue en délayant dans l'eau les croûtes lymphorrhagiques, présente un assez grand nombre de leucocytes. « Dans la lymphe encore fraîche, ils sont comme resserrés, à contour net, à surface brillante comme celle d'un petit globule d'argent mat ; leur diamètre ne dépasse guère 7 μ à 8 μ. A côté de ceux-là, qui sont en général les plus nombreux, il y en a d'autres qui n'ont que 4 μ à 5 μ *(globulins)*. Ils ne diffèrent des précédents que par ce fait que, sous l'influence de l'eau et de l'acide acétique, il s'y forme un ou plusieurs noyaux plus gros, relativement à la masse du globule, que ceux des grands leucocytes. » (Robin.) Lorsque le liquide extrait des vaisseaux lymphatiques arrive au contact de l'air, la plasmine se dédouble et la formation de fibrine donne naissance à la croûte lymphorrhagique. En même temps, les leucocytes se gonflent, deviennent plus transparents, laissent apercevoir leurs granules intérieurs. Pendant et après la coagulation, ils se déforment par production incessante d'expansions sarcodiques ou amibiformes très-étendues dont ils se hérissent. » (Robin.) Outre ces éléments, la lymphe renferme toujours quelques globules de sang et quelques granulations graisseuses.

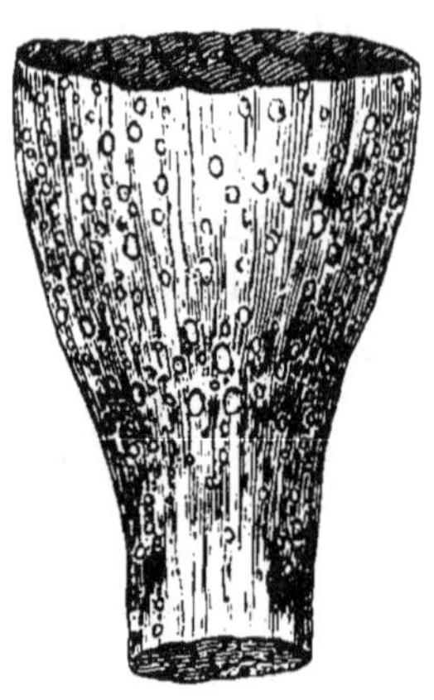

Fig. 50. — Muscle avec trichines enkystées (aspect à l'œil nu). (D'après Owen.)

Les altérations de la lymphe sont peu connues et ont surtout été étudiées dans les lymphatiques viscéraux alors que, sous l'influence d'une inflammation ou d'une dégénérescence des organes qui leur donnent naissance, les vaisseaux lymphatiques sont remplis de leucocytes ou de cellules épithéliales prismatiques.

En énumérant les parasites cutanés (p. 164), nous avons déjà cité le *leptomitus epidermidis,* décrit par Gubler. Un autre parasite a été signalé dans le tissu cellulaire de diverses parties du corps : c'est la *filaire de Médine,* ou *dragonneau.* La femelle de ce ver nématoïde est « longue de 50 centimètres à 4 mètres, large de 1 millimètre à $1^{mm},15$, filiforme, un peu amincie en arrière, blanche avec deux lignes longitudinales opposées, correspondant à l'intervalle de deux masses musculaires longitudinales; la bouche est orbiculaire, pourvue de quatre poils opposés en croix; la queue subaiguë est recourbée en crochet; l'œuf éclot à l'intérieur du corps de la mère. » (Davaine.)

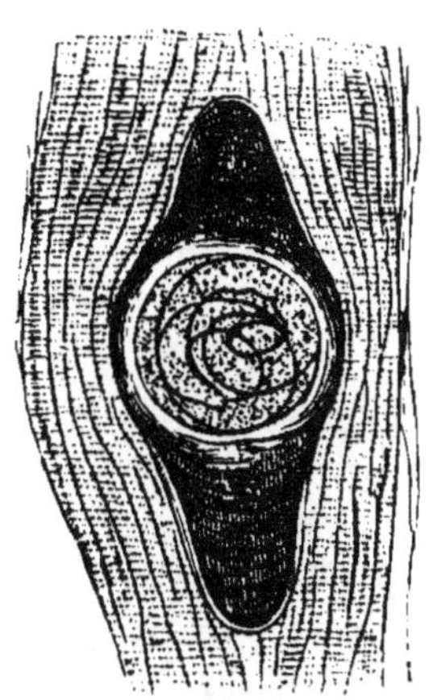

Fig. 51. — Trichine enroulée et enkystée dans un faisceau musculaire. (Cornil et Ranvier.)

Enfin la *trichine,* ver filiforme, cylindrique, de 1^{mm},3 à 3 millimètres de long, sur 1/3 de millimètre d'épaisseur, se développe parfois en quantité considérable dans le tissu musculaire de l'homme. Il est très-important de pouvoir reconnaître, au milieu des fibres musculaires de la viande que l'on suppose infectée, la présence des kystes qui contiennent le parasite. Ces kystes sont à peine visibles à l'œil nu et apparaissent sous forme d'un semis de petits points blancs. Ceux qui ont été représentés (fig. 50) sont trop volumineux. Au microscope (fig. 51), on constate qu'ils présentent deux enveloppes; l'une est formée par le sarcolemme, l'autre appartient à l'animal. Chaque kyste renferme deux ou trois animaux enroulés sur eux-mêmes et caractérisés par leur striation transversale, par une bouche, un anus et un tube digestif.

ÉTUDE MICROSCOPIQUE

DES PRODUITS DES MEMBRANES MUQUEUSES

Les produits que l'on rencontre à la surface des membranes muqueuses peuvent être examinés directement lorsque celles-ci (muqueuse de la bouche, de l'isthme du gosier, etc.) sont accessibles; dans d'autres cas, ils sont mélangés à des matières d'origines diverses et expulsés avec les crachats, les vomissements, les matières fécales, etc. Caractérisés par la présence du mucus et de certains épithéliums, ces produits doivent être étudiés en même temps que les membranes qui leur donnent naissance. Nous dirons donc, d'abord, en quoi consiste le *mucus* en général, quelles sont ses propriétés physiologiques, ses altérations pathologiques, et les réactions qui le caractérisent lorsqu'on vient à l'examiner au microscope. Passant ensuite en revue les diverses membranes muqueuses de l'économie, nous résumerons ce que nous savons de leur structure normale en faisant suivre cet exposé de l'étude des produits qu'on rencontre à leur surface.

I. — DU MUCUS CONSIDÉRÉ EN GÉNÉRAL

Mucus physiologique

Toutes les surfaces recouvertes d'épithélium donnent naissance à un produit plus ou moins liquide, doué des mêmes propriétés générales dans toutes les régions et que l'on nomme *mucus*. Le mucus est aux surfaces muqueuses ce que la desquamation furfuracée de l'épiderme est à la surface cutanée. Bien plus, quand la couche cornée de l'épiderme n'existe pas, la peau, identique alors à une muqueuse, donne naissance à un véritable mucus ; c'est ainsi que la peau des poissons fournit rapidement, sans glandes spéciales, une quantité considérable de mucus sur toute sa surface ; c'est ainsi que la peau humaine se comporte elle-même lorsque, l'épiderme ayant été détruit ou notablement altéré, elle donne naissance à ce liquide muqueux qui suinte si abondamment dans les affections cutanées.

Au niveau des muqueuses proprement dites, ce liquide est beaucoup plus abondant, parce que la surface qui le produit est beaucoup plus étendue qu'on ne le croirait au premier abord : elle forme, en effet, des dépressions, des glandes qui multiplient énormément sa superficie ; ces glandes étant revêtues d'un épithélium identique à celui de la surface libre de la muqueuse, leur produit ne diffère point du déchet épithélial qui recouvre les muqueuses. C'est là ce qui caractérise les *glandes muqueuses*. A proprement parler, elles ne sont pas des glandes, parce qu'elles ne sécrètent pas de produit spécial : cette distinction est bien marquée pour la bouche (glandes *muqueuses* distinctes des *salivaires*), pour l'estomac (glandes *muco-gastriques* distinctes des *pepto-gastriques*), pour l'intestin, etc.

Nous n'avons pas à préciser le mode suivant lequel se produit le mucus ; qu'il résulte d'une désassimilation par laquelle les cellules épithéliales rejettent en excès des principes qu'elles ont formés par un emprunt assimilateur fait au sang (Ch. Robin), ou qu'il représente simplement le contenu même et les débris des cellules superficielles enlevées par une chute incessante, toujours est-il que le mucus se compose d'un liquide plus ou moins épais ou filant tenant en suspension des éléments figurés.

Le liquide du mucus contient une substance organique coagulable qui, par suite, peut être examinée au microscope et qu'il importe de distinguer de la fibrine, avec laquelle elle pourrait être confondue au premier abord : c'est la *mucosine ;* il est facile d'étudier cette substance en prenant du blanc d'œuf ; le blanc d'œuf, en effet, et par son origine et par sa constitution, peut être pris comme un mucus type, surtout au point de vue de la mucosine. On voit alors que cette matière, plus ou moins filante, plus ou moins tenace et glutineuse, présente parfois, avant l'action de tout réactif, un aspect strié. Les stries sont parallèles, ou bien onduleuses et même entre-croisées s'il y a des couches différentes de cette substance interposées accidentellement. Si l'on ajoute des traces d'acide acétique, cet état strié devient encore plus visible. D'après ces caractères, on pourrait confondre de la mucosine très-épaisse avec de la fibrine, quoique cependant l'acide acétique n'exagère pas l'aspect strié de la fibrine; mais si l'on poursuit l'action de cet acide, les différences deviennent évidentes; tandis que la fibrine, de même que les fibres connectives, se gonfle et prend un aspect homogène, la mucosine, au contraire, tend à se rétracter, et son aspect strié devient bien plus évident. Souvent le mucus est très-concret, de sorte que l'on trouve à la surface des muqueuses une couche épaisse comme une fausse membrane : la réaction précédente est donc très-importante pour permettre dans ces cas de reconnaître qu'on a affaire à de la mucosine, et ne pas confondre ces fausses membranes avec les exsudats fibrineux. Elle est également importante en médecine légale, où l'on a souvent à examiner des mucosités que l'on pourrait prendre pour des liquides spermatiques. Parmi les caractères particuliers du sperme, que nous étudierons plus loin, nous devrons donc signaler que la liqueur spermatique ne contient que peu de substance qui devienne striée sous l'influence de l'acide acétique. « La spermatine se gonfle dans l'eau comme les mucosités, mais elle n'est pas rendue striée par l'acide acétique. » (Ch. Robin.)

La *mucosine* présente certaines particularités selon les circonstances et les lieux où elle se produit : lorsque le mucus est très-aqueux, la mucosine traverse facilement un filtre; lorsqu'il est très-épais, elle reste presque en totalité sur le filtre : de là la division, proposée par quelques auteurs, de mucosine filtrable et non filtrable (Frey). La mucosine du mucus conjonctival, par le simple contact de l'eau, devient demi-solide et blanche, comme de l'albumine coagulée ; aussi, lorsqu'on vient à faire passer un courant d'eau sur la conjonctive, pendant une conjonctivite, cette eau coagule la mucosine hypersécrétée et détermine la production d'une membrane opaque : la réaction de l'acide acétique sur cette fausse membrane, étudiée au microscope, permettra de ne pas la confondre avec une fausse membrane diphthéritique, confusion qu'on a faite souvent, et sur laquelle Ch. Robin a attiré l'attention des pathologistes. La mucosine du mucus des fosses nasales est très-épaisse, et se présente souvent sous l'aspect de plaques desséchées : l'acide acétique rend ces plaques plus transparentes, mais aussi les rend plissées et striées d'une manière remarquable. La mucosine produite par la surface muqueuse de l'arbre aérien est plus homogène et ne prend, par l'acide acétique, qu'un aspect strié peu prononcé. Sous ce rapport, la mucosine produite par des muqueuses très-voisines peut cependant présenter de grandes différences : ainsi, pour l'utérus, le mucus du col est épais, gélatiniforme, tenace, très-lent à se gonfler dans l'eau ; celui du corps, au contraire, est demi-liquide, peu visqueux, très-miscible à l'eau. La mucosine de la muqueuse du gros intestin est visqueuse, et en flocons finement striés ; ici encore elle prend souvent l'aspect tout à fait concret, et l'on trouve dans les selles de longs filaments d'une matière muqueuse, blanchâtre (surtout chez les personnes âgées), ressemblant un peu à des pseudo-membranes diphthéritiques (Ch. Robin.)

Parfois on a pris ces filaments pour des débris de la muqueuse intestinale mortifiée : on conçoit combien l'usage du microscope sera utile pour redresser ces interprétations erronées et éclairer sur la véritable nature du produit expulsé : « J'en ai vu, dit Ch. Robin, qu'on me donnait pour des lambeaux de l'intestin mortifié qui aurait été rejeté en entier. » On a aussi confondu parfois ces masses avec des parasites intestinaux, etc.

La partie liquide du mucus renferme encore en dissolution des sels d'origine minérale, et des principes cristallisables d'origine organique, principes qui peuvent se précipiter et former dans le mucus des grumeaux amorphes ou des cristaux ; mais cette précipitation se fait toujours en entraînant quelques éléments du mucus, de sorte qu'après avoir dissous les calculs par les réactifs chimiques appropriés, on trouve un résidu organique qui rappelle et l'aspect et les propriétés du mucus concret. Nous citerons seulement les *rhinolithes*, qui se reproduisent assez souvent dans le mucus des fosses nasales, et plus encore dans celui des sinus annexes à ces cavités; les *dacryolithes*, on calculs des larmes, que forme le mucus des voies lacrymales. Les calculs blancs, de nature calcaire, qui se produisent dans la vésicule biliaire, et qu'il ne faut pas considérer comme produits par la bile, proviennent du mucus cholécystique. Ces calculs, sont parfois représentés par une matière blanche, pulvérulente et pâteuse (Ch. Robin). On ne les trouve, d'ordinaire, que dans les vésicules qui sont pleines de mucus et ne renferment plus de bile, parce que depuis longtemps elles ont cessé d'être en communication avec le canal hépatique. Il est important d'être fixé sur l'origine précise de tous ces produits plus ou moins anormaux que l'on retrouve dans les matières fécales.

Les éléments figurés que renferment les mucus sont des cellules épithéliales et des débris de cellutes épithéliales, des gouttes de graisse et des leucocytes.

Les cellules et les débris de cellules épithéliales sont caractéristiques de chaque mucus; elles permettent, en effet, de reconnaître la nature de la muqueuse qui a fourni ce produit; nous ne les décrirons pas ici; en se reportant à la courte description et aux figures que nous donnons de la structure des divers épithéliums, on trouvera tous les éléments nécessaires, surtout en ayant égard à l'aspect des cellules superficielles des épithéliums stratifiés, pour reconnaître presque à coup sûr la provenance des débris épithéliaux d'un mucus, et par suite la provenance de ce mucus lui-même.

Les *granulations* et *gouttelettes graisseuses* se trouvent dans le mucus soit en amas, soit disposées en séries; il faut reconnaître que le plus souvent ces granulations graisseuses sont un produit étranger au mucus; ainsi dans le mucus conjonctival, où elles ne sont pas rares, elles viennent très-probablement du produit sébacé des glandes de Meibomius; dans les lamelles de mucus du gros intestin. ces granulations sont encore plus abondantes, et représentent un résidu des matières grasses ingérées, car leur quantité varie selon la nature de l'alimentation; elles résultent peut-être aussi d'une dégénérescence graisseuse des cellules de l'épithélium intestinal, dégénérescence qui, d'après certaines théories de l'absorption, se ferait physiologiquement après chaque digestion, et amènerait la chute des cellules cylindriques de l'intestin grêle. Ces granulations graisseuses peuvent donc être considérées comme un élément normal, et elles ne constituent un indice de non-absorption de la graisse que quand elles sont trop abondantes. Dans ce cas, les corps gras cristallisent souvent et forment au milieu du mucus des globes qui ont jusqu'à un ou deux dixièmes de millimètre d'épaisseur, et qui sont composés par des aiguilles d'acide stéarique et margarique. « Ces amas sont apercevables à l'œil nu et ont été pris, par des personnes qui n'en connaissaient pas l'existence presque normale, pour des productions cryptogamiques ayant telle ou telle signification pathologique dans les cas de dyssenterie et de choléra : ce sont simplement de petites masses formées par une intrication de cristaux aciculaires autour d'une goutte d'huile comme centre. » (Ch. Robin).

Les *leucocytes*, que l'on trouve dans tout mucus, sont identiques aux globules blancs du sang, aux globules du pus. Quelle que soit leur origine, qu'ils se forment par genèse, selon la théorie de Ch. Robin, qu'ils représentent de jeunes cellules épithéliates arrêtées dans leur développement, selon celle de Virchow, qu'ils ne soient autre chose qu'un noyau hypertrophié de cellule épithéliale devenu libre par la rupture de celle-ci (Henle, Morel), ou bien enfin qu'ils proviennent de tissu conjonctif sous-jacent ou des organes lymphoïdes (His, Frey), toujours est-il que tous les histologistes, malgré cette divergence d'opinion au point de vue de l'origine, sont tous d'accord pour reconnaître que ces éléments, dont on avait voulu faire une espèce à part sous le nom de *corpuscules muqueux,* sont identiques aux globules blancs du sang ou aux éléments de la lymphe et du chyle par leur aspect, leur volume et leurs caractères anatomiques. Ces leucocytes sont souvent gonflés par l'eau, lorsque le mucus est très-aqueux, par exemple dans le mucus buccal qui se mêle à la salive. Ils se chargent parfois des granulations graisseuses qui nagent dans le mucus, comme ils se chargent dans les mêmes circonstances des particules colorantes ou pigmentaires qu'ils rencontrent; ainsi les leucocytes du mucus de l'arbre respiratoire sont souvent plus ou moins remplis de particules noires qui ne sont autre chose que du charbon, comme on peut facilement le démontrer par les réactions (voy. *Pigments* et *Mélanémie*, p. 85), et, en effet, ces particules noires sont plus abondantes chez les fumeurs, chez les personnes exposées à des fumées épaisses et abondantes.

Les leucocytes existent toujours dans tout mucus, mais ils peuvent y être assez rares; c'est alors un signe que la muqueuse est dans un état parfaitement normal. Le mucus qui, à l'état normal, contient le moins de leucocytes, est le mucus vaginal. La moindre irritation de la surface muqueuse amène une production plus abondante de leucocytes, et ceux-ci peuvent devenir si nombreux qu'ils changent tout à fait l'aspect normal du mucus; c'est ainsi que l'on trouve toutes les transitions entre le mucus physiologique et le muco-pus.

Les globules rouges du sang sont très-rares dans

le mucus normal; ils n'en constituent, en aucun cas, un élément normal (excepté chez la femme, dans le mucus des organes génitaux, pendant la période menstruelle); mais certaines muqueuses très-vasculaires, comme la pituitaire, présentent des vaisseaux si rapprochés de l'épithélium, qu'il est presque impossible de recueillir à leur surface, dans les conditions les plus normales, un mucus qui ne contienne pas quelques hématies; ces globules rouges proviennent de petites hémorrhagies capillaires. Leur présence est encore plus facile à expliquer, si l'on admet la diapédèse des éléments figurés du sang au travers des parois des capillaires et des petites veines.

Mucus pathologique

MUCO-PUS. — Nous avons vu que les globules blancs, ou leucocytes, ou globules muqueux, constituent un élément figuré constant dans le mucus normal; mais nous avons vu aussi que l'abondance de cet élément est très-variable selon les diverses espèces de mucus. Il faut signaler de suite la grande abondance des globules blancs dans tout mucus produit par une surface muqueuse sous l'influence de l'état inflammatoire et catarrhal. Que dans ces cas les métamorphoses des éléments épithéliaux soient plus rapides, ou bien que le liquide transsudé de ces surfaces soit plus favorable à une hypergénèse de leucocytes, c'est ce que nous ne pouvons chercher à décider ici; toujours est-il que, dans ces conditions, les globules muqueux deviennent rapidement si abondants qu'ils communiquent au mucus un aspect blanchâtre particulier qui lui a valu le nom de *muco-pus*. Du reste, dans ces circonstances, les globules blancs présentent toujours les caractères que nous avons étudiés précédemment ; ils subissent à la longue les mêmes altérations et peuvent donner lieu aux mêmes confusions que les globules du pus ; ici encore ils peuvent présenter la dégénérescence graisseuse, et s'offrir sous la forme de *globules granuleux de Glüge;* c'est ce qu'on observe par exemple dans l'écoulement lochial, et particulièrement vers les dernières époques de cette production muqueuse.

TRANSFORMATION DES CELLULES ÉPITHÉLIALES. — Mais outre l'abondance des globules blancs, les produits fournis par les surfaces épithéliales, dans les cas d'inflammation, sont encore caractérisés par la présence de cellules altérées, qui, si elles ne sont pas toujours libres au milieu du liquide, sont du moins faciles à obtenir par un léger raclage du revêtement épithélial.

La forme la plus simple de ces altérations épithéliales est ce qu'on a appelé l'*infiltration séreuse* ou *albumineuse*, ou la *tuméfaction trouble des cellules.* On voit alors les éléments épithéliaux, soit par excès, soit par trouble de nutrition, se présenter sous l'aspect de cellules gonflées, remplies d'un liquide albumineux contenant des granulations fines, solubles dans l'acide acétique (Ranvier). Dans ces cas, on voit en même temps, que le noyau ou le nucléole des cellules s'est lui-même gonflé et rempli d'un liquide albumineux, de façon à prendre une forme franchement vésiculeuse.

Parfois la substance qui infiltre et gonfle ainsi

les cellules présente un aspect plus épais, plus cohérent ; elle est précipitée par l'acide acétique ; on y retrouve tous les caractères de la *mucine*. C'est alors ce qu'on appelle l'*infiltration muqueuse*.

Cette matière analogue, sinon identique à la mucosine, peut enfin se présenter sous une forme qui lui a valu le nom de subtance *colloïde*, plutòt par son aspect général que par des réactions microchimiques bien caractérisées ; cette matière transparente gélatiniforme et tremblotante, ne précipite pas par l'acide acétique ; elle se rapproche sous ce rapport de la fibrine. Elle est incluse dans des cellules épithéliales qu'elle gonfle, déforme, et rend irrégulièrement vésiculeuses : tels sont les corps nommés *physalides* par Virchow cellules physaliphores) ; mais elle peut encore se répandre d'une manière diffuse dans toute la masse de l'épithélium et des produits épithéliaux : tel est le cas des *inflammations diphthéritiques ;* alors les cellules épithéliales elles-mêmes sont déformées, elles ont pris un aspect « vitreux, transparent ; elles montrent des prolongements qui se colorent très-facilement dans le picro-carminate d'ammoniaque, et se gonflent très-légèrement dans l'acide acétique. » (Ranvier.) Quand cette substance colloïde forme de petites masse amorphes indépendantes des cellules, ou ne renfermant que des débris cellulaires méconnaissables, elle peut être prise facilement pour de la fibrine concrète : tels sont les *cylindres*, dits *fibrineux*, qui proviennent de la surface épithéliale des tubes urinifères, et que nous étudierons comme un des éléments les plus caractéristiques de certaines urines pathologiques.

La *dégénérescence amyloïde* constitue aussi un processus pathologique général qui peut atteindre presque tous les éléments anatomiques; mais, localisée de préférence dans les éléments musculaires de la vie organique, et surtout dans les fibres cellules des petits vaisseaux, cette dégénérescence est trop rarement spéciale aux produits épidermiques pour que nous y insistions ici. Nous en parlerons à propos des granulations à couches concentriques de la prostate et des vésicules séminales, granulations qui peuvent se retrouver dans les liquides excrétés. Il suffira d'indiquer pour le moment que la substance amyloïde est caractérisée par la propriété de se colorer en rouge acajou par l'action de l'eau iodée.

C'est par ces diverses dégénérescences à l'état simple ou diversement combinées, que les surfaces muqueuses donnent naissance, avec adjonction de produits transsudés des vaisseaux, aux diverses formes d'*exsudats pathologiques*. La constitution de ces exsudats, et surtout leur mode de production, ne sont point encore choses parfaitement établies, et leur classification même se ressent du désaccord qui règne encore sur ce point entre les anatomo-pathologistes; mais, en dehors des questions théoriques, les notions pratiques que nous venons de résumer permettront toujours de caractériser nettement ces produits, en les classant par exemple avec L. Ranvier, en :

Exsudat séreux qui, en général, ne contient que de l'albumine, c'est-à-dire qui ne se coagule ni spontanément, ni par l'action de l'acide acétique;

Exsudat muqueux, caractérisé par l'action de l'acide acétique sur la mucosine;

Exsudat fibrineux et *exsudat hémorrhagique,* que l'étude des éléments du sang caractérise suffisamment;

Exsudat croupal et *exsudat diphthéritique*. Ici les termes ont déjà une valeur moins rigoureuse ; mais en général on doit entendre par *exsudat croupal* un exsudat composé d'un mélange de fibrine et de mucine concrètes englobant des éléments cellulaires dégénérés, et par exsudat diphtéritique, celui qui est formé de cellules dégénérées, larges, à bords déchiquetés, facilement colorées par le picro-carminate d'ammoniaque. (Wagner, Ranvier. — Voy. plus haut, p. 185.) Il ne faut pas confondre ces *exsudats pseudo-membraneux diphthéritiques* avec les produits de ce que les Allemands appellent l'inflammation diphthéritique; ces derniers produits sont ceux d'une gangrène moléculaire successive (Ranvier), comme on le constate dans l'ulcération des chancres phagédéniques. Cette forme de gangrène paraît être le résultat d'une infiltration des tissus par de la fibrine qui comprime les vaisseaux et arrête la nutrition; il s'élimine alors, sous forme de membranes, des couches entières de ces tissus mortifiés, qui, vu la présence de la fibrine, rappellent l'aspect et les réactions des véritables fausses membranes dites d'exsudats. Du reste, l'anatomie pathologique de tout ce qui porte le nom de diphthérite est encore fort controversée, et la valeur même de mot prête à la confusion, les Allemands en faisant un terme d'anatomie pathologique, et les Français un terme de pathologie générale.

II. — MUQUEUSE DIGESTIVE

Muqueuse de la partie sus-diaphragmatique du tube digestif

ANATOMIE

Nous n'avons pas à décrire ici les tissus qui forment la première partie du tube digestif; la structure même de ces parties ne doit nous arrêter que quant aux éléments de leurs surfaces, c'est-à-dire à leur membrane de recouvrement, à leur muqueuse, avec les glandes qui en dépendent. Ces parties sont, en effet, les seules qui puissent donner lieu physiologiquement à des produits libres se prêtant à un examen microscopique immédiat.

Indiquons cependant, qu'au niveau de la langue, le chorion de la muqueuse est si intimement uni aux muscles, qu'un grand nombre de fibres musculaires se prolongent jusque dans son épaisseur, et que, par suite, il ne sera pas rare de voir une ulcération ou une crevasse de la langue arriver jusqu'aux éléments musculaires, et permettre par exemple d'obtenir des débris de fibres striées.

La muqueuse de la *bouche*, de la *langue*, de l'*isthme du gosier*, du *pharynx* et de l'*œsophage*, jusqu'au niveau du cardia, est recouverte d'un épithélium pavimenteux stratifié (fig. 52), d'une épaisseur moyenne de 220 à 450 μ. Les cellules qui composent cet épithélium sont analogues à celles de l'épiderme et disposées en couches semblables; ainsi nous trouvons d'abord une couche de cellules cylindriques placées perpendiculairement à la surface du chorion, puis plusieurs couches de cellules à dimensions à peu près égales dans tous les sens; ces diverses couches, dont la disposition rappelle celle des couches correspondantes de l'épiderme, sont aussi composées de cellules identiques à ce que nous avons appelé la *couche de Malpighi* de la peau. L'épithélium de la muqueuse ne diffère de l'épiderme de la peau que par la nature des cellules qui forment les couches superficielles; tandis que nous avons trouvé, dans l'épiderme, ces cellules superficielles dures, desséchées, réduites à des lamelles de substance cornée, sans noyaux (couche cornée, furfur épidermique), dans les couches correspondantes de l'épithélium, nous trouvons des

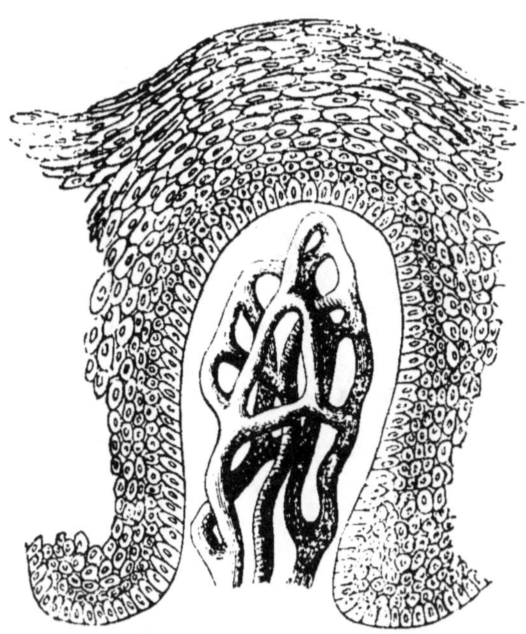

Fig. 52. — Papille simple de la gencive d'un enfant, pourvue de vaisseaux multiples et d'un épithélium, gross. 250. (Kœlliker.)

cellules aplaties, il est vrai, et sous forme de lamelles (lamelles épithéliales), mais se composant encore très-manifestement d'une enveloppe distincte et d'un contenu transparent, souvent chargé de granulations graisseuses. De plus, ces cellules conservent toujours leur noyau; il est vrai que ce noyau est en voie d'atrophie: il est petit, aplati, sans cavité distincte ni nucléole. Ces cellules distinctes ou collées en lamelles épithéliales se desquament incessamment comme la couche superficielle de l'épiderme, et forment, pour ces régions, l'élément figuré caractéristique du mucus (fig. 53). Pour étudier ces cellules, il suffit de racler avec un couteau mousse ou avec l'ongle la surface interne de la joue : les particules recueillies sont dissociées dans un peu de salive : la préparation examinée au microscope montre des plaques épithéliales telles que nous venons de les décrire et des cellules fusiformes allon-

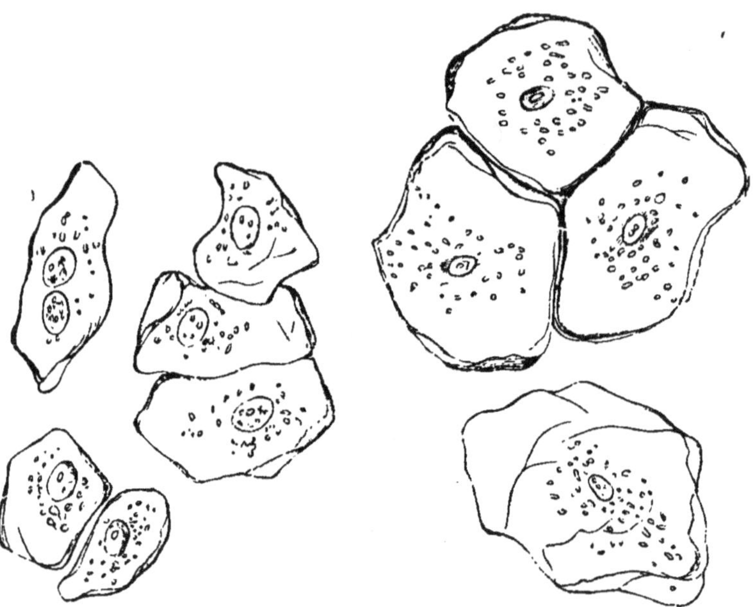

Fig. 53. — Cellules épithéliales de la cavité buccale de l'homme, gross. 350. (Kœlliker.)

gées ; mais en faisant glisser la amelle qui couvre la préparation, il est facile de déplacer ces derniers éléments, de les faire changer d'aspect et de se convaincre ainsi que ce sont là encore des plaques épithéliales qui se présentaient de profil.

L'épithélium de la muqueuse bucco-pharyngienne se modifie en certains points pour revêtir soit des *papilles*, soit des *dépressions glandulaires*.

Papilles. — Les papilles se trouvent presque uniquement sur la face dorsale de la langue, ou du moins celles de la langue sont les seules qui méritent de nous arrêter par les particularités de leur épithélium ; et même, parmi les trois formes que présentent les papilles linguales, papilles *caliciformes*, *fongiformes* et *filiformes;* ces dernières seules doi-

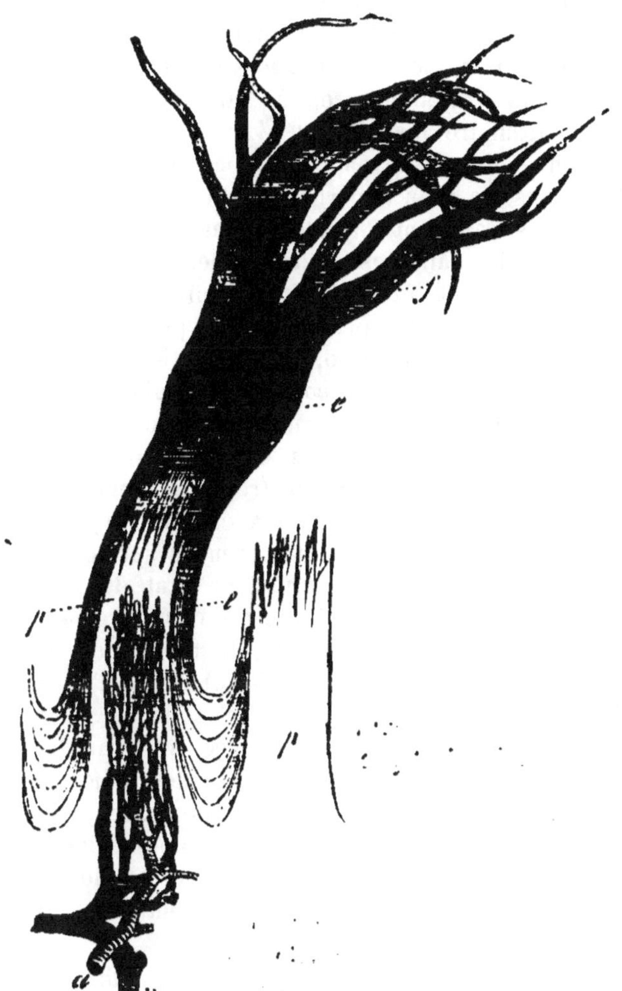

Fig. 54. — Deux papilles filiformes de l'homme, dont une avec son épithélium, gross. 35 d. (d'après Todd-Bowmann). — *p*, papille; *a*, *v*, vaisseaux artériels et veineux; *e*, revêtement épithélial; *f*, filaments épithéliaux.

vent fixer notre attention (fig. 54). La couche superficielle des cellules épithéliales qui les recouvre prend un développement et une disposition particulières, en même temps que la structure même de ces cellules n'est pas identique à celle des cellules muqueuses des surfaces voisines : « Ces cellules épithéliales, en couches épaisses, se divisent, à leur extrémité, en un certain nombre de filaments longs et fins de 22 à 45 μ, terminés en pointe et subdivisés à leur tour. Ces filaments, qui peuvent atteindre jusqu'à $1^{mm},4$, et $1^{mm},5$ de longueur, donnent à l'ensemble de la papille l'aspect d'un pinceau très-fin. Les couches les plus superficielles de cet épithélium, par leur grande résistance aux alcalis et aux acides, se rapprochent beaucoup des lamelles épidermiques et ne consistent, leurs filaments surtout, qu'en petites écailles cornées munies çà et là de prolongements spéciaux ; elles présentent souvent une portion centrale plus dense, et une portion corticale composée de lamelles imbriquées comme les tuiles d'un toit, si bien que l'ensemble représente assez bien un poil. » (Kœlliker.) Ces sortes de végétations en forme de poil se font très-vite et peuvent aussi tomber très-vite pour se renouveler dans un temps plus ou moins éloigné ; or, comme les papilles filiformes sont les plus nombreuses sur toute la surface de la langue, il en résulte que leur état de développement modifie singulièrement l'aspect de cet organe : tantôt, ces papilles étant très-développées, la langue est couverte comme d'une végétation velue, et il semble que l'on pourrait en *tondre* ou en *faucher* la surface ; c'est la langue ***hirsuta*** ou ***villeuse***, qu'il n'est pas rare de rencontrer, dans certaines maladies ; tantôt, au contraire, les papilles filiformes sont atrophiées, et la langue paraît lisse, unie, rouge, et comme enflammée. Ces variations se constatent non-seulement d'un individu à l'autre, mais aussi sur un même individu, du jour au lendemain, et même sans que ces variations correspondent toujours à un trouble pathologique.

Enfin l'aspect ramifié et velu des papilles filiformes peut être encore exagéré par la présence d'une végétation parasitaire dont nous parlerons avec plus de détail à propos des produits anormaux. Indiquons seulement que, dans ces cas, les fins prolongements du revêtement épithélial sont eux-mêmes revêtus d'une sorte de gaine granulée très-distincte, de sorte que le prolongement se compose d'une partie centrale et d'une partie corticale ; la partie centrale est manifestement composée de cellules épithéliales, comme le démontre l'action de la potasse ou de la soude, quelque ratatinées et cornées que soient ces cellules ; la partie corticale granulée constitue la matrice d'un

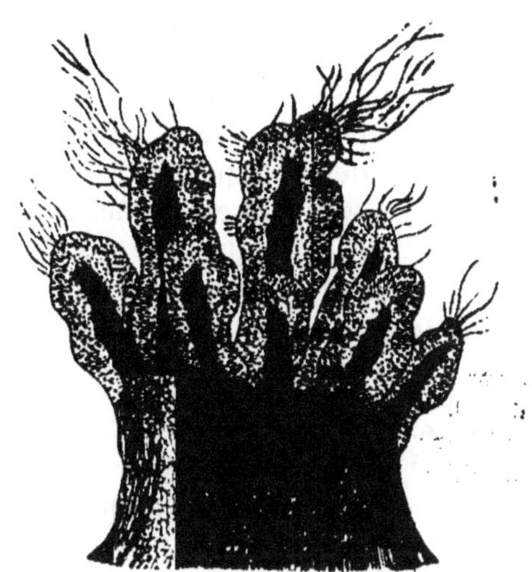

Fig. 55. — Papille filiforme dont les prolongements épithéliaux, ici très-fins, sont entourés de la matrice des cryptogames d'où sortent même quelques fils. (Kœlliker.)

cryptogame filiforme, qu'on rencontre aussi souvent sur les dents, le *leptothrix buccalis* de Ch. Robin (fig. 55) :

Il suffit du reste de racler fortement la langue avec le dos d'un couteau pour obtenir de ces filaments végétaux, de ces algues, implantées dans des amas de gangue amorphe granulée, farinée, de restes alimentaires et de débris de cellules épithéliales.

Les dents, vu leur mode de formation, vu leur sensibilité exquise, pourraient être aussi considérées comme des sortes de papilles. Leur structure compliquée ne permet pas que leur étude trouve place ici, mais comme parfois leur couche superficielle, la plus dure et la plus fragile à la fois, peut se briser et donner lieu à de petits fragments sur la nature desquels le microscope aura à se prononcer, nous nous contenterons de fixer en quelques mots la nature des éléments de l'émail. La cassure d'un fragment d'émail montre (fig. 56) que ce revêtement extérieur de la *couronne* de la dent se compose de prismes ou *fibres* de l'émail, prismes à six pans, qui, lorsqu'on parvient à les isoler, se présentent, vu leur cassure irrégulière, sous la forme de petites aiguilles, dans lesquelles l'action de l'acide chlorhydrique fait apparaître des stries transversales groupées de distance en distance, de sorte que l'on pourrait croire parfois avoir sous les yeux d'énormes fibrilles musculaires (fig. 57) : « En prolongeant davantage l'action de l'acide chlorhydrique on voit les fibres pâlir et les stries transversales s'effacer ; il ne reste plus alors qu'une charpente très-fine, dans laquelle on croit souvent reconnaître très-distinctement des tubes. » (Kœlliker.)

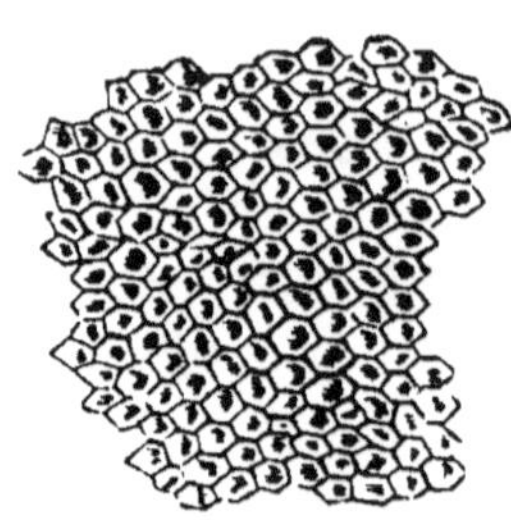

Fig. 56. — Surface de l'émail montrant les extrémités des fibres de cette substance, gross. 250. (Kœlliker.)

Les *glandes* de la cavité buccale se divisent en *glandes muqueuses*, *glandes salivaires* et *glandes folliculeuses*.

Les *glandes muqueuses* se composent de culs-de-sac plus ou moins ramifiés et pelotonnés, dans lesquels la couche épithéliale pénètre pour les revêtir en s'amincissant, de sorte qu'au niveau même des culs-de-sac, le revêtement épithélial consiste en une seule couche de cellules, semblables à celles des couches profondes de l'épithélium buccal. Telles sont les glandes de la face interne des lèvres et des joues, de la voûte palatine, du voile du palais (surtout à la face antérieure), les glandes de la base, des bords et de la pointe de la langue. (Voy. *Mucus* en général.)

Les *glandes salivaires* se composent de culs-de-sac renfermant un revêtement épithélial dont les cellules seraient pourvues de prolongements particuliers (Giannuzzi), comme le représentent les figures 58 et 59, cellules et prolongements sur la nature desquels on n'est pas encore fixé, et sur lesquels nous ne nous arrêterons pas, car on ne les rencontre jamais dans le produit de sécrétion de ces glandes. Les canaux excrénteurs sont revêtus d'un épithélium cylindrique qui, d'après Pflüger, se distingue par cette particularité « que la moitié externe des cellules au delà des noyaux est striée parallèlement à leur axe, et sous l'influence de divers réactifs se divise en fines fibrilles qui, toujours d'après Pflüger, seraient

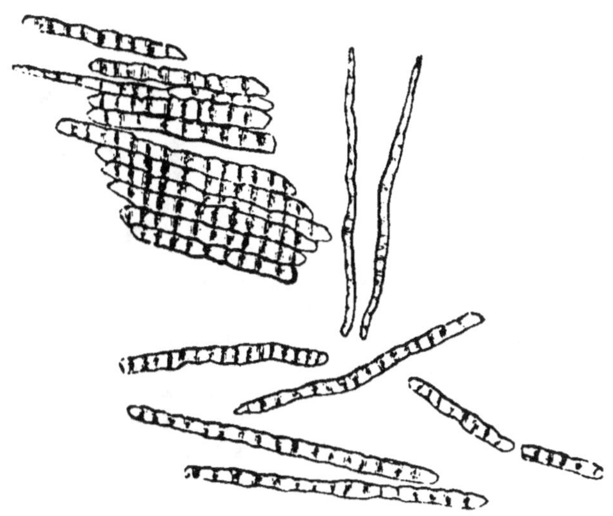

Fig. 57. — Fragments des fibres de l'émail, telles qu'on les obtient en traitant cette substance par l'acide chlorhydrique faible, gross. 350 d. (Kœlliker.)

variqueuses. » (Kœlliker.) — Telles sont les glandes parotide, sous-maxillaire et sublinguale. — Les éléments figurés que le microscope fait découvrir dans les produits de sécrétion de ces glandes sont rares et ne présentent rien de caractéristique pour chacune d'elles ; seule la salive parotidienne est assez riche en carbonate de chaux pour que le refroidissement donne lieu à un précipité de sel, précipité qui se fait souvent dans la cavité buccale, et, mêlé à des substances organiques coagulables, contribue pour la plus grande part à produire le tartre dentaire ; aussi ce tartre s'accumule-t-il de préférence sur les dents qui correspondent à l'embouchure du canal de Sténon. Il ne faut pas confondre le tartre dentaire, qui dérive essentiellement de la salive, avec l'enduit pulpeux, blanchâtre, qui se forme en peu de temps entre les dents, à la surface des gencives (de même qu'entre les papilles linguales), et que Ch. Robin et Magitot ont nommé *Dépôt gengivo-dentaire*. Ce dépôt est formé par du mucus demi-solide (voy. *Mucus*), passé à l'état grenu, retenant des détritus ali-

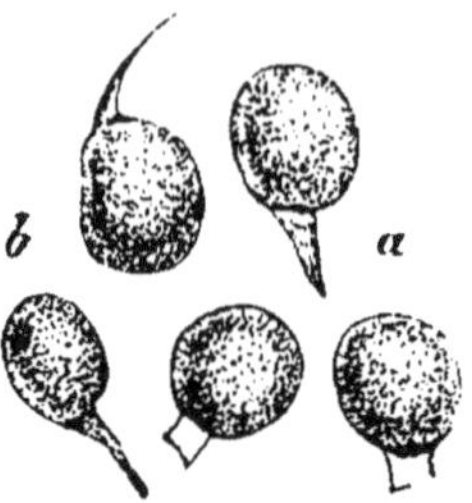

Fig. 58. — Cellules épithéliales des vésicules glandulaires de la sous-maxillaire du chien, munies de prolongements en pédicules. qui se présentent de profil (*b*) ou de face (*a*). (Kœlliker.)

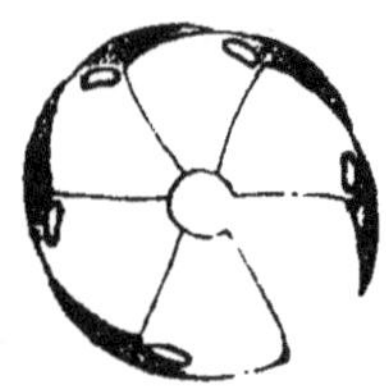

Fig. 59. — Vésicule glandulaire de la sous-maxillaire, démontrant la disposition des prolongements des cellules salivaires — Une de ces cellules a été enlevée — fig. schématique. (Kœlliker.)

mentaires en voie de putréfaction ; en le dissociant on y reconnaît les éléments du mucus, de nombreux vibrions, et des leptothrix disposés comme ceux que nous avons décrits pour les papilles filiformes de la langue (Ch. Robin). Toutes ces salives ne sont pas également liquides ; mais il ne faudrait pas croire que la viscosité de la salive sublinguale, par exemple, tienne à une grande quantité de *mucine* que l'on pourrait caractériser au microscope après l'avoir précipitée et concrétée par l'acide acétique ; ces salives ne contiennent que peu ou pas de mucus ; leur élément albumineux est toujours la *ptyaline* ou une forme albuminoïde voisine ; or chaque variété de cette substance organique pouvant fixer une quantité d'eau de constitution plus ou moins grande, la ptyaline aura la propriété de laisser très-fluide la salive parotidienne, de rendre filante la sous-maxillaire et très-visqueuse la sublinguale (Robin). — La salive renferme encore quelques cellules cylindriques détachées des canaux excréteurs et quelques globules blancs ou leucocytes: l'étude de ces leucocytes dans la salive pure n'a pas encore été faite chez l'homme; chez les animaux, elle a porté les physiologistes à distinguer deux sortes de ces éléments figurés : les premiers doués de déformations amiboïdes très-prononcées (Œhl, Schiff); les

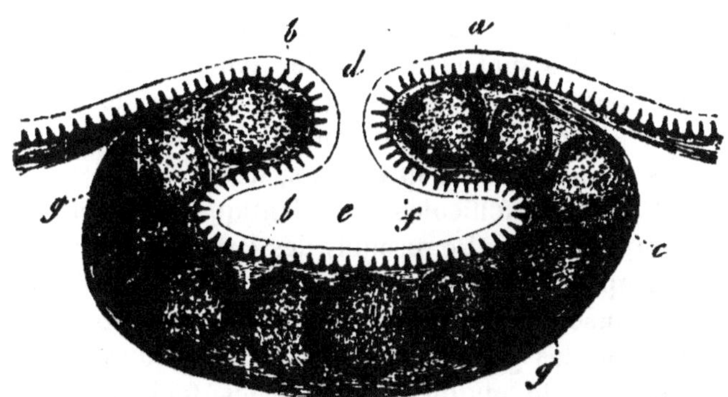

Fig. 60. — Follicule de la racine de la langue humaine. (Kœlliker.) — *a*, épithélium qui le tapisse; *b*, papilles; *c*, surface externe du follicule et enveloppe de tissu conjonctif; *e*, cavité du follicule; *f*, épithélium du follicule; *g*, capsule, (gross. 30 d.)

seconds (*corpuscules salivaires* proprement dits), immobiles, et présentant seulement, sous un fort grossissement, un mouvement brownien des molécules qu'ils contiennent; il est probable que ces deux formes ne sont que deux états différents des leucocytes, encore vivants dans le premier cas, morts dans le second; ce serait une différence identique à ce que nous avons vu pour les globules du pus, selon que ce liquide vient de se former ou qu'il existe déjà depuis quelques jours. Cependant quelques physiologistes sont portés à attribuer un rôle particulier dans le pouvoir saccharifiant de la salive aux corpuscules amiboïdes de Œhl (Schiff, Rouget). — Encore une fois, ces études n'ont pas été faites sur l'homme; on n'a examiné avec soin les éléments figurés de la salive de l'homme que dans la salive mixte, et, dans ces cas, les leucocytes sont identiques à ceux que l'on trouve sur toutes les surfaces et dans toutes les cavités muqueuses.

Les *glandes folliculeuses* se composent d'un ou de plusieurs culs-de-sacs dans lesquels pénètre l'épithélium de la muqueuse ; en même temps, le chorion de la muqueuse subit l'infiltration lymphatique, et se transforme en tissu adénoïde (His), soit d'une manière diffuse, soit par petits départements sphériques bien circonscrits, de manière à constituer des follicules clos identiques à de petits ganglions lymphatiques, ou plutôt aux follicules de la substance corticale des ganglions lymphatiques. Telles sont les amygdales, telles sont les dépressions moins développées qui occupent la base de la langue (fig. 60). Nous avons donc deux produits à examiner ici : celui des follicules et celui des dépressions, des culs-de-sac de la muqueuse. Celui des follicules est identique au contenu des ganglions lymphatiques. Le produit des culs-de-sac de la muqueuse se compose de desquamations épithéliales, mêlées de nombreux corpuscules muqueux ; de plus, à ce produit vient se joindre celui des glandes muqueuses qui s'ouvrent au fond des dépressions de la muqueuse ; enfin, les follicules les plus superficiels se rompent souvent, et mêlent leur contenu aux éléments précédents ; de là le détritus caséeux et granuleux, souvent fétide, par suite de décomposition, qui remplit parfois les dépressions des organes folliculeux, et surtout celles de l'amygdale, le plus volumineux des organes de ce genre. Le détritus des amygdales renferme souvent des vibrions et des leptothrix, implantés dans une matrice amorphe granulée, formée de débris épithéliaux et de résidus alimentaires, comme le dépôt gengivo-dentaire que nous avons décrit au niveau des dents, et celui que l'on trouve englobant et prolongeant les papilles filiformes de la langue, (voy. p. 214 ; et 215, fig. 55.)

La *muqueuse du pharynx* est recouverte d'un épithélium identique à celui de la cavité buccale, si ce n'est vers la partie supérieure, qui, par sa structure et par ses rapports, mérite le nom d'arrière-cavité des fosses nasales ; en ces points, c'est-à-dire à la partie postérieure du voile du palais, au pourtour de l'orifice des trompes d'Eustache, et à la voûte du pharynx, la muqueuse présente un *épithélium vibratile*, comme celui des fosses nasales. — La muqueuse du pharynx est en général dépourvue de papilles ; elle présente des glandes *muqueuses* et des glandes *folliculeuses ;* ces glandes et surtout ces follicules sont abondants vers la partie supérieure ; en arrière de l'orifice des trompes, les glandes folliculeuses forment souvent une espèce de *tonsille pharyngienne* dans les dépressions de laquelle s'accumulent des amas caséeux, puriformes, identiques à ceux de l'amygdale.

La *muqueuse de l'œsophage* ne présente rien de remarquable; elle est recouverte par un épithélium pavimenteux identique à celui de la bouche, et présente quelques glandes muqueuses peu nombreuses, et quelques follicules clos isolés plus rares encore; sous ce dernier rapport, il paraîtrait y avoir de grandes différences selon les individus.

Produits de la cavité buccale

La muqueuse buccale est revêtue, comme nous venons de l'indiquer, d'un épithélium pavimenteux stratifié qui se desquame incessamment. Les produits de cette chute épithéliale, mélangés à de la salive, forment un enduit que l'on pourrait appeler physiologique, et qui recouvre la langue, les gencives, la paroi interne des joues, etc. Cet *enduit buccal* est d'ordinaire incolore, transparent, alcalin, assez peu visqueux. Il se rassemble sur les bords de la langue et se reconnait aux bulles d'air qui le soulèvent et lui donnent assez souvent l'aspect d'une écume blanchâtre. Si on l'examine au microscope, on y trouve les cellules épithéliales aplaties, déformées, repliées sur elles-mêmes de la muqueuse buccale (Voy. p. 212, fig. 53); ces cellules forment de larges plaques polygonales présentant presque toujours un noyau petit, sans nucléole, ne renfermant que quelques granulations. Parfois, surtout dans les cas d'inflammation légère, ces cellules épithéliales se gonflent, deviennent globuleuses. Leur noyau peut alors mesurer 5 à 7 μ. Outre ces lamelles épithéliales, l'enduit normal de la bouche renferme toujours quelques leucocytes gonflés par la salive et dont on aperçoit très-nettement le noyau et les granulations moléculaires ; il contient, en outre, presque toujours, des éléments étrangers (débris d'aliments, poussière, etc.) et surtout des parasites. Nous décrirons plus loin ces différents produits. Si nous nous bornons à examiner ce que deviennent les enduits épithéliaux, voici ce que nous constatons :

L'*enduit buccal* peut s'accumuler en quantités plus ou moins considérables dans les conditions physiologiques et former à la surface de la langue une couche blanchâtre, molle, étendue principalement à la base de la langue, laissant parfois les bords et la pointe intacts et, par conséquent, d'une coloration rouge qui fait contraste avec l'aspect grisâtre des parties voisines. Cet enduit étant enlevé à l'aide d'une spatule, on n'y trouve souvent, dans le cas où il s'accumule à la suite de l'abstinence, que les éléments épithéliaux caractéristiques de la desquamation buccale, unis à quelques leucocytes, à quelques granulations protéiques et à quelques fragments de *leptothrix;* le même aspect s'observe quand on examine les enduits qui surviennent après une alimentation épicée, l'usage de l'alcool, du tabac ; mais on constate, dans ces derniers cas, un nombre de leucocytes plus considérable. Vient-on à observer les *enduits* dits *muqueux* qui forment à la surface de la langue une couche blanchâtre ou gris jaunâtre, crémeuse, parfois très-épaisse, souvent colorée par la bile (embarras gastrique), on voit, sous le champ du microscope, que les lamelles épithéliales, imbriquées, adhérentes les unes aux autres, sont unies par une matière granuleuse, amorphe, facile à dissocier, formée par du mucus semi-concret, granuleux, retenant les éléments épithéliaux, des débris alimentaires, des leucocytes et un grand nombre de *vibrions* et d'algues du genre *leptothrix*. Si le malade, dont la langue se recouvre d'un enduit semblable, dort la bouche ouverte, s'il n'a soin, à l'aide de gargarismes, de délayer et d'enlever l'enduit muco-épithélial qui s'est ainsi formé, celui-ci se dessèche, se fendille; des excoriations surviennent, et le sang épanché donne à l'enduit lingual une coloration jaunâtre, rouge brunâtre ou même noirâtre. Les *fuliginosités* ainsi produites sont très-riches en parasites; on y rencontre aussi tous les produits que laisse à sa suite le sang épanché hors des vaisseaux et plus ou moins décomposé (p.75). On reconnaîtra aisément ces produits et il sera impossible de confondre ces colorations brunâtres avec celle que laisse à sa suite l'usage d'aliments riches en matières colorantes (chocolat, fruits, réglisse, etc.). Certains observateurs expérimentés ont été parfois trompés par des supercheries de ce genre : il importait donc de les signaler.

Les *parasites* que l'on rencontre, mêlés aux produits de la desquamation épithéliale de la langue et au mucus buccal, sont très-fréquents et n'ont rien de caractéristique. En raclant, à l'aide d'un manche de scalpel, la base de la langue, toujours recouverte d'un enduit plus ou moins épais, on trouve que les cellules épithéliales sont hérissées de touffes de filaments transparents, très-longs, très-ténus, droits ou légèrement courbés, formant des faisceaux serrés, feutrés, parfois ondulés. Ces faisceaux sont simplement courbés en demi-cercle, ou décrivent des flexuosités nombreuses entre les amas d'épithélium. Ce sont des filaments de leptothrix. Ailleurs, ils ont l'aspect de petites baguettes rigides, droites ou coudées, qui ne sont que la première période du développement de ces végétaux. Souvent ils sont détachés par les mouvements de la langue ou de la mastication, avant qu'ils aient pu atteindre toute leur croissance. (Voy. fig. 62 p. 229). Pour bien observer cette algue, il faut un grossissement considérable. On la trouve aussi bien chez les individus sains que chez les malades. Nous devons enfin signaler l'extrême facilité avec laquelle se reproduit cette algue, car on peut la trouver du jour au lendemain sur des parties où elle n'existait pas la veille, par exemple sur les dents brossées et nettoyées avec soin.

Ces masses de *leptothrix buccalis* sont parfois implantées sur une gangue amorphe formée par un détritus de matières alimentaires en voie de putréfaction et réunies par de la salive, soit par un détritus de cellules épithéliales ou de mucus en voie d'altération. Outre ces parasites, l'enduit buccal renferme toujours un grand nombre de vibrions très-petits et parfois des spores de *cryptococcus cerevisiæ*. Cette algue, dont la présence n'a aucune signification pathogénique, se compose de cellules ovales, disposées bout à bout, en chapelets composés de 3 à 5 cellules, plus grandes que les spores de l'*oïdium albicans* (Voy. plus loin fig. 62.) et renfermant toujours un ou deux corpuscules brillants, réfractant fortement la lumière.

Enfin, dans certains cas où la langue présente une coloration noire analogue à celle de l'encre, formant des taches diffuses ou irrégulières, d'un aspect tomenteux, filiforme, paraissant siéger dans les gaînes épithéliales des papilles, M. Maurice Raynaud (*Arch. méd.*, 1869, n° 77) a cru reconnaître l'existence de spores réunies par petits amas de 4 ou 5, sans trace de tubes sporophores, ressemblant assez bien aux sporules du trycophyton de l'herpès circiné. Ces sporules n'ont pas été retrouvées dans plusieurs cas analogues observés par MM. Gallois, Balbiani, Gubler. (Voy. Soc. biolog., 1871.)

L'enduit *buccal* n'existe pas seulement à la surface de la langue : les gencives, la paroi interne des joues, la surface externe et le collet des dents en sont presque toujours recouverts. Le produit obtenu en raclant la surface des dents présentera donc des caractères identiques à ceux de l'enduit buccal. Toutefois, les parcelles alimentaires, les détritus granuleux provenant de la décomposition des aliments ou des cellules épithéliales, enfin les parasites appartenant au genre *vibrio*, se rencontreront, en plus grande abondance, dans l'enduit blanchâtre, pulpeux, fétide, qui recouvre les dents. On y retrouvera aussi les produits du *tartre dentaire* que nous étudierons plus loin (p. 230)[1]. La voûte et le voile du palais, le pharynx, les amygdales sont recouverts d'un dépôt analogue; les cryptes des amygdales sont remplies de petites concrétions blanchâtres dont la composition élémentaire est la même que celle des enduits buccaux (mucus grenu, décomposé et existant sous forme de masses amorphes englobant des cellules épithéliales, des leucocytes et des

1. Consulter à ce sujet E. Magitot. (*Gaz. méd. de Paris*, 1865.)

molécules graisseuses en nombre plus considérable dans les cryptes des amygdales).

Sur la voûte palatine, chez les enfants nouveau-nés, on observe parfois[1] des masses épithéliales enkystées sous forme de petits grains blanchâtres, arrondis, contenant une grande quantité de cellules épithéliales aplaties, lamelleuses, semblables à celles qui se desquament à la surface de la muqueuse.

Lorsque, sous l'influence d'une cause traumatique ou spécifique, la muqueuse buccale vient à s'enflammer, l'hyperémie et la prolifération cellulaire peuvent donner naissance à la formation d'exsudats, en même temps que des ulcérations superficielles ou profondes s'observeront à la surface de la langue, des gencives, de la paroi interne des joues.

Dans la *stomatite mercurielle*, la muqueuse boursouflée, grisâtre, intacte ou ulcérée, est souvent recouverte d'une fausse membrane grisâtre, gélatiniforme, constituée par une matière amorphe unie à de la fibrine sous forme de filaments fibrillaires ondulés qui retiennent des cellules épithéliales déformées, des granulations moléculaires, des globules de graisse, un grand nombre de leucocytes et de globules de sang plus ou moins altérés. La salive qui s'écoule en grande abondance renferme du mercure que l'on pourra recueillir et isoler à l'aide d'une petite pile de Smithson.

La *gingitive des fumeurs, des verriers*, etc., présente des fausses membranes analogues.

Dans le *liséré plombique*, le dépôt des particules métalliques occupe la couche profonde de l'épi-

1. F. Guyon et Em. Thierry, *Arch. de physiologie*, 1869, p. 568.

derme; il n'est visible que par un phénomène d'optique, par la réflexion de la lumière sur la surface blanche, transparente du collet des dents (Magitot).

Dans les ulcérations produites par le *tartre stibié*, l'examen au microscope du produit obtenu en raclant la surface des ulcères, pourra parfois présenter des cristaux qui suffiront pour caractériser ce sel toxique. (Voy. p. 251.)

Dans la *stomatite aphtheuse,* M. J. Worms dit avoir trouvé des globules sphériques, très-grands ($0^{mm},01$ à $0^{mm},04$) agrégés de manière à rappeler l'aspect du parenchyme hépatique. Ces globules sont très-transparents, analogues aux gros globules de lait, bien que réfractant moins la lumière.

Les enduits *pultacés* qui se déposent sur le pharynx et les amygdales, dans le cas de fièvre grave avec adynamie profonde (fièvre typhoïde, scarlatine, etc.), ressemblent assez aux fausses membranes du muguet pour qu'un examen microscopique devienne souvent indispensable. Ces fausses membranes pultacées contiennent : une matière amorphe avec granulations moléculaires agitées de mouvement brownien, des matières grasses, peu ou point de fibrine, un petit nombre de leucocytes, enfin de nombreux filaments de leptothrix sans traces du parasite du muguet.

La *stomatite ulcéro-membraneuse* donne aussi naissance à des fausses membranes grisâtres qui s'accumulent sur le bord des ulcérations alvéolaires ou bien encore à la face interne des joues, sur le bord labial, sur la langue. Ces fausses membranes jaunâtres renferment (fig. 61) : des fibres de tissu connectif sous forme de faisceaux allongés, d'autres entre-croisées, devenant pâles, diffluentes sous l'influence de l'acide acétique, des fibres élastiques, des lamelles d'épithélium pavimenteux; on n'y constate point de fibrine. Le détritus grisâtre que l'on recueille à la surface des ulcérations contient : des granulations moléculaires douées de mouvement brownien, des globules de pus à plusieurs noyaux, quelques-uns hypertrophiés et granuleux; des globules rouges souvent déformés, dentelés sur les bords; des lamelles d'épithélium; enfin un grand nombre de bactéries, de vibrions, de leptothrix, et des débris de tartre dentaire (Laboulbène). Quant aux pseudo-membranes de l'angine et de la stomatite herpétique, on n'a pu encore les distinguer des fausses membranes *diphthéritiques* que nous avons étudiées (p. 189).

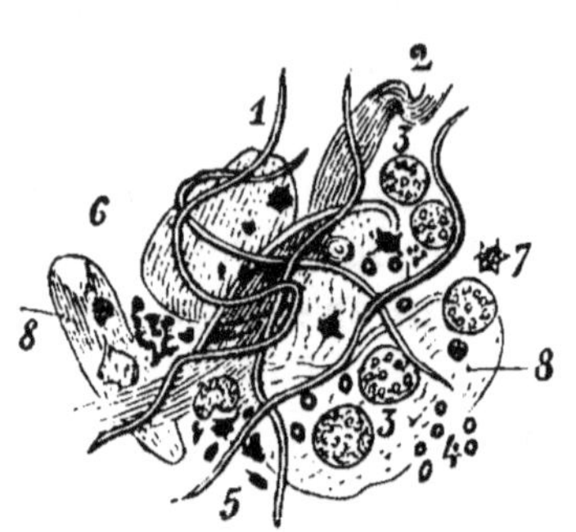

Fig. 61. — Stomatite ulcéro-membraneuse : — 1, fibres élastiques; 2, fibres de tissu conjonctif; 3, leucocytes; 4, globules de graisse; 5, débris de tartre dentaire; 6, vibrions; 7, globules rouges altérés; — 8, cellules épithéliales.

Les plaques de *muguet* sont caractérisées par un parasite spécial décrit par Ch. Robin sous le nom d'*oïdium albicans*. Ce parasite s'obtient aisément lorsqu'on vient à racler la surface des ulcérations que l'on constate sur les côtés de la langue, à sa face inférieure ou vers les dernières molaires. Son mycélium se compose de troncs et de tubes rampant sous l'épithélium. Ces *tubes* sont fistuleux, à cloisons assez nombreuses. Ils sont remplis de granulations moléculaires nageant dans un protoplasma incolore. Les extrémités de tous ces cylindres se renflent en vésicules (fig. 62). Les *spores* sont ovalaires, quelquefois sphériques, quelques-unes très-volumineuses. Les grains de l'oïdium exécutent dans

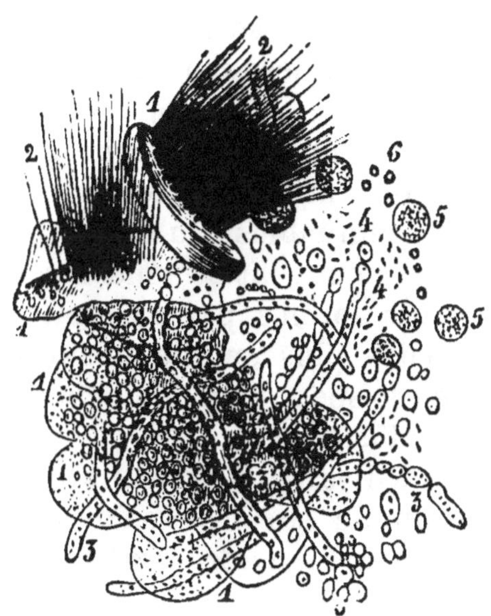

Fig. 62. — Parasites de la bouche. — 1, Plaques d'épithélium pavimenteux ; 2, filaments de leptothrix buccalis ; 3, spores et filaments réceptaculaires de l'oïdium albicans ; 4, vibrioniens ; 5, globules de pus ; 6, granulations graisseuses.

la cavité de la cellule des mouvements très-rapides. L'acide acétique, en pâlissant les cellules épithéliales, rend les champignons plus évidents ; l'acide phénique ne les tue pas. L'épithélium est granuleux, infiltré de graisse ; souvent il contient plusieurs noyaux, quelquefois libres, parfois deux à trois fois plus gros que les spores. Celles-ci diffèrent, comme nous l'avons vu, des spores du *cryptococcus cerevisiæ* par l'absence de deux globes brillants que renferme toujours ces dernières. Le mycélium n'adhère qu'aux couches les plus superficielles de l'épiderme.— Le muguet n'est pas le symptôme de telle ou telle maladie, ni l'indice de sa gravité. Il se lie à la diminution de la sécrétion salivaire avec demi-sécheresse de la bouche et accumulation de produits de desquamation épithéliale. La seule condition de son développement est la présence d'une couche épithéliale imprégnée de substances sucrées ou amylacées, fermentescibles, et, par conséquent, acidifiables (Gubler).

Le *sang* et le *pus* peuvent se rencontrer mélangés à tous les dépôts formés par l'enduit buccal. Le sang est d'ordinaire plus ou moins altéré, les globules présentant l'aspect dentelé, crénelé, que nous avons signalé à plusieurs reprises.

Divers dépôts salivaires viennent s'ajouter à l'enduit buccal accumulé sur les gencives, au niveau du collet des dents. Le *tartre dentaire* (Ch. Robin) est grisâtre noirâtre, ou très-dur, apparaissant sous forme de concrétions anguleuses, irrégulières, réfractant fortement la lumière, mêlées à quelques fragments lamelleux, isolés ou à des globules sphéroïdaux, mamelonnés, grenus ou homogènes à l'intérieur, rarement striés. Les grains calcaires sont rapidement attaqués par l'acide chlorhydrique et l'acide acétique, qui provoquent un dégagement gazeux. Ils sont composés de mucus uni à des phosphates et à des carbonates de chaux.

Les *graviers salivaires* sont irréguliers, mamelonnés, transparents, ou bien arrondis et ovoïdes, jaunâtres, offrant les réactions des granulations callaires : quelques-uns sont composés d'aiguilles très-fines imbriquées par couches, noirâtres, hérissant la surface du calcul. Les *calculs salivaires* proprement dits peuvent être examinés à l'œil nu et analysés par les procédés de la chimie. Leur poussière est composée de grains irréguliers, prismatiques, jamais lamelleux ni globulaires comme ceux du tartre. Ils sont rapidement attaqués par les acides. (Ch. Robin.)

Dans la *carie dentaire*, on trouve une masse pulpeuse, molle, à réaction acide, composée d'éléments qui proviennent des dents (prismes d'émail réunis en faisceaux, isolés ou brisés, à contours très-irréguliers et foncés, granuleux, quelquefois brisés), de cellules épithéliales déformées, de matières grasses, de tartre dentaire et de parasites du genre *leptothrix* (Magitot)[1].

Outre les parasites que nous avons déjà signalés, la muqueuse linguale peut renfermer dans son parenchyme un cysticerque que l'on a désigné sous le nom de *Cysticercus cellulosæ* (Davaine, p. XXI), et parfois le dragonneau, ou *Filaire de Médine* (p. 196.)

Muqueuses gastrique et intestinale

ANATOMIE ET PHYSIOLOGIE

La muqueuse de toute la partie sous-diaphragmatique du tube digestif est tapissée par un *épithélium cylindrique*, depuis le cardia jusqu'à l'orifice anal. Ces cellules ne forment qu'une seule et simple couche qui repose immédiatement sur

1. *Mémoires de la Soc. de biologie* et *Journal de physiologie*, 1866.

le chorion de la muqueuse; cependant on peut apercevoir, au point d'implantation des cellules cylindriques, des éléments plus petits, de forme plus ou moins polyédrique, destinés sans doute à reproduire les cellules cylindriques lorsque celles-ci sont détachées de la muqueuse. Cette chute des cellules prismatiques est très-fréquente : d'après certaine théorie de l'absorption (Küss), elle constituerait même un phénomène physiologique auquel est soumise à chaque digestion toute la muqueuse de l'intestin grêle : il est donc très-important d'étudier l'aspect de ces cellules détachées, leur forme normale, et les modifications qu'elles subissent par suite de l'imbibition, de la macération et sous l'influence de certains réactifs.

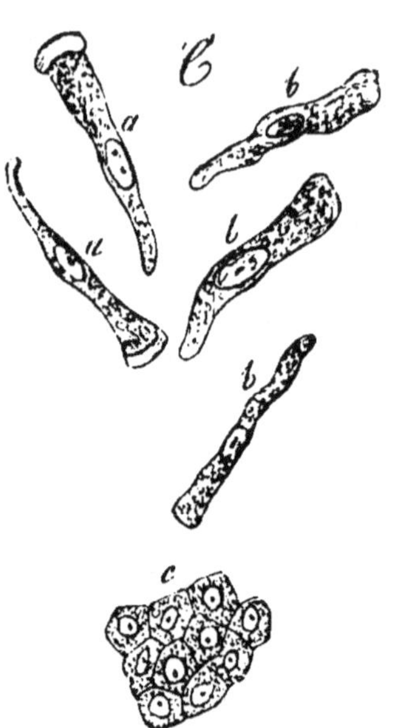

Fig. 63. — Cellules épithéliales des villosités, gross. 350. (Kœlliker.) — *a*, dont la membrane est gonflée; *b*, dont la membrane gonflée est tombée; *c*, quelques cellules vues d'en haut.

Les cellules cylindriques sont des éléments de 22 à 26 μ de long sur 6 à 9 μ de large : elles sont à 5 ou 6 pans, de sorte que, vues d'en haut, c'est-à-dire par leur extrémité libre, elles représentent, par leur juxtaposition, une élégante mosaïque (fig. 63, *c*); l'extrémité par laquelle elles adhèrent au tissu sous-jacent est plus ou moins effilée. Ces cellules adhèrent très-fortement entre elles, de sorte qu'elles se détachent d'ordinaire par petits lambeaux, plus rarement en éléments isolés. Elles sont formées d'un protoplasma granuleux, contenant beaucoup de mucine, comme le montre l'action de l'acide acetique, et un noyau clair, vésiculaire, ovalaire. Le tout est renfermé dans une enveloppe qui, au niveau de la partie libre de la cellule, s'épaissit en un bourrelet, dit bourrelet de la base; par la juxtaposition des cellules, les bourrelets voisins forment comme une couche particulière, une cuticule au-dessus de l'épithélium cylindrique (fig. 64). Ce bourrelet de la base paraît

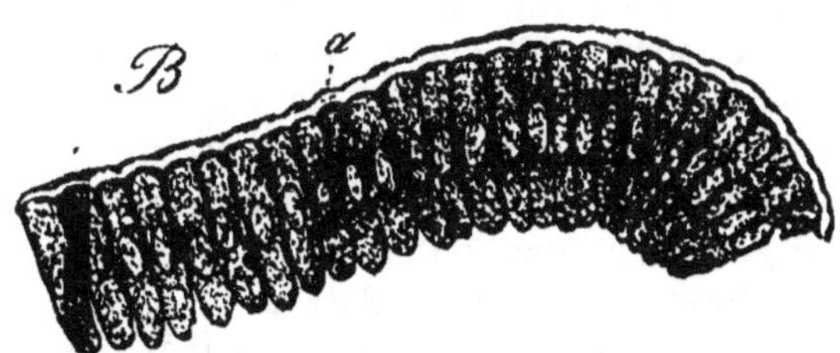

Fig. 64. — Cellules épithéliales de l'intestin grêle, encore adhérentes les unes avec les autres (gross. 300 d.). — *a*, membrane gonflée par l'eau. (Kœlliker.)

finement strié, et en effet les recherches sur les animaux inférieurs (insectes) permettent facilement de constater qu'il est

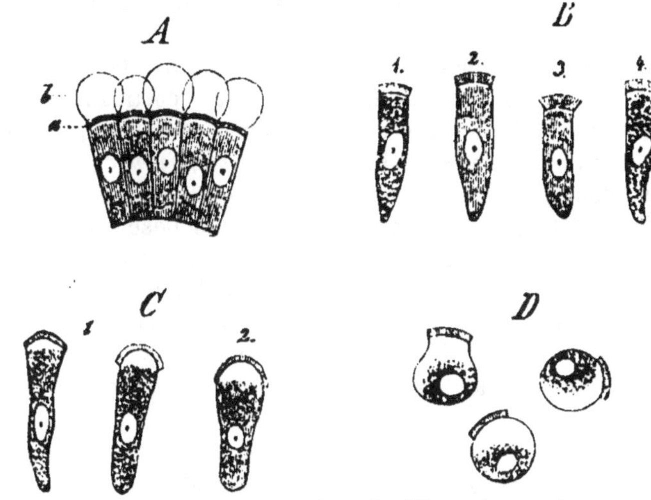

Fig. 65. — A, Cellules épithéliales de l'intestin, traitées par l'eau (*a*, plateau épais et strié; *b*, goutte transparente du contenu, sortie sous l'influence de l'eau); B, cellules isolées; C, cellules semblables, à paroi supérieure soulevée par l'action de l'eau; D, les mêmes après l'action prolongée de l'eau.

percé de fins canalicules. L'eau imbibe rapidement ces cellules et produit d'abord une sorte de hernie de la matière muqueuse (fig. 65, A); si l'action de l'eau continue, le plateau peut être soulevé, le contenu de la cellule refoulé vers la pointe, de sorte que la cellule cylindrique se présente fortement renflée (fig. 65, C); cet aspect peut encore s'exagérer (comme en D). Le plateau lui-même, sous l'action de l'eau et de la macération, se gonfle: si l'on ajoute de l'acide acétique, il paraît se dédoubler en une multitude de bâtonnets juxtaposés (comme en B, fig. 65), de sorte que l'on croit avoir sous les yeux une cellule à cils vibratiles: enfin le plateau peut se détacher en restant soudé aux plateaux de cellules voisines, de façon à représenter un lambeau de cuticule libre. Malgré la chute du plateau, la cellule prismatique ne reste pas ouverte au niveau de la base, ce qui prouve qu'en ce point la membrane d'enveloppe est double, ou mieux, que le plateau est une couche surajoutée à la membrane générale en un point particulier; mais la cellule prend alors des formes particulières sous l'influence de l'imbibition: la figure 65, D, donne une idée de ces cellules renflées et hydropiques à une extrémité, avec noyaux et protoplasma refoulés. Ces cellules ainsi modifiées ont été prises souvent pour des éléments normaux particuliers; contentons-nous d'indiquer que c'est là probablement ce que Gruby et Delafond ont décrit sous le nom d'*épithélium capitatum*, ce que plusieurs auteurs appellent cellules de Letzerich, du nom d'un histologiste qui a insisté sur leur description. Nous devons cependant ajouter que cette question est encore réservée jusqu'à un certain point, et que quelques micrographes admettent, en effet, au milieu des cellules cylindriques, des cellules particulières, à formes renflées, qu'ils regarderaient volontiers comme des glandes unicellulaires (Kœlliker, Ranvier)[1].

1. Ces cellules (dites *cupuliformes*) seraient alors des organes normaux, des glandes unicellulaires chargées de produire le mucus. On en a décrit de semblables sur un grand nombre de membranes muqueuses et récemment encore sur la conjonctive elle-même. Ajoutons cependant que, d'après des travaux plus récents, les cellules cupuliformes de la conjonctive ne seraient, elles aussi, que des cellules épithéliales ordinaires qui, sous l'influence d'une inflammation catarrhale, ont subi la dégénérescence muqueuse. (Voy. Rich. *Centralblatt*, 1874, nº 47, p. 737.)

L'épithélium cylindrique tapisse non-seulement toutes les parties unies de la muqueuse digestive, mais encore ses saillies et ses dépressions ou glandes : ses saillies sont les *villosités*. sortes de prolongements digitiformes, très-riches en vaisseaux sanguins et lymphatiques, vu leur rôle essentiellement absorbant, et coiffées d'un capuchon complet de cellules prismatiques : parfois le capuchon épithélial d'une villosité peut se détacher en entier et être retrouvé ainsi dans les selles. Les villosités n'existent que dans l'intestin grêle, depuis le pylore jusqu'à la face supérieure de la valvule iléo-cœcale.

Dans la plupart des glandes, l'épithélium de la muqueuse reste cylindrique. Telles sont les glandes de Lieberkühn, les glandes dites muco-gastriques de l'estomac, les glandes en tube du gros intestin et la glande biliaire elle-même : en effet, ce n'est que vers les extrémités terminales, encore mal connues, des canaux biliaires, que l'épithélium change de nature ; partout ailleurs, dans la vésicule, dans le canal cholédoque. dans les canaux hépatiques, l'épithélium des voies biliaires est cylindrique comme celui de l'intestin. Dans les autres glandes, l'épithélium, cylindrique dans les canaux excréteurs, se modifie au niveau des culs-de-sac sécréteurs ; ainsi au niveau des glandes pepsiques il se compose de grandes cellules polygonales pâles, finement granulées, à noyau très-distinct, mais sans membrane d'enveloppe bien visible (cellules à pepsine); au niveau des glandes de Brunner et des culs-de-sac du pancréas, l'épithélium devient semblable à celui des glandes en grappe de la bouche et de l'œsophage. Nous ne parlerons pas des follicules clos isolés ou agminés (plaques de Peyer) de l'intestin ; leur partie fondamentale, les follicules lymphatiques, présentent des éléments analogues à ceux que nous avons étudiés dans les cavités buccales et pharyngiennes (p. 219 et 220).

La muqueuse gastro-intestinale donne naissance à des produits spéciaux et à des mucus qui diffèrent peu du mucus que nous avons étudié d'une manière générale.

Dans l'estomac, le mucus est sécrété, comme nous

l'avons vu, par des glandes distinctes de celles qui donnent naissance au suc gastrique. Ces glandes fonctionnent isolément, c'est-à-dire que la muqueuse gastrique produit, à certains moments, du mucus, et ne produit pas de suc gastrique, ou bien donne naissance à du suc gastrique et ne produit alors que très-peu de mucus.

Dans l'intestin grêle, le mucus proprement dit se mélange continuellement au produit des glandes de Brunner et de Lieberkühn, de sorte que le *suc entérique* représente, au point de vue microscopique, un mucus plus ou moins dilué.

Dans le gros intestin, la sécrétion muqueuse est très-prononcée et forme à la surface de la muqueuse une couche visqueuse douée d'une certaine ténacité; ce mucus est souvent excrété sous la forme de flocons distincts, plus ou moins volumineux. (Voy. *Mucus* en général.)

Les liquides de sécrétion spéciale versés normalement dans le tube intestinal sont : le suc gastrique, le suc pancréatique et la bile.

Le *suc gastrique*, s'il n'est pas mêlé à du mucus, est un liquide parfaitement limpide dans lequel on ne trouve aucun élément figuré; il contient seulement quelques granulations libres et, tout à fait accidentellement, des cellules épithéliales prismatiques de l'estomac.

Le *suc pancréatique* normal ne contient non plus en suspension aucun élément anatomique; sa matière albuminoïde, la pancréatine, n'est pas comparable à la mucosine; du reste, on n'a pas besoin de microscope pour la caractériser, et l'on a une réaction chimique bien plus nette, découverte par

Cl. Bernard, c'est l'action du chlore qui colore la pancréatine en rouge : la pancréatine est la seule substance organique qui présente cette réaction.

La *bile*, outre les éléments figurés qu'elle peut renfermer elle-même, jouit de la propriété de colorer vivement tous les éléments anatomiques au contact desquels elle se trouve : les débris de cellules, les fragments d'épithélium concentrent la matière colorante de la bile en s'en imprégnant, de sorte que parfois l'étude microscopique des particules en suspension dans un liquide pourra y faire reconnaître la présence de la bile, ou du moins de sa matière colorante, lorsque l'examen à l'œil nu y faisait à peine soupçonner sa présence. Enfin, on pourra rendre la coloration encore plus évidente par l'action de l'acide azotique, qui exagérera la couleur verte des éléments imprégnés de bile; on verra, en continuant l'action du réactif, cette couleur verte virer peu à peu au bleu, au violet et finalement au rouge.

La bile, en dehors des éléments du mucus qui s'y mêle dans la vésicule biliaire, ne renferme en suspension que des éléments pour ainsi dire accidentels, et qui n'ont rien de caractéristique, ou bien des corps qui se forment par la précipitation et la décomposition des principes tenus en dissolution dans la bile toute fraîche. Les premiers éléments sont : des granulations moléculaires, tantôt isolées, parfois réunies en plaques verdâtres (de Blainville, Ch. Robin), des gouttelettes d'huile d'un jaune verdâtre, des cellules d'épithélium prismatique provenant des gros conduits excréteurs du foie et de la vésicule biliaire (mucus.) Parmi les corps qui se forment par la décomposition de la bile avec la précipitation de ses éléments dissous, les plus importants sont : la taurine, qui se dépose parfois spontanément, ou dont on détermine la précipitation par l'action des acides et de la chaleur (qui décompose l'acide taurocholique); la taurine se présente alors sous la forme de prismes rhomboïques à six pans, terminés en pointe; parfois ces formes cristallines sont moins nettes, moins volumineuses, et se groupent en petites masses ou gerbes irrégulières.

Vient ensuite la cholestérine, dont nous avons déja parlé (voy. Peau, p. 137 et 145). Mais dans le cours normal de la bile, c'est-à-dire lorsqu'elle est versée dans l'intestin pour jouer dans la digestion son rôle encore bien mystérieux, ce n'est pas de la cholestérine qui se dépose et que l'on retrouve sous forme de cristaux lamellaires mêlés aux matières fécales : dans l'intestin, la cholestérine, soit par déboublement, soit par fixation d'eau, se transforme en *séroline* (Boudet), qui se présente d'ordinaire sous la forme de débris blancs nacrés, solubles dans l'éther comme la cholestérine. Enfin, quoique la matière colorante de la bile normale reste d'ordinaire dissoute, et se dépose rarement et seulement sous forme de particules amorphes, les nombreux dérivés de cette matière colorante, et particulièrement la bilifulvine ou bilirubine, forment parfois des cristaux à peu près identiques, comme aspect et comme composition, à l'hématoïdine (voy. p. 79); on ne peut du reste encore dire précisément si ces cristaux de bilirubine proviennent de la matière colorante de la bile ou de celle du sang. Dans le cours normal de la bile dans l'intestin, et pendant son mélange avec les produits de la digestion stomacale, une partie de la matière colorante de la bile exerce son action tinctoriale sur les débris alimentaires qui vont former les matières fécales; en même temps, une portion de la matière colorante se précipite à l'état de grains arrondis et ovoïdes jaunes verdâtres, larges de 5 à 30 millièmes de millimètre (Ch. Robin). C'est surtout dans le méconium du fœtus que l'on peut bien étudier ces grains, remarquables par leur couleur d'un beau vert à la lumière transmise empruntée à des nuages blancs; vus à lumière jaune orange de la lampe, ils prennent une teinte violacée ou grise à reflets violets qui est moins caractéristique (Ch. Robin); on peut, par l'acide azotique, produire sous le microscope dans ces grains de biliverdine les réactions colorées bien connues et caractéristiques de la matière colorante biliaire (réaction de Gmelin).

Vomissements

Le *vomissement*, évacuation brusque, convulsive, de matières solides ou liquides parvenues naturellement ou accidentellement introduites dans l'estomac et rejetées par la bouche, ne fournit en général, lorsqu'il est considéré isolément, que des données séméiologiques assez peu précises. Ni son abondance, ni sa fréquence, ni même la nature des matières qui le composent, ne prouvent son origine. Il importe cependant d'examiner avec soin les matières rejetées par le vomissement. Ajouté à d'autres signes, celui-ci, en effet, peut préciser le diagnostic. Il en est des vomissements comme des crachats, des matières fécales, de l'urine. Alors que, dans une maladie où les inductions diagnostiques abondent, l'étude des produits excrétés peut paraître inutile, il arrive trop fréquemment que dans des cas plus complexes, plus difficiles, cette étude, toujours délicate, suffirait, si elle était faite consciencieusement, pour éclairer le médecin. Dans les vomissements dus à des intoxications, dans ceux que déterminent le cancer de l'estomac, l'alcoolisme, etc., l'examen des produits rejetés par la bouche met assez fréquemment sur la voie du diagnostic.

Les matières vomies peuvent contenir :

1°) Les produits de sécrétion de la muqueuse stomacale, produits qui se mélangent à de la salive, presque toujours sécrétée en abondance.

2°) Des matières alimentaires ayant subi un commencement de digestion ou à peine modifiées sous l'influence des sucs nutritifs.

3°) Des produits accidentellement déversés dans le ventricule stomacal et rejetés par le vomissement (bile, calculs biliaires, etc., matières stercorales plus ou moins liquides).

4°) Du sang et du pus.

5°) Des lambeaux pseudo-membraneux.

6°) Des animaux ou végétaux parasites, des corps étrangers, des sels métalliques, etc.

I. Les vomissements *glaireux, pituiteux* (gastralgie, cancer de l'estomac au début, alcoolisme, hystérie, vomissements du début de la grossesse, etc.), sont presque exclusivement composés de mucus stomacal et de salive. Ce mucus stomacal est filant, alcalin, gris jaunâtre, renfermant quelques flocons pseudo-membraneux ou quelques débris de matières alimentaires. La salive presque pure, sécrétée en quantité d'autant plus abondante qu'il y a en même temps irritation stomacale, est accumulée, dans l'estomac, après des mouvements répétés de déglutition, puis rejetée au dehors (pyrosis). Les vomissements salivaires proprement dits sont très-pauvres en éléments figurés. Le microscope ne peut y reconnaître que quelques rares leucocytes mélangés à des cellules épithéliales pavimenteuses (provenant de la bouche), et à quelques cellules globuleuses, infiltrées de granulations et présentant un large noyau périphérique. Ces cellules paraissent provenir des canalicules des glandes salivaires. Le mucus, traité par l'acide acétique, présente assez difficilement l'aspect strié qui le caractérise : cet aspect se reconnaît aisément toutefois dans les masses glaireuses, parfois assez cohérentes qui nagent au milieu du liquide vomi. Dans les vomissements pituiteux du début de la grossesse, on trouve un assez grand nombre de cellules épithéliales, parfois accolées les unes aux autres, des leucocytes granuleux, un assez grand nombre de gouttelettes de graisse, enfin des débris alimentaires.

Les *vomissements cholériques* contiennent, au milieu d'un liquide très-séreux, fluide, à réaction alcaline, très-rarement coagulable par la chaleur ou les acides, des granules riziformes et quelques flocons de mucus. Les grains riziformes contiennent quelques leucocytes agglutinés par le mucus et un assez petit nombre de cellules épithéliales déformées, granuleuses, infiltrées de graisse. Des cellules analogues, qui paraissent provenir de l'épithélium de la muqueuse stomacale altéré comme dans l'intestin et en voie de dégénération granulo-graisseuse, nagent dans le sérum ambiant, où l'on remarque aussi un grand nombre de granulations, les unes protéiques, les autres graisseuses, et des parasites que nous signalerons plus loin.

II. Mélangées en proportions assez faibles aux vomissements que nous venons de décrire, les matières alimentaires peuvent constituer, d'autres fois, la presque totalité des matières vomies. Il est souvent difficile de reconnaître, dans ces cas, les éléments figurés qui entrent dans la composition des matières évacuées. Pour y parvenir, il faudra diluer les produits rejetés par le vomissement, puis laisser la masse ainsi étendue d'eau reposer dans un vase; en enlevant, à l'aide d'une pipette, les diverses couches du liquide, on obtiendra une série de préparations qui pourront être facilement étudiées. Les vomissements alimentaires devront cependant être examinés, surtout au point des vue de l'état des matières alimentaires qu'ils renferment. Parfois, en effet, les matières vomies sont rejetées presque immédiatement après avoir été introduites dans l'estomac; elles seront alors à peu près intactes, et l'on s'en assurera aisément par l'examen microscopique. D'autres fois, la masse pulpeuse, rougeâtre, acide, rejetée par le vomissement, ne contiendra que des fibres désagrégées, ayant presque complétement perdu leur aspect strié, des granulations moléculaires en grand nombre, des masses graisseuses plus ou moins divisées, etc. Il sera nécessaire parfois de rechercher quelles sont les substances qui ont été digérées, quelles sont celles qui sont rendues presque immédiatement sans avoir été attaquées par le suc gastrique. Dans les vomissements qui surviennent dans les premiers temps de la grossesse, dans les vomissements des hystériques, etc., il peut n'exister que de la salive et du mucus gastrique; d'autres fois, tandis que certains éléments passent sans provoquer aucun malaise, d'autres sont tout à fait réfractaires à la digestion et peuvent toujours être reconnus dans les vomissements soit à l'œil nu, soit au microscope. Mélangé à ces aliments mal digérés, le mucus stomacal et la salive se reconnaissent moins aisément que dans les vomissements glaireux de la pituite; on peut toutefois retrouver, dans le liquide qui surnage ces déjections, quelques cellules d'épithéliums prismatiques plus ou moins déformées, plus ou moins granuleuses. Enfin, souvent ces vomissements sont mélangés de bile.

III. La bile, dont la coloration et la quantité varient essentiellement dans les vomissements dits *bilieux*, colore en vert, en jaune, quelquefois même en brun plus ou moins foncé les masses glaireuses, muqueuses, évacuées par le vomissement. On reconnaît la bile aux changements de coloration qu'elle présente par l'action de l'acide azotique; ses réactions microscopiques sont beaucoup plus délicates et moins précises. (Voy. p. 238.) Les vomissements bilieux renferment souvent des cristaux de taurine (p. 237) qu'il est parfois assez difficile de reconnaître. On les retrouve cependant dans les parties supérieures du liquide qui a servi à diluer les matières vomies. Enfin, un examen à l'œil nu ou à la loupe suffit parfois pour reconnaître des calculs biliaires (p. 263). Les matières biliaires, plus ou moins décomposées ou mélangées de matières alimentaires, peuvent répandre une odeur stercorale qui fait supposer l'existence d'un *étranglement interne*. Les vomissements stercoraux proprement dits ne caractérisent pas cette grave affection. On les observe, en effet, dans certains cas d'hystérie, alors que des matières fécales ont été avalées; on les constate même dans les cas où un obstacle momentané (compression d'une anse intestinale) s'oppose à l'évacuation par le rectum des matières déjà en partie digérées. Les matières fécales déjà presque solides n'existent que très-rarement dans ces vomissements. Mais la présence des résidus alimentaires très-altérés, leur odeur caractéristique, parfois l'existence de cellules prismatiques agglutinées formant par leur agglomération une masse qui simule une coiffe de villosités intestinales, suffisent pour faire supposer que des matières provenant de l'intestin grêle ont été évacuées par le vomissement.

IV. Le *sang,* lorsqu'il existe dans les matières vomies, peut être absolument pur et présenter les caractères qui le font aisément reconnaître (p. 32 et suiv.) (hémorrhagies abondantes). Il est souvent coagulé et, dans ce cas, l'examen à l'œil nu suffit pour le distinguer. D'autres fois, il est noirâtre, d'une coloration qui rappelle le marc de café, la suie délayée dans l'eau, etc. Bien que cette coloration s'observe parfois dans l'hémoptysie, elle est le plus souvent caractéristique de l'hématémèse. L'examen microscopique, en constatant la présence de globules plus ou moins déformés par un contact prolongé avec les liquides de l'estomac (p. 75), en permettant de reconnaître la fibrine dans les lambeaux pseudo-membraneux éliminés en même temps (p. 43), fera aisément reconnaître le sang ainsi altéré des divers produits de coloration noirâtre. Ce liquide renferme d'ordinaire un grand nombre de granulations amorphes provenant de débris alimentaires aisés à distinguer des globules sanguins, quelque déformés, quelque dissociés qu'ils puissent être. D'ailleurs, quelque altéré qu'ait été le sang, il présente toujours quelques globules sinon intacts, du moins faciles à reconnaître. Dans le *cancer de l'estomac*, à ces matières hématiques noirâtres s'ajoutent souvent des produits pouvant mettre sur la voie du diagnostic. Pour les reconnaître, il faut laisser longtemps séjourner les matières vomies, les délayer dans de l'eau pure, puis décanter et examiner au microscope les flocons qui nagent dans le liquide. Souvent alors il arrivera, dans les cas de cancer, de retrouver au milieu du muco-pus des cellules très-volumineuses, de formes et de dimensions variables : les unes, sphériques, rondes, polygonales; les autres à raquettes, à extrémités effilées; d'autres fusiformes; toutes renfermant un ou plusieurs noyaux. Ces éléments, déjà signalés (voy. couches profondes de l'épiderme), peuvent faire supposer l'existence d'une ulcération cancéreuse et permettent de distinguer le cancer stomacal de l'ulcère rond ou de la gastrite chronique avec érosions hémorrhagiformes, qui tous deux peuvent donner naissance à des vomissements noirs.

Le *pus*, mélangé en abondance à un mucus filant, opaque par places, très-visqueux, peut indiquer l'existence d'un abcès dont le contenu a été avalé. Parfois on rencontre beaucoup de leucocytes dans les vomissements de la gastrite chronique (phlegmoneuse); d'autres fois, leur présence indique qu'un abcès provenant d'organes voisins (foie, rein, rate, tissu cellulaire de l'abdomen) s'est ouvert dans l'estomac. Les caractères de ces leucocytes sont ceux que nous avons déjà signalés (p. 104). Dans les vomissements, ils sont mêlés à des globules de sang, à des fragments alimentaires, quelquefois à des débris d'hydatides.

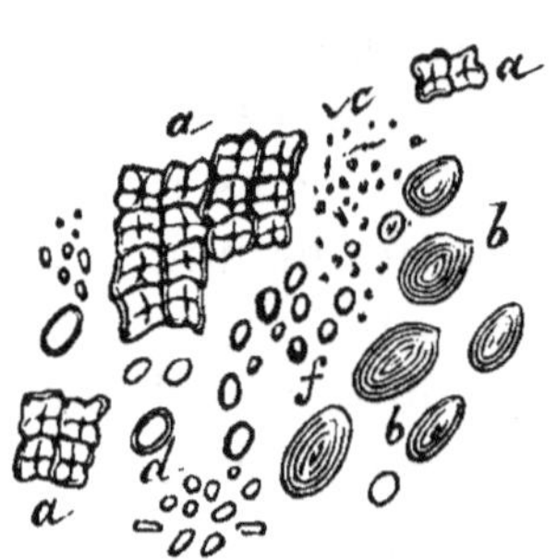

Fig. 66. — Produits de vomissements (d'après L. Beale). — *a*, sarcine ; *b*, grains d'amidon ; *c*, vibrioniens ; *d*, sporules diverses ; *f*, gouttes de graisse.

V. Les lambeaux pseudo-membraneux éliminés par les vomissements seront distingués par les caractères que nous avons signalés en étudiant les fausses membranes que l'on rencontre à la surface de la muqueuse buccale (p. 228). Des plaques de muguet, des fausses membranes diphthéritiques, des débris d'hydatides seront aisément reconnus.

VI. Parmi les parasites que l'on rencontre dans les vomissements, il en est un dont l'importance avait été singulièrement exagérée par les observateurs La *sarcine (Merismopedia ventriculi* Ch. Robin), considérée autrefois comme caractéristique des vomissements qui surviennent dans le cancer stomacal, a été rencontrée depuis dans un assez grand nombre de maladies (gastrite chronique, ulcères, cancer de l'estomac, tuberculose, etc.). On la retrouve non-seulement dans les vomissements, mais encore dans les fèces et même dans certains parenchymes. Cet entophyte de la classe des champignons est composé de plaques quadrangulaires plus ou moins aplaties, sous forme de masses cubiques dont chaque face est partagée en 4 saillies par deux lignes transparentes perpendiculaires l'une à l'autre (fig. 66). Ces cellules renferment un noyau jaunâtre. Elles sont accolées les unes aux autres, de manière à constituer des masses composées de 8, 16 ou un plus grand nombre d'éléments.

Outre la sarcine, d'autres parasites végétaux, déjà décrits, tels que l'*oïdium du muguet* (p. 228), le *leptothrix buccalis* (p. 224), des sporules de confervoïdes du genre *torula*, quelques sporules encore mal définies que l'on a signalés dans le choléra (p. 273), se rencontrent dans les vomissements.

On y retrouve aussi quelques entozoaires. Bien que la portion supérieure du tube digestif en soit exempte, ceux-ci peuvent accidentellement parvenir dans l'estomac et être évacués par une simple régurgitation (ascarides) ou mélangés aux produits des vomissements (débris d'hydatides, etc.). Nous étudierons les caractères de ces parasites en parlant des matières fécales (p. 275). Disons seulement ici que toutes les matières des vomissements présentent, au bout de peu de temps, un nombre assez considérable de protozoaires, déjà signalés sous le nom de *bactéries*. Ces protozoaires ne paraissent pas exister dans le suc gastrique, mais se développer dans les matières en voie de décomposition.

Les *corps étrangers* que l'on trouve dans les vomissements se reconnaissent presque toujours à l'œil nu. Cependant, dans les cas d'empoisonnement, certains métalloïdes ou métaux toxiques peuvent nécessiter un examen microscopique. Nous croyons donc devoir indiquer la méthode à suivre et les recherches à faire dans les cas où l'on soupçonnera un empoisonnement.

Les matières vomies à la suite d'un empoisonnement nécessitent un examen immédiat. Le clinicien, après avoir reconnu, d'après les symptômes de l'intoxication, quel est le genre de poison auquel il peut avoir affaire, ne devra pas manquer de recueillir les matières évacuées par le vomissement et de les étaler sur une assiette en les délayant sous un léger filet d'eau. On reconnaîtra ainsi, soit à l'œil nu, soit à l'aide d'une loupe, des corps étrangers, parfois des cristaux, qu'il sera nécessaire d'étudier avec soin. Nous allons donc indiquer sommairement de quelle utilité pourra être, dans tous ces cas, l'examen microscopique. Nous nous hâtons cependant de rappeler que les réactifs chimiques et une étude minutieuse, après destruction de la matière organique, sont le plus souvent indispensables pour arriver à la certitude. Toutefois l'examen immédiat, fait à l'aide du microscope, pourra donner quelques indications précieuses et engager le médecin à provoquer une expertise chimique approfondie.

Lorsque, dans les matières évacuées par le vomissement, on aura reconnu des grains blanchâtres durs, peu solubles dans l'eau froide, solubles dans l'eau bouillante, et que l'examen clinique aura fait soupçonner un empoisonnement par l'*acide arsénieux*, on pourra immédiatement, même sans avoir besoin d'appareils compliqués, se faire une idée des caractères du poison à examiner. On déposera un ou deux de ces cristaux dans un verre de montre que l'on échauffera lentement à l'aide d'une lampe à alcool. Dès lors la sublimation pourra donner naissance à des vapeurs dont l'odeur alliacée mettra sur la voie du diagnostic. Il sera plus sûr encore de recouvrir la capsule ou le verre de montre d'une plaque porte-objet du microscope. En examinant celle-ci peu d'instants après, on la verra recouverte de beaux cristaux octaédriques ou tétraédiques transparents. Ces cristaux sont peu solubles dans l'alcool et tout à fait insolubles dans l'éther. On pourra les dissoudre dans l'eau bouillante et constater dès lors que cette solution décolore le permanganate de potasse et se colore en vert par l'addition d'une goutte de sulfate de cuivre ammoniacal. Veut-on plus de précision encore, on pourra mélanger ces cristaux à un peu de carbonate de soude et les placer à l'extrémité d'un tube effilé à la lampe et bouché, mettre plus haut quelques morceaux de charbon et chauffer à la lampe; le charbon étant rouge, on chauffe l'extrémité du tube et l'on obtient un peu plus loin un anneau brillant analogue à celui de l'appareil de Marsh. Le tube étant brisé un peu plus loin que l'anneau, on chauffe celui-ci et l'on peut, en le déplaçant, recevoir sur le verre porte-objet un anneau d'arsenic non oxydé. Si l'on brise, au contraire, les deux extrémités du tube, on aura sur la plaque porte-objet, le courant d'air qui se produit ayant oxydé l'arsenic, des cristaux octaédriques d'acide arsénieux. Or, dans les deux cas, l'examen microscopique affirmera le diagnostic. Dans l'anneau déplacé, le centre seul est composé d'une couche épaisse et assez peu nette de corpuscules à reflets métalliques ; à la périphérie, les cristaux octaédriques se retrouvent et suffisent à eux seuls pour distinguer une tache obtenue à l'aide de l'acide arsénieux d'une tache antimoniale[1].

Dans les cas où, n'ayant pu retrouver dans les matières vomies les cristaux ou les poussières blanchâtres caractérisant l'acide arsénieux, on soupçonne cependant un empoisonnement par ce toxique, on pourra combiner les résultats fournis par la dialyse avec ceux que donne l'examen microscopique. On introduira les matières vomies dans le dialyseur de Graham (V. Briand et Chaudé, p. 636)[2], ou plutôt encore dans une baudruche qu'on laissera plonger dans un verre rempli d'eau distillée. En ajoutant à des matières provenant de déjections, à des crachats, par exemple, une goutte d'une solution à $\frac{1}{100}$ d'acide arsénieux, nous avons retrouvé dans l'eau du dialyseur les cristaux caractéristiques de l'acide arsénieux. Il est vrai que, dans les matières vomies, les sulfures d'arsenic formés ou bien encore le mélange intime de l'acide arsénieux avec les corps gras pourront empêcher la dialyse. Quoi qu'il en soit, l'eau que l'on veut examiner, après y avoir laissé séjourner pendant dix à douze heures les matières contenues

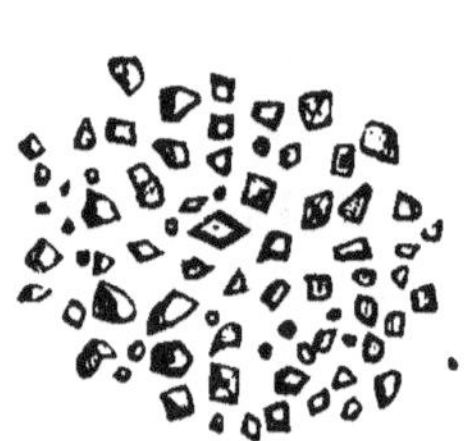

Fig. 67. — Cristaux d'acide arsénieux obtenus par dialyse et évaporation. — Gross. 500 d.

1. Voy. Helwig, *das Mikroskop in der Toxicologie*. Mains, 1865.
2. Briand et Chaudé, *Manuel complet de médecine légale*, etc. 8e édit. J.-B. Baillière, 1869.

dans une baudruche, sera évaporée lentement, puis examinée au microscope. Souvent on reconnaîtra les cristaux octaédriques d'acide arsénieux. Helwig affirme que, dans une solution à $\frac{1}{600000}$, on peut encore les retrouver. En cas de doute, on fera bien de déposer sur les bords de la préparation une goutte de nitrate d'argent ammoniacal. On obtiendra, au contact de l'acide arsénieux et de ce réactif, une coloration jaune citron plus ou moins foncée suivant la concentration du liquide. Enfin, lorsque tous ces procédés auront été insuffisants, l'examen direct des matières vomies ou l'étude microscopique des anneaux obtenus à l'aide de l'appareil de Marsh pourront encore mettre sur la voie d'un diagnostic que confirmeront les analyses plus rigoureuses de la chimie toxicologique.

Le même procédé peut être appliqué à l'étude de tous les poisons cristallisables. Le *tartre stibié*, qui est soluble dans l'eau, passe assez facilement par dialyse et pourrait être reconnu dans l'eau évaporée. Toutefois, les cristaux *tétraédriques*, *octaédriques* ou *cubiques*, auxquels il donne naissance, sont assez difficiles à reconnaître. Helwig prétend que le procédé par sublimation suffit pour faire distinguer l'antimoine de l'arsenic. Un fragment d'antimoine ne donnerait point, par sublimation, les cristaux octaédriques si aisés à obtenir par la sublimation de l'acide arsénieux. On pourrait même ainsi diagnostiquer, sur une tache obtenue à l'aide de l'appareil de Marsh, si l'on a eu affaire à de l'antimoine ou à de l'arsenic. Nous avons bien constaté que les fragments de tartre stibié ne se volatilisaient point comme ceux de l'acide arsénieux ; mais, dans le liquide des crachats ou des vomissements, nous avons très-difficilement retrouvé la présence de l'antimoine.

Quant aux *métaux,* le plus souvent l'analyse chimique sera préférable à l'examen microscopique ; le mercure lui-même, qui passe assez facilement par dialyse et qui, à l'état de bichlorure, serait aisément reconnu au microscope, peut être plus facilement encore diagnostiqué à l'aide des papiers réactifs imaginés par les chimistes[1]. Cependant on peut obtenir, même par sublimation, des cristaux de bichlorure en chauffant très-lentement et avec beaucoup de précautions la plaque porte-objet. Sur les bords de la préparation, on peut apercevoir des cristaux octaédriques. Ceux-ci, traités par une goutte d'iodure de potassium, se colorent aisément en rouge écarlate. L'emploi d'une petite pile de Smithson pourra cependant être utile et déceler le mercure ou le plomb sous forme de gouttelettes métalliques visibles à la loupe. Au lieu de la pile de Smithson, on peut employer une pile ordinaire ou, mieux encore, l'appareil imaginé par Flandin et Danger. (Voy. Briand et Chaudé, p. 682.)

L'application de l'électricité aux recherches microscopiques et la construction d'appareils pratiques analogues à ceux de Plœssl, Chevalier, etc.[2], pourra permettre de rechercher, au microscope, les divers alcaloïdes, dont l'étude est si difficile dans les cas d'empoisonnement. A l'aide d'une pile faible, agissant sur l'appareil de Chevalier, on pourra déterminer au pôle négatif l'agglomération de cristaux de

1. Voy. Byasson, *Journal de physiologie*, 1872.
2. Voy. Robin, *Du microscope*, p. 744.

morphine, de strychnine, de digitaline, etc., et reconnaître ceux-ci à l'aide du microscope. Dans un cas d'empoisonnement, on pourra procéder de la manière suivante. Les matières évacuées (vomissements, fèces, etc.) seront étalées sur une feuille de verre et examinées à la loupe ; on recherchera ainsi les débris de végétaux, les parcelles minérales ou cristallines, etc., qui pourront mettre sur la voie du diagnostic. Cela fait, on traitera de petites portions des matières évacuées par l'eau, par l'alcool, l'éther, la chloroforme, l'alcool amylique, l'éther acétique, etc. On sait, en effet, que les divers alcaloïdes sont solubles dans quelques-uns seulement de ces réactifs. Chacune des portions ainsi traitées sera filtrée, puis concentrée par évaporation. Une goutte du liquide sera ensuite déposée sur l'objectif du microscope et traitée à l'aide d'un faible courant électrique. Le plus souvent, les alcaloïdes apparaîtront sous forme d'aiguilles ou de cristaux qui pourront, soit par leur forme cristalline, soit par leurs réactions microchimiques, mettre sur la voie du diagnostic. Rappelons seulement que la *morphine,* soluble dans l'alcool amylique et l'éther acétique, cristallise en prismes transparents incolores, que l'on peut facilement étudier en laissant évaporer la solution sur le porte-objet du microscope (Voy. fig. 68).

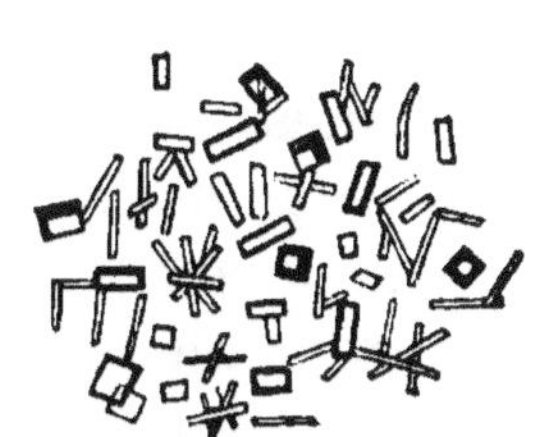

Fig. 68. — Cristaux de chlorhydrate de morphine obtenus par évaporation sur le porte-objet du microscope. Gross. 500 d.

Les sels de *morphine* seront décomposés par la

pile, et l'on pourra dès lors obtenir, avec l'empois d'amidon et l'acide iodique, une coloration bleue qui brunit sous l'influence de l'ammoniaque. La *strychnine*, qui est soluble dans l'alcool étendu, l'alcool amylique et le chloroforme, cristallise en octaèdres ou en prismes incolores. Les sels de strychnine sont précipités en blanc par le sulfocyanure de potassium, et donnent naissance à la formation d'aiguilles cristallines. La strychnine isolée se reconnaîtra à l'aide d'acide sulfurique uni à quelques traces d'oxyde puce de plomb. On obtiendra ainsi une belle coloration bleue, puis violette, rouge, et enfin jaune. — Nous ne pouvons insister davantage sur ces recherches; mais nous renvoyons, pour l'étude des formes cristallines des divers alcaloïdes, à l'ouvrage du docteur Helwig, ouvrage que nous avons déjà signalé, et dont les belles planches photographiques pourront servir de guide dans ces recherches toujours délicates.

Ce que nous avons dit des caractères de la muqueuse intestinale, et ce que nous dirons plus loin en étudiant les résidus alimentaires dans les fèces. nous permettra d'être très-courts en signalant les résultats que donne l'étude du produit des fistules intestinales (*anus contre nature*). La recherche de la bile et celle du suc pancréatique ne pourront, en effet, être faites qu'au point de vue chimique, et l'on devra se borner, le plus souvent, à examiner les débris alimentaires (v. p. 261). Le *chyme*, très-fluide dans les premières parties de l'intestin grêle, devient consistant et prend une odeur stercorale dans les dernières parties du jéjunum et surtout dans l'iléon. Le plus souvent il renfermera des cellules végétales et des grains d'amidon intacts ou à peine modifiés, des fibres musculaires désagrégées, ayant perdu pour la plupart leur striation transversale, des globules graisseux en grand nombre, quelquefois même des quantités assez considérables de larges gouttes de graisse, des granulations élémentaires animées de mouvement brownien, etc. L'examen des cellules épithéliales nageant dans le liquide ou extraites en raclant la surface d'une anse intestinale herniée ne pourra que très-difficilement donner une idée du point où s'est faite l'ulcération intestinale. Mais l'examen des matières contenues dans la partie inférieure de l'intestin et expulsées au moment de la défécation donne souvent des résultats intéressants. Les selles renferment, en effet, des pelotes ou des cylindres durs, grisâtres, parsemés de grains ou de taches brunâtres composés de mucus concret, grenu, mêlé de granulations de graisse, de biliverdine et de cellules épithéliales déformées. D'après Robin, la matière adhésive, mucilagineuse, qui constitue ces cylindres ne serait pas du mucus, mais du suc intestinal coagulé.

Matières fécales

L'examen microscopique des matières fécales peut devenir indispensable, dans un assez grand nombre de cas, pour contrôler, rectifier ou préciser ce que n'a pu apprendre l'examen macroscopique. Il sera nécessaire d'avoir recours à ce moyen d'investigation dans la plupart des maladies de l'appareil digestif, et il est probable que s'il était employé plus fréquemment, si la composition anatomique des fèces était aussi bien connue que les réactions chimiques de l'urine, la pathogénie des différentes formes de la dyspepsie serait mieux élucidée.

Pour examiner au microscope les matières fécales liquides, il importe de les laisser reposer afin de pouvoir porter son attention aussi bien sur le dépôt que sur les matières tenues en suspension dans un liquide.

Quand les matières sont liquides, il faudra donc laisser séjourner les produits évacués dans un vase conique; les parties liquides qui surnageront devront être examinées comme nous l'indiquerons dans un instant; les résidus accumulés au fond du vase seront l'objet d'un examen plus approfondi. Lorsque les matières sont de la consistance d'une pâte tenace, peu friable, s'étalant sans couler, il sera nécessaire non-seulement d'examiner des parcelles de cette matière solide, mais encore de les délayer dans de l'eau pure et de procéder ensuite comme si l'on avait affaire à des matières liquides. Enfin dans les cas où l'on aura soupçonné l'existence de corps étrangers d'un volume assez considérable (*calculs,* etc.), il pourra devenir indispensable de tamiser les matières en les délayant sur un tamis à mailles assez étroites. On recueillera dès lors les particules solides assez volumineuses pour être examinées isolément.

Dans tous ces cas, il est utile, sinon nécessaire, de désinfecter les matières à examiner à l'aide d'un réactif qui, sans altérer la texture des éléments figurés, puisse faire disparaître en partie l'odeur repoussante que présentent les déjections pathologiques. Cette odeur, qui varie avec la nature de l'alimentation, sera surtout combattue en ajoutant aux matières à examiner une solution d'acide phénique ($\frac{1}{1000}$), en songeant toutefois à l'action exercée par une semblable préparation sur les protozoaires (vibrions, bactéries, etc.) dont l'acide phénique, la créosote, etc., arrêtent les mouvements. L'odeur des matières fécales est d'ailleurs presque nulle dans le choléra, la glycosurie, etc.

L'examen *microscopique* des matières fécales peut donnez quelques renseignements au médecin. Le plus souvent, asser consistantes, adhérentes aux vases qui les renferment, se moulant sur les surfaces intestinales qu'elles ont à traverser, les déjections alvines deviennent d'un calibre excessivement mince, après un jeûne prolongé, lorsque l'intestin a perdu momentanément son calibre primitif (maladies chroniques) ; parfois elles sont aplaties en forme de ruban (tumeurs intestinales); dans d'autres cas (dysenterie, constipation opiniâtre), des matières dures en forme de boulettes analogues aux excréments de brebis sont évacuées en même temps qu'un liquide diarrhéique quelquefois sanguinolent.

La coloration des matières fécales varie aussi dans l'état de santé : souvent brune ou même noirâtre, elle peut devenir grisâtre (ictère), blanchâtre (alimentation lactée), verdâtre (alimentation herbacée, calomel), noirâtre (fer), jaunâtre (rhubarbe), etc. Chez les enfants dont les selles sont normalement plus liquides, plus blanches, moins fétides, la coloration verdâtre, très-fréquente également, paraît due à la présence de quantités notables de biliverdine sous forme de granules que le microscope permet parfois de reconnaître. Cette coloration verdâtre, qui a été attribuée à diverses causes dans les cas où l'on ne trouvait que des traces de matière biliaire, disparaît d'ailleurs au moment de la putréfaction.

Le microscope permet de reconnaître dans les fèces normales certains éléments caractéristiques ; les matières évacuées par l'extrémité inférieure du gros intestin renferment en effet : 1° les produits de desquamation des cellules épithéliales qui tapissent toute l'étendue du tube digestif ; 2° les résidus non absorbés des humeurs excrémento-récrémentitielles versées à la surface de l'intestin ; 3° des détritus alimentaires en proportions variables. A ces éléments normaux s'ajoutent, dans des conditions pathologiques, des corps étrangers ou des parasites dont nous aurons à étudier la provenance et la composition.

I. Méconium. — Le type le plus simple des fèces ormales constitue le *méconium*[1]. Au moment de la

1. Voy. Robin, *Traité des humeurs*.

naissance, ce produit brun, verdâtre, visqueux, tenace, ne renferme, en effet, que les produits de desquamation de l'intestin du fœtus et les résidus des humeurs excrémentielles déversées à sa surface. C'est ainsi que l'examen du méconium permet d'y constater :

1° Un mucus transparent, très-tenace, strié, se gonflant lentement sous l'eau et englobant tous les éléments figurés que renferme le méconium.

2° Des débris figurés : cellules épithéliales prismatiques, rares et isolées au moment de l'accouchement, beaucoup plus nombreuses, sous forme de gaînes épithéliales des villosités, vers le quatrième ou le cinquième mois de la grossesse. Ces cellules, plus ou moins déformées, à noyau ovoïde, très-granuleuses, sont teintées en jaune verdâtre par la bile.

3° Des granulations protéiques ou des granulations graisseuses en nombre plus ou moins considérable.

4° Un grand nombre de grumeaux globuleux, ovoïdes ou polyédriques, souvent agglutinés les uns aux autres, faciles à dissocier, d'une coloration verdâtre, plus rarement encore violacée. Traités par l'acide azotique, ces granules prennent une coloration violacée très-nette. Quelquefois, mais rarement, ils peuvent offrir la série des colorations qui caractérisent la *biliverdine*. Ces éléments caractérisent le méconium ; ils existent toujours, lui donnent sa coloration verdâtre, tandis que la coloration grise, que l'on observe parfois, paraît due à l'accumulation de cellules épithéliales prismatiques ou pavimenteuses.

5° Enfin le méconium renferme assez souvent des cristaux de cholestérine ; ils sont petits, sous forme de lamelles transparentes à bords et à angles très-nets (fig. 69). Ils n'existent que pathologiquement dans les fèces évacuées pendant la vie extra-utérine (Robin).

Les fèces d'un enfant à la mamelle, jusqu'au dixième ou douzième jour, renferment encore une très-grande quantité de grains de biliverdine, bientôt mélangés de grumeaux caséiformes composés de globules de lait granuleux, demi-transparents, agglutinés les uns aux autres.

II. — Fèces normales

Les fèces normales renferment, outre les résidus alimentaires que nous étudierons dans un instant, des éléments analogues à ceux que l'on trouve dans le méconium.

1° Le *mucus* forme des amas grisâtres, lents à se gonfler sous l'eau, donnant à celle-ci une consistance mucilagineuse et un aspect trouble dû aux particules figurées qu'il englobe. Il est peu strié, même après addition d'acide acétique.

2° Les *éléments figurés* qu'il renferme sont presque toujours déformés. Tandis que dans le méconium on trouve souvent des gaînes entières de villosités (voy. fig. 64), celles-ci ne se rencontrent dans les fèces de l'homme adulte qu'à l'état pathologique. On trouve, le plus souvent, dans le liquide qui a servi à délayer les matières fécales : des cellules ovoïdes ou prismatiques infiltrées de molécules graisseuses ou des noyaux libres enveloppés de masses irrégulières d'un protoplasma amorphe; quelques leucocytes granuleux, surtout dans les selles diarrhéiques.

3° Les granulations moléculaires, très-fines, toujours animées de mouvement brownien, sont : les unes grisâtres, solubles dans l'acide acétique (granulations protéiques); d'autres réfractant fortement la lumière, à contour brillant, solubles dans l'éther (granulations graisseuses), pouvant s'accumuler de manière à former de véritables gouttelettes graisseuses; d'autres enfin, plus volumineuses que les précédentes, s'observant surtout quand les matières ont séjourné pendant quelque temps au contact de l'air, très-rares à apparaître quand elles ont été traitées par l'acide phénique, très-abondantes dans les cas pathologiques, constituent les éléments figurés que nous avons déjà décrits sous les noms de *bacterium punctum* (voy. p. 69), *bacterium catenula, etc.* (voy. *Fèces path.*, p. 272).

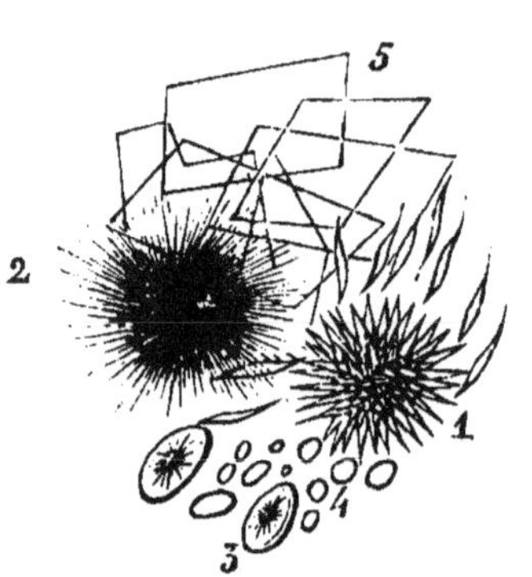

Fig. 69. — Cristaux d'acides gras. — 1, acide stéarique; 2, acide margarique; 3, vésicules adipeuses contenant des cristaux d'acide margarique; 4, gouttes de graisse; 5, cristaux de cholestérine.

4° Les grumeaux amorphes verdâtres, formés par des accumulations de matière biliaire, très-fréquents dans le méconium dont ils sont caractéristiques, ne s'observent dans les fèces que lorsque la bile a été péversée en quantité très-abondante dans l'intestin (polycholie). Parfois, dans les selles noirâtres, très-foncées, on en observe encore un certain nombre; mais il est toujours difficile d'obtenir, à l'aide de l'acide azotique, les réactions qui caractérisent la présence de la bile; s'il est vrai que l'on puisse provoquer parfois une coloration rougeâtre, il arrive

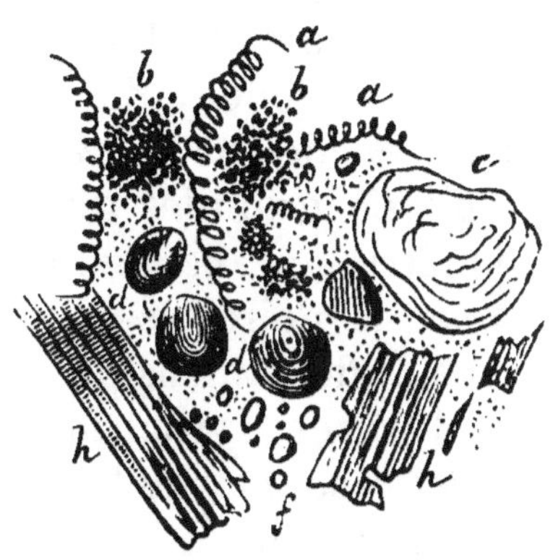

Fig. 70. — Débris d'aliments incomplétement digérés. — *a*, trachées; *b*, amas granuleux de chlorophylle; *c*, cellule végétale ayant perdu ses grains d'amidon; *d*, grains d'amidon; *f*, globules gras; *h*, débris de fibres musculaires.

plus souvent encore que l'on n'ait que la coloration jaune qui décèle la présence de matières azotées.

5° On n'observe pas de cristaux de cholestérine; mais, par contre, les fèces normales renferment des aiguilles jaunâtres ou même des masses globuleuses constituées par des acccumulations de cristaux aciculaires d'acides stéarique, margarique, oléique, etc. (fig. 69).

6° Enfin les selles normales peuvent renfermer des œufs d'ascarides, de tricocéphales etc., ou même, bien que très-rarement, des filaments de *leptothrix*.

Outre ces éléments, qui proviennent des parois intestinales, les fèces contiennent, même à l'état normal, des *résidus alimentaires*, absolument réfractaires à la digestion ou n'ayant pu être complétement liquéfiés sous l'influence des sucs digestifs.

Parmi les produits végétaux réfractaires à la digestion, nous citerons (fig. 70) : la *cellulose*, que l'on peut reconnaître à la coloration bleue qu'elle prend sous l'influence du réactif iodo-sulfurique ; les *cellules végétales* renfermant encore de la *chlorophylle* soit à l'état amorphe, soit en granules disposés en amas plus ou moins symétriques ; ces cellules sont souvent opaques, presque noirâtres ; d'autres cellules végétales de formes et de dimensions variables, les unes sphériques, d'autres cylindriques ; des vaisseaux et des *trachées* reconnaissables aux stries que détermine le filament spiral, etc.

Il est impossible de décrire tous les aspects que présentent ces matières végétales. Pour les examiner avec quelque fruit, il est indispensable d'acquérir une expérience que donne l'examen microscopique des excréments d'herbivores. On évitera ainsi de nombreuses erreurs et une perte de temps considérable.

Ces excréments ne présentent presque pas cette odeur fétide qui rend insupportable l'étude des matières fécales de l'homme ; en outre, ils montrent une préparation toute faite des éléments végétaux réfractaires à la digestion. L'étude des excréments d'une chenille, d'un insecte, d'un têtard de grenouille suffira même le plus souvent à mettre le médecin au courant de l'aspect que présentent les trachées spirales, les épidermes végétaux, etc., etc. C'est à ce procédé d'isolement que les phytologistes ont souvent recours pour étudier certaines parties des végétaux.

Parmi les produits animaux, on rencontre des

débris de tendons, de tissu élastique (qui parfois ont été confondus avec des vers intestinaux), de poils, de fragments osseux, de débris calcaires (enveloppes des crustacés, etc.).

Presque toujours à ces débris s'ajoutent, même dans les conditions normales, des matières alimentaires plus ou moins modifiées. Ainsi, les selles des enfants renferment des masses de caséum plus ou moins transformées; les selles des adultes, des fibres musculaires, encore aisées à reconnaître à leur striation qui persiste assez longtemps, bien qu'elles soient, le plus souvent, teintées en jaune brunâtre par la bile; enfin, et surtout, des accumulations assez considérables de matières grasses non émulsionnées. C'est la présence de ces éléments qui suffit parfois à elle seule pour caractériser, à l'examen microscopique, certaines évacuations pathologiques dont nous avons maintenant à nous occuper.

III. — Fèces pathologiques

Les évacuations alvines peuvent devenir pathologiques : 1° par augmentation ou diminution des éléments qu'elles renferment normalement; 2° par leur mélange à certains liquides, accidentellement déversés à l'intérieur du tube digestif (sang, pus, etc.): 3° par la présence de corps étrangers ou de parasites.

Nous avons vu que les fèces normales renferment : des débris épithéliaux, du mucus et des aliments plus ou moins réfractaires à la digestion. L'augmentation des débris épithéliaux s'observe dans toutes les maladies accompagnées de *diarrhée*. Tantôt les cellules épithéliales, peu modifiées, nagent au milieu d'un liquide séreux; tantôt elles sont encore adhérentes les unes aux autres, formant des amas qui reproduisent en partie les coiffes des villosités (dysenterie) et qui peuvent apparaître sous forme de lambeaux blanchâtres; d'autres fois, elles sont granuleuses ou même presque totalement détruites, n'apparaissant plus que sous forme de noyaux libres mélangés à des cellules plus volumineuses, sphériques, à protoplasma granuleux (choléra); quelquefois les lamelles épithéliales, retenues par du mucus plus ou moins concret, forment de larges membranes gélatiniformes, que souvent on a confondues avec des débris de la muqueuse intestinale mortifiée dans toute son étendue. Ces pseudo-membranes ne présentent pas l'aspect fibrillaire qui caractérise les fausses membranes diphthéritiques; leur forme ne rappelle en rien celle des membranes hydatiques; enfin, on les distingue des fausses membranes du muguet par l'absence d'algues. Le microscope y fait reconnaître le mucus et les cellules épithéliales: jamais on n'y voit de vaisseaux. On les observe dans les cas de constipation opiniâtre, dans la dyspepsie des hypocondriaques, etc. Dans tous ces cas le mucus concret contient un très-grand nombre de cellules épithéliales gonflées, volumineuses, physaliformes, des leucocytes ou des globules de sang, enfin quelques débris alimentaires[1].

Les débris gangréneux grisâtres de muqueuse

1. Voy. sur ce sujet la thèse inaugurale de l'un de nos élèves, le Dr Poignard. Paris, 1875.

intestinale mortifiée s'observent dans les cas d'invagination intestinale : leur structure microscopique ne pourra être reconnue qu'à la suite de coupes pratiquées sur ces membranes préalablement durcies.

Dans certaines formes de diarrhée, et surtout dans le *choléra*, les évacuations alvines renferment des grains *riziformes* composés de cellules épithéliales, réunies sous forme de petits lambeaux mélangés à des leucocytes, du mucus, des cristaux d'acides gras, etc. Dans les inflammations du gros intestin, dans la dysenterie, les corpuscules grisâtres, transparents (rappelant l'aspect de grains de sagou), que l'on observe dans les fèces sont, au contraire, presque exclusivement composés de leucocytes renfermant deux à trois noyaux.

Le *mucus* intestinal peut être assez liquide, glaireux, conservant son aspect strié sous l'influence de de l'acide acétique (selles séreuses et muqueuses), d'autres fois il constitue des flocons blanchâtres englobant des leucocytes, des cellules épithéliales desquamées ou agglutinées sous forme de cylindres. Dans les cas de diète prolongée, ou après une constipation opiniâtre, ce mucus devient concret et s'élimine sous forme de cylindres grisâtres ou blanchâtres, quelquefois creux, d'autres fois plus tenaces encore et pleins. Ces amas de mucus grenu, très-difficiles à gonfler sous l'influence de l'eau, englobent des gouttes de graisse, des cellules épithéliales plus ou moins granuleuses, quelquefois des cristaux d'acides gras ou de phosphate ammoniaco-magnésien. Quand ces cylindres de mucus sont blancs et très-aplatis, on peut les confondre avec des débris de vers intestinaux ; d'autres fois, leur forme cylindrique les a fait prendre pour des lambeaux de muqueuse intestinale.

Plus ou moins modifiés par les sucs digestifs, les *débris de matières alimentaires* peuvent se reconnaître dans les selles pathologiques : quelquefois, les aliments passent sans grande modification (selles lientériques), et se reconnaissent alors mélangés à du mucus, de la bile et des lamelles d'épithélium cylindrique ; d'autres fois, quelques substances sont seules réfractaires à la digestion. Ainsi la présence de la *graisse* sous forme de couche huileuse ou blanche, ou bien encore présentant l'aspect de lobules adipeux jaunes blanchâtres, appendus aux fibres musculaires à peine modifiées, peut faire penser à une maladie du pancréas, bien qu'elle se rencontre souvent aussi peu modifiée dans certaines formes de dyspepsie. Dans le *choléra*, on reconnaît aussi, au milieu des débris alimentaires, de nombreuses gouttelettes huileuses, sphériques. Dans les selles diarrhéiques des cancéreux, des phthisiques, des individus épuisés à la suite de suppurations abondantes, etc., on trouve parfois des amas de mucus, d'aiguilles cristallines et de graisse qui se présentent sous forme de corpuscules ovoïdes assez volumineux, ayant la consistance du suif ou même des bougies stéariques (Ch. Robin). Enfin, certains débris de végétaux toxiques, introduits par la voie de l'alimentation, pourront être retrouvés à peu près intacts dans les selles. Bornons-nous à mentionner les spores des champignons, qui se retrouvent toujours dans les selles et qui, par leur agencement avec les basidies et le tissu cellulaire, pourraient servir à diagnostiquer à quelle espèce, comestible ou toxique, on a eu affaire [1].

D'autres fois, le microscope pourra faire reconnaître certains médicaments qui, introduits sous forme pulvérulente ou pilulaire, n'auront pas été modifiés. Enfin, le tamisage des matières fécales fera trouver les calculs et les concrétions stercorales.

La *bile* se reconnaît, le plus souvent, non au microscope, mais par les réactions obtenues à l'aide de l'acide nitrique. Elle ne contient quelques éléments anatomiques que lorsqu'elle a séjourné quelque temps dans la vésicule biliaire. Dans les matières diarrhéiques on trouve cependant des amas de bile à l'état granuleux, retenus par du mucus semi-fluide, et reconnaissables à leur coloration ou quand on vient à les traiter par l'acide nitrique. Mais c'est surtout l'existence de calculs biliaires ou de calculs stercoraux qui peut nécessiter un examen plus approfondi. Disons immédiatement que les calculs mélangés aux matières fécales pourront renfermer des cristaux caractéristiques. Les uns existeront sous forme d'amas brillants semblables à de la leucine (glycocholate de chaux); d'autres aciculaires, minces, jaunâtres, formeront des faisceaux en forme de rosace, de feuille, d'étoile, etc. (acide margarique); quelques-uns aplatis, prismatiques en forme de feuilles de fougère, finement dentelés, ou bien prenant la forme de prismes droits à base rectangulaire (phosphate ammoniaco-magnésien), pourront

1. Boudier, *Des champignons au point de vue de leurs caractères usuels chimiques et toxicologiques*. Paris, 1866.

exister aussi mélangés aux fèces, surtout dans les selles diarrhéiques des individus soumis à une alimentation purement végétale, dans celles des typhoïques, etc. Nous renvoyons à l'article *Urine* pour l'étude micro-chimique de ces dernières formes de calculs.

Les *leucocytes* que l'on rencontre toujours, mais en petites proportions, mélangés aux fèces pathologiques, se présentent parfois en proportions telles que le liquide prend un aspect puriforme caractéristique. On constate ce phénomène soit dans les cas d'ulcération du rectum (tubercules, dysenterie, etc.), soit dans les cas où un abcès s'ouvre dans l'intestin. Les leucocytes granuleux, à un ou plusieurs noyaux, sont parfois (dysenterie) retenus avec des épithéliums déformés par un mucus consistant, conservant l'aspect strié, et formant dès lors la plus grande partie des lambeaux ou des flocons que l'on observe dans les selles. Les granulations graisseuses, souvent très-abondantes, donnent à ces flocons une coloration blanche. D'autres fois les leucocytes, très-granuleux, nageront au milieu d'un liquide grisâtre, fétide, souvent mélangé de sang, renfermant, en outre, des débris de matières alimentaires, quelques cellules épithéliales et des amas de mucus strié (ulcères chroniques de l'intestin). Enfin, nous avons déjà vu que, dans certaines formes de diarrhée, dans le choléra, etc., les grains riziformes contiennent un assez grand nombre de leucocytes granuleux. Ceux-ci peuvent manquer cependant; leur présence n'a donc rien de caractéristique. — Rappelons que le pus évacué avec les matières alvines peut présenter une coloration bleue ou verte signalée par

Ch. Robin, Delore, Fordos, etc. (Voy. *Traite des hnmeurs.*)

Les *hématies* peuvent aussi être reconnues dans les selles : tantôt on y rencontrera des globules sanguins de dimensions, de formes et de colorations normales. Ce sera toutes les fois qu'une grande quantité de sang aura été versée dans l'intestin ou lorsque le sang n'y aura pas séjourné pendant longtemps (hémorrhoïdes, dysenterie, maladies du gros intestin) : le plus souvent, les globules sanguins seront dentelés, crénelés, désagrégés en granules (Voy. p. 49.) On observera ces modifications dans les évacuations noirâtres qui surviennent dans les cas d'ulcère ou de cancer stomacal. Souvent les globules sanguins seront réunis en amas, mélangés au mucus, ou formant des caillots plus ou moins volumineux; dans ce dernier cas, la fibrine, qui, observée dans les matières alvines, retient souvent dans ses mailles plus de leucocytes que de globules sanguins, englobe ces derniers comme dans le caillot d'une saignée.

Nous ne ferons que signaler les liquides d'aspect puriforme, plus ou moins mélangés de sang, qui s'écoulent par l'anus dans les cas de cancer intestinal. Bien que le liquide, dans ces cas, puisse contenir encore un grand nombre de cellules, dont les noyaux volumineux, ou les aberrations de forme pourraient fournir quelques indications utiles (voy. p. 190), il importe de faire remarquer que ces cellules peuvent se rencontrer dans certaines néoplasies purement inflammatoires.

Les *corps étrangers* que l'on trouve dans les fèces sont des débris alimentaires non digérés, des parcelles de corps réfractaires à la digestion et accidentellement introduits dans les voies digestives, quelquefois des globules formés par des aiguilles d'acides stéarique ou margarique (choléra, dysenterie), parfois confondus avec des productions cryptogamiques; assez souvent des calculs biliaires ou des concrétions stercorales, des cristaux de phosphate ammoniaco-magnésien (diarrhée, dysenterie, choléra), enfin des sels toxiques ou des poisons de diverse nature éliminés en même temps que les résidus de l'alimentation. Parmi ces corps étrangers, il faut signaler le sable intestinal, formé par des particules siliceuses ou végétales venues du dehors, autour desquelles sont déposées des couches de matières azotées et du phosphate ammoniaco-magnésien (Laboulbène). Cette matière ne doit pas être confondue avec le phosphate ammoniaco-magnésien parfois éliminé par les sujets ayant une alimentation purement végétale ou à la suite de purgatifs magnésiens. On distinguera également le sable intestinal des diverses concrétions assez fréquemment trouvées dans les garde-robes de malades que l'on a pu croire atteints de gravelle bilieuse (akènes de fraise, concrétions pierreuses des poires, etc.).

Quant aux *calculs intestinaux* et aux *égagropiles*, concrétions formées par une agglomération de poils ou de matières végétales feutrées, provenant du caryopse de l'avoine ou de l'orge, l'analyse microscopique permettra le plus souvent d'en reconnaître la composition [1]. Nous renvoyons à l'article *Vomissements* (p. 250) pour ce qui concerne les recherches

1. Voy. Robin, *Traité des humeurs*, 2e édit., p. 983.

médico-légales à entreprendre dans les cas d'empoisonnement.

Les *parasites* observés dans les déjections alvines proviennent de trois sources différentes : 1° les uns ont pris naissance dans les matières putréfiées ou altérées dans l'intérieur du tube digestif. Tantôt, en effet, ces parasites infusoires se rencontrent dans les matières récemment évacuées et disparaissent par le refroidissement (Davaine); d'autres fois, ils naissent peu de temps après l'évacuation des matières intestinales, et leur présence est liée à des phénomènes de putréfaction ; — 2° d'autres parasites, introduits par la voie de l'alimentation, se sont développés à l'intérieur du tube digestif qui leur a servi d'*habitat*, puis ont été expulsés par fragments ou en totalité; — 3° enfin il est un certain nombre de parasites qui se sont accidentellement introduits dans le tube intestinal dont la paroi a été perforée. Ce sont les *parasites erratiques*.

Dans la première classe, nous rangerons les *protozoaires* appartenant aux familles des *vibrioniens*, des *monadiens* et des *paramécies*. Les vibrioniens dont nous avons déjà indiqué les caractères (p. 69) n'existent pas dans les fèces normales, mais apparaissent très-rapidement dans les liquides diarrhéiques. Davaine affirme que ces parasites disparaissent par le refroidissement des matières évacuées; ils se développent donc dans les matières encore renfermées dans la cavité intestinale. Toutefois, certains vibrioniens se développent dans le liquide qui a séjourné quelque temps au contact des matières fécales et qui a déjà subi un commencement de putréfaction. Il ne faudrait donc pas attacher une trop grande importance à leur présence dans les garde-robes des diarrhéiques. Il s'y rencontre parfois de vrais flocons composés de filaments mycéliaux analogues à ceux des oïdium, des leptothrix à divers degrés de développement, etc.

Les *vibrions* s'observent dans toutes les formes que présente la *diarrhée :* leur nombre paraît d'autant plus considérable que la maladie est plus grave; mais on les rencontre aussi bien dans la diarrhée lientérique que dans la diarrhée qui accompagne la fièvre typhoïde, les ulcérations intestinales des phthisiques, la diarrhée du choléra, etc. On observe encore dans les évacuations alvines des filaments d'algues (leptothrix); enfin Davaine a signalé dans les selles des cholériques et des typhiques des protozoaires du genre *cercomonas*, et Malmsten y a reconnu des *paramécies* (paramecium coli).

Les *cercomonas* se distinguent par un ensemble de caractères assez précis :

Un corps nu, de forme arrondie, discoïde ou ovoïde, un filament flagelliforme antérieur, un prolongement postérieur en forme de queue, plus ou moins long, plus ou moins filiforme et variable, qui s'agglutine quelquefois aux corps environnants et fixe momentanément l'animal. La petitesse, la continuité, la rapidité de leurs mouvements rendent une observation exacte très-difficile, observation qui ne peut être complétée après la mort de l'animalcule, car il devient impossible alors de le distinguer des corpuscules de diverse nature, des cellules épithéliales plus ou moins altérées parmi lesquels il se trouve. (Davaine.)

Le *paramecium coli* (Malmsten) présente les caractères suivants :

Corps ovoïde, aminci en avant, long de 0mm,1 environ, un peu variable; tégument couvert de cils serrés, disposés en séries obliques; bouche antéro-latérale munie de cils plus longs; œsophage légèrement élargi et recourbé; anus situé en arrière à la face abdominale, plus ou moins saillant et distinct par sa constitution; un noyau oblong elliptique; deux vésicules contractiles : l'une plus petite, subcentrale; l'autre située près de l'anus, très-variable; mouvements plus ou moins rapides, quelquefois tournoyants.

Nous avons déjà vu que, dans le *choléra*, les selles ne renfermaient plus qu'un épithélium à peu près détruit, troublé, grenu. La grande masse des flocons est composée de mucus hyalin retenant quelques leucocytes, des corpuscules analogues à des amas de globules graisseux, et des cristaux aciculaires d'acides gras. Au milieu de ce liquide trouble, on voit se mouvoir avec la plus grande rapidité des vibrioniens que l'on a comparés au *bacterium punctum,* au *bacterium termo* et au *bacterium catenula.* On y remarque, en outre, une grande quantité de *leptothrix.* Ceux-ci, que nous avons déjà signalés comme existant dans les fèces diarrhéiques, peuvent se feutrer, s'anastomoser, former de grandes masses, englobant quelques leucocytes ou quelques rares cellules épithéliales. On voit enfin assez souvent dans les selles des cholériques de grandes quantités de *torules.*

Les spores que l'on a trouvées dans les déjections cholériques et qui ont été bien décrites par Williams, puis par Klob et Hallier, ont été considérées par quelques auteurs comme les germes du choléra, qui ne serait dès lors qu'une maladie parasitaire. Cette opinion ne saurait être admise.

La présence des sporules de la prétendue mucédinée du choléra n'a jamais été constatée dans le sang, malgré les affirmations de Beale, et les expé-

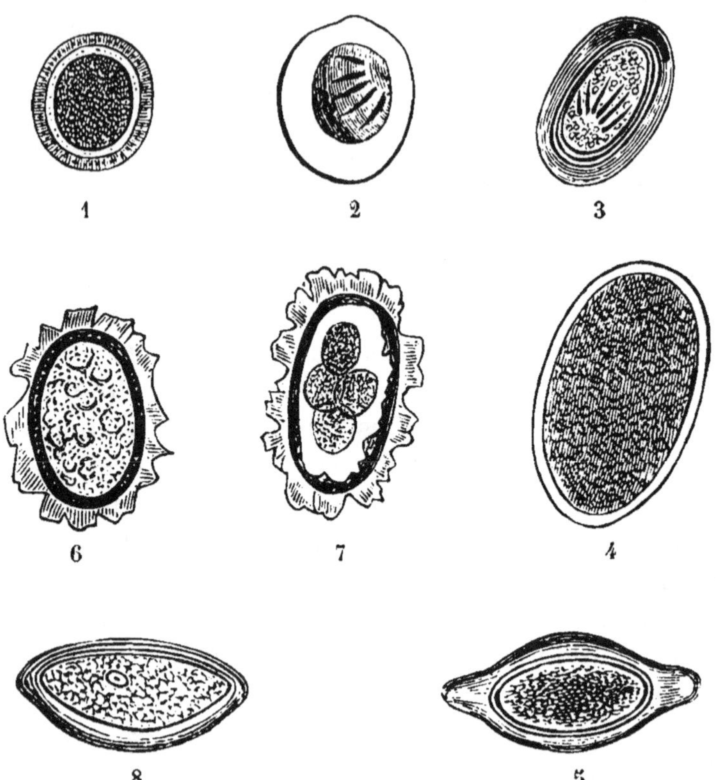

Fig. 71. — *Œufs d'entozoaires* (Davaine). — 1, Ténia solium armé (gr. 340); 2, ténia proglottidien renfermant un embryon dont on aperçoit les crochets (gross. 350); 3, ténia inerme (gross. 340); 4, botryocéphale (gross. 340); 5, tricocéphale (gross. 350); 6, ascaride lombricoïde (non fractionné, gross. 250); 7, le même, plus développé, renfermant des cellules embryonaires; 8, oxyure vermiculaire (gross. 400). — (Davaine, *Traité des entozoaires.*)

riences de culture tentées par Hallier ont été justement réfutées. Les amas de sporules (zooglæa) ne sont qu'un épiphénomène dans l'évolution de la maladie et ne peuvent être considérés comme les agents qui la provoquent. On les retrouve dans un grand nombre de maladies distinctes, et nous avons déjà insisté plus haut sur les complications qu'ils peuvent déterminer (p. 246). Bornons-nous donc à répéter que ces *faux parasites*, comme les végétaux déjà signalés dans les vomissements (*oïdium albicans*, *oscillaires*, *sarcina ventriculi*, etc.), ne sont ni le miasme ni le virus, mais les agents de certaines fermentations morbides.

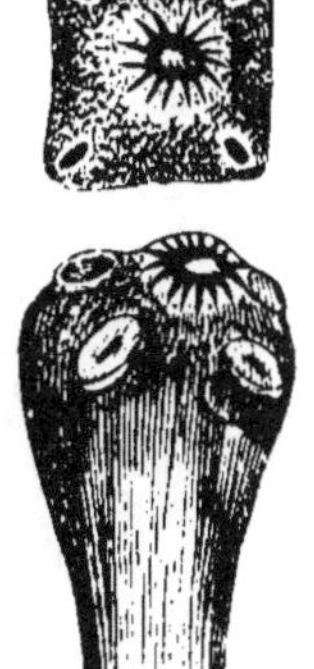

Fig. 72. — Tête de ténia armé de l'homme (grossi 12 fois). (Davaine.)

Parmi les parasites qui, introduits par l'alimentation, viennent se développer dans l'intérieur du tube digestif, nous citerons en première ligne les *ténias*. En présence des accidents que détermine la présence de ce ver, le médecin devra examiner avec soin les matières fécales, surtout après l'administration d'un purgatif; quelquefois, en effet, des portions suffisamment grandes pour préciser le diagnostic seront évacuées. D'autres fois, le malade ne rendra que quelques anneaux libres et vivants, déjà reconnaissables à l'œil nu, mais qu'il faudra étudier au microscope, afin de connaître l'espèce de ver à laquelle il appartient. Souvent, enfin, le diagnostic pourra être établi en recherchant, dans les selles, les œufs de ténias qui sont expulsés en grande quantité.

Ces œufs sont arrondis, très-lisses, ovoïdes ; leur membrane d'enveloppe, très-épaisse, à double contour, étant traitée par une solution de potasse caustique, laisse voir l'embryon que renferme la vésicule (fig. 71, 2). Celui-ci est dépourvu de ventouses et possède six crochets qui diffèrent de ceux du scolex par le nombre et par la forme. La *tête* ou *scolex* du ténia se distingue des anneaux par sa forme, ses ventouses, ses crochets lorsqu'ils existent et l'absence d'organes sexuels. On

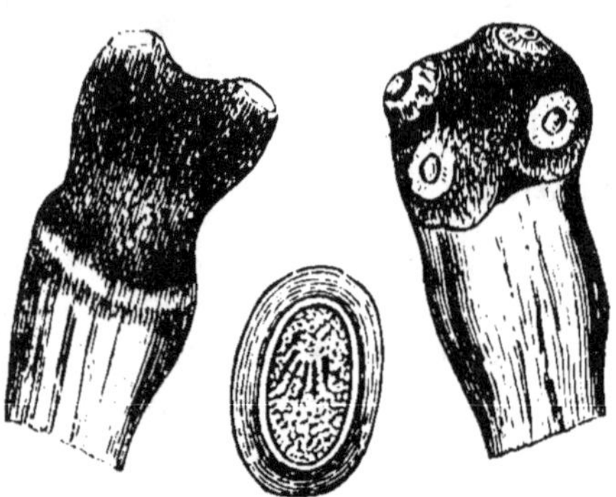

Fig. 73. — Tête de ténia inerme de l'homme (gross. 5 fois); œuf du même ténia (gross. 340). — (Davaine.)

devra toujours rechercher ce scolex parmi les fragments évacués. Le *ténia solium* (*ténia armé* et *ténia fragile*, Davaine) et le *ténia mediocanellata* se distinguent aisément quand on peut examiner le scolex : celui-ci, en effet, lorsqu'il provient du ténia mediocanellata, ne présente pas de crochets (fig. 73).

Le *botryocéphale*, appelé aussi *ténia non armé*, se distingue du ténia mediocanellata par la disposition de ses organes génitaux : ceux-ci, situés sur les parties latérales dans la tribu des téniadés, sont disposés, au contraire, sur la ligne médiane dans la tribu des *botryocéphales*. L'œuf du botryocéphale est ovoïde long de 0mm,068, large de 0mm,044 : il est pourvu d'un opercule et renferme un embryon inerme (Davaine). En traitant l'œuf par de l'acide sulfurique concentré, on peut apercevoir son opercule.

Parmi les vers *nématoïdes*, le plus fréquent est l'*ascaride lombricoïde*. Le plus souvent expulsé à l'état adulte, ce ver blanc ou rougeâtre, fusiforme, à tête munie de trois valves distinctes presque semblables, convexes ou semi-globuleuses, finement dentelées, se reconnaît aisément. L'œuf de l'ascaride, qui est expulsé avant son développement et peut se retrouver dans les selles, est ovoïde, entouré d'une coque assez épaisse, à double contour, frangée à sa surface (fig. 71, 6 et 7).

Le *tricocéphale* (Tricocephalus dispar) est plus rare : on l'observe assez fréquemment toutefois dans la fièvre typhoïde. Les œufs, « oblongs, revêtus d'une coque résistante prolongée en un goulet court, arrondi, translucide aux deux extrémités » (Dujardin) sont évacués avec les fèces (fig. 71, 5). Le ver est blanc-jaunâtre, filiforme, long de 37 à 50 millimètres : son tégument est strié transversalement à l'exception d'une bande longitudinale hérissée de petites papilles. Le corps du mâle est plus petit que celui de la femelle. Le mâle possède un spicule tubuleux, contenu dans une gaîne renflée ou vésiculeuse, de forme variable et sortant à l'extrémité postérieure. La femelle est à ovaire simple, replié dans la partie postérieure, terminé en avant par un oviducte charnu qui s'ouvre au point de jonction des deux parties du corps.

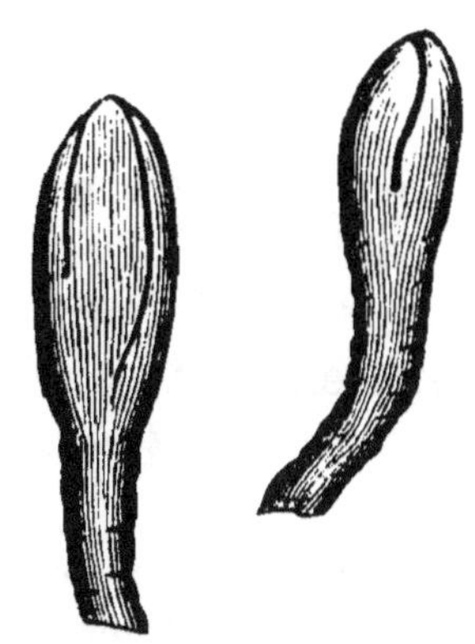

Fig. 74. — Tête du botryocéphale de l'homme (Davaine).

L'*oxyure vermiculaire*, qui occupe le rectum et le pourtour de l'anus, et se reconnaît aisément à l'examen des fèces, est blanc, filiforme, très-étroit. Le mâle entouré en spirale est long de 2 à 3 millimètres ; la femelle est longue de 9 à 10 millimètres ; son extrémité caudale est droite et très-fine : les œufs sont lisses, oblongs non symétriques, longs de 53 μ larges de 28 μ. On ne les trouve que très-rarement dans les selles (fig. 71, 8).

Enfin l'*anchylostome duodénal* très-rare en Europe n'a que 6 à 9 millimètres de long : le corps est cylindrique, la tête un peu amincie, arrondie au sommet ; le limbe de la bouche muni de papilles inégales coniques ; le corps droit, transparent en avant. C'est à la présence de ce vers et aux hémorrhagies qu'il détermine que l'on a attribué la maladie connue sous le nom de *chlorose d'Égypte*. Outre ces parasites, les selles renferment parfois des larves d'insectes introduites avec les aliments, ou bien évacuées sans que l'on puisse aisément reconnaître comment elles ont pu pénétrer dans le tube digestif (voir, Soc. de biologie, 1875).

Les *parasites erratiques,* accidentellement introduits dans la cavité abdominale et éliminés avec les fèces sont, le plus souvent, des vers vésiculaires appartenant à la tribu des *téniadés* et connus sous le nom d'*hydatides*.

Celles-ci, qui existent sous forme de vésicules dans le parenchyme des organes, renferment un liquide limpide et contiennent des *échinocoques* dans leur cavité. De volume très-variable, à parois plus ou moins épaisses, ces hydatides peuvent s'ouvrir dans l'intestin. On trouvera dès lors, dans les matières fécales, les fragments du kyste qui contenait les échinocoques, et les débris de ceux-ci. Les lambeaux membraneux de la poche hydatique présentent un aspect caractéristique. La membrane est plus ou moins mince, élastique, blanchâtre, semblable à du blanc d'œuf coagulé, sans fibres ni cellules, disposée en lames stratifiées, semblables aux feuillets d'un livre. Cet aspect permettra de les distinguer de lambeaux membraneux provenant d'aliments mal digérés [1].

Quelquefois les hydatides, de volume peu considérable, sont rendues en totalité sous forme de corps ronds ou ovales : d'autres fois, les vésicules s'étant rompues, on trouvera, si le kyste est ancien, des lambeaux pseudo-membraneux venant de la paroi, des crochets isolés, restes de l'échinocoque et des concrétions de phosphate et de carbonate de chaux, sous forme

1. Voy. Davaine, *l. c.*, p. 392.

de noyaux ou délayées dans un liquide séreux auquel elles donnent l'apparence de pus. Quelquefois ce liquide renferme du sang ou de la bile. L'examen microscopique permettra de distinguer cette substance crémeuse d'un liquide purulent proprement dit. En effet, on n'y rencontre pas de leucocytes, tandis que l'on constate un grand nombre de lamelles de cholestérine, des globules huileux, quelquefois des cristaux d'hé-

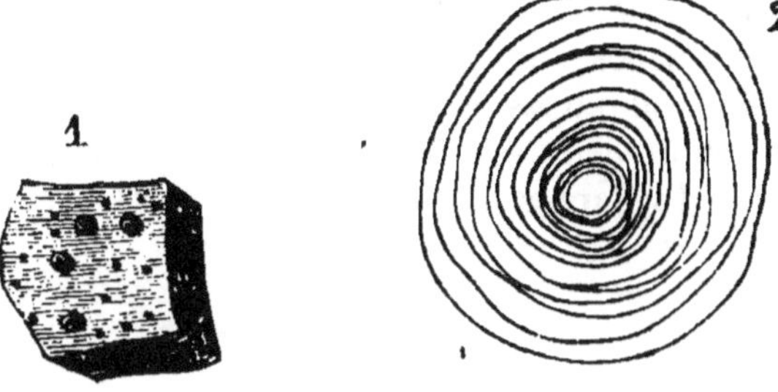

Fig. 75. — Hydatide de l'homme (Davaine). — 1, Fragment dont la tranche montre les feuillets dont le tissu se compose ; à la surface extérieure existent des bourgeons hydatiques ; 2, bourgeon comprimé et grossi 40 fois.

mato-cristalline, enfin parfois des cristaux d'oxalate de chaux, de phosphate de soude ou même d'acide urique. L'*échinocoque*, lorsqu'il existe à l'intérieur de la vésicule hydatique expulsée par les selles, se reconnaît à son corps oblong, ovoïde, séparé en deux parties par un étranglement circulaire ; la partie antérieure formant une tête pourvue d'un rostre est munie d'une double couronne de crochets et de quatre ventouses musculaires contractiles.

Le *distome hépatique* vit généralement dans les conduits de la vésicule biliaire, mais il peut émigrer et se rencontrer dans l'intestin, d'où il est évacué par les selles. On peut donc avoir à rechercher la présence de cet entozoaire. Voici la description qu'en donne Davaine : « Corps blanchâtre long de 18 à 31 millimètres et large de 4 à 13^{mm},5 chez l'adulte ; n'ayant environ que la moitié de ces dimensions chez les jeunes ; ovale oblong ou lancéolé obtus ; plus large et arrondi en avant où il se rétrécit tout à coup et forme une sorte de cou conique rétréci en arrière et aplati en forme de feuille; tégument couvert d'épines plus ou moins aplaties, longues de 0mm,05; ventouse antérieure terminale, arrondie; ventouse postérieure à orifice triangulaire, située tout près de la première; intestin ramifié distribué dans tout le corps, plus ou moins apparent suivant l'état de contraction de ses divisions; orifices génitaux contigus, situés au milieu de l'intervalle des deux ventouses; pénis cylindrique, saillant, contourné en spirale; ovaires blancs en grappe; oviducte formant des circonvolutions nombreuses contenant des œufs plus ou moins colorés en jaune, ovoïdes, pourvus d'un opercule, longs de 0mm,13 à 0mm,14, larges de 0mm,07 à 0mm,09; embryon inconnu. »

III. — MUQUEUSE DES FOSSES NASALES

Au niveau de l'ouverture des narines, la peau pénètre dans la cavité du nez et tapisse toute la surface interne des narines (vestibule des fosses nasales, Sappey) ; d'abord pourvue de poils (vibrisses) et de glandes sébacées, la peau se dépouille bientôt de tous ces organes accessoires pour se continuer insensiblement avec la muqueuse olfactive qui tapisse toutes les fosses nasales, et l'arrière-cavité des fosses nasales (partie supérieure du pharynx). Au niveau de la partie toute supérieure des fosses nasales, la muqueuse se modifie de nouveau pour former une surface très-sensible, la surface olfactive, sur l'histologie de laquelle nous ne nous arrêterons pas. Nous étudierons seulement la structure générale de la muqueuse des fosses nasales, ou *membrane de Schneider*.

La *membrane de Schneider,* qui tapisse les fosses nasales et les cavités accessoires ou sinus qui y sont annexés, est partout formée par un épithélium vibratile stratifié ; les cellules profondes sont plus ou moins polyédriques ; les cellules superficielles, coniques et très-allongées (jusqu'à 67 μ de longueur) sont munies sur leur extrémité libre de *cils vibratiles* (fig. 76) ; cet épithélium est identique à celui des voies aériennes (trachée et bronches), et en effet la physiologie nous enseigne que les fosses nasales sont le commencement des voies respiratoires. Il est facile en raclant sur soi-même la surface des fosses nasales, avec un cure-dent par exemple, d'en ramener des cellules encore munies de leurs cils vibratiles, mais il faut aller les chercher assez loin en arrière, car elles n'existent pas encore sur la muqueuse qui correspond au cartilage latéral du nez. Suivant Ecker, l'extrémité antérieure du cornet inférieur et la portion antérieure du méat inférieur seraient encore tapissées d'un épithélium pavimenteux. Les cils de ces cellules vibratiles sont implantés sur un plateau analogue à celui des cellules de l'intestin, mais plus mince; au début du coryza, ces cellules épithéliales vibratiles tombent en plus grand nombre qu'à l'état normal, et on peut alors non-seulement les étudier commodément, mais encore pénétrer certains détails de leur structure; c'est ainsi que Ranvier a pu observer que, dans ces cas, ces cellules se gonflent, leur protoplasma devient granuleux, leurs noyaux grossissent et se divisent, la membrane de la cellule se dissout en même temps que se dissout aussi le plateau qui limite sa surface libre. On trouve donc alors dans le mucus nasal des éléments cellulaires cylindro-coniques, pourvus d'un plateau couronné de cils vibratiles, et d'autres éléments fortement granuleux et turgides, chez lesquels le plateau a disparu et les cils vibratiles sont plus espacés, comme dispersés. Rindfleisch avait considéré ces cellules comme des globules blancs couverts de cils vibratiles. Il était de la plus haute importance de déterminer si l'on avait véritablement affaire à des leucocytes ou à des éléments épithéliaux déformés. En les examinant à la chambre chaude on voit que quelques cellules à cils vibratiles recommencent à se mouvoir, mais on ne parvient pas à y produire de véritables mouvements amiboïdes. D'autres réactions, comme par exemple celle de la teinture d'iode, qui ne permet pas d'y constater la présence de la matière glycogène, si caractéristique des globules blancs, démontrent que les éléments en question ne sont pas des globules blancs venus du sang, mais bien des cellules épithéliales de la muqueuse. (Ranvier, Société de biologie, 9 mai 1874.)

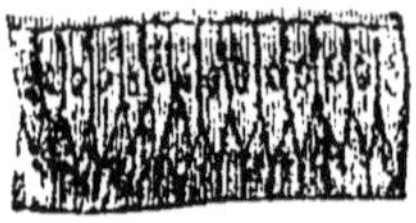

2.

Fig. 76. — Épithélium vibratile de la muqueuse de Schneider. (Kœlliker.)

Le chorion sous-jacent à ce revêtement épithélial ne présente pas la même structure dans les fosses nasales et dans les cavités accessoires. Dans ces cavités ou *sinus* (frontaux, maxillaires, ethmoïdaux, etc.), ce chorion est très-mince, confondu avec le périoste, peu vasculaire, et moins riche en glandes : on a cependant signalé quelques glandes sur le plancher du sinus maxillaire (Sappey), dans les sinus sphénoïdal et ethmoïdal, près de leur orifice, où ces glandes se dilatent parfois en petits kystes volumineux. D'après les recherches récentes de Sappey, les glandes des sinus diffèrent de celles des fosses nasales, moins par leur nombre que par leur volume et leur disposition : en effet, elles se présentent ici la plupart du temps sous l'aspect de longs tubes noueux, sur lesquels s'échelonnent des utricules inégalement espacés et de fort petit volume. — Au contraire, dans les fosses nasales proprement dites, la muqueuse est épaisse, très-vasculaire, et très-riche en glandes. Les vaisseaux forment des réseaux veineux très-riches, qui arrivent presque au contact de l'épithélium, de sorte que les hémorrhagies sont très-faciles, et que, *sans qu'il y ait hémorrhagie proprement dite, il est très-fréquent de trouver des globules rouges dans le mucus nasal.* Les glandes, étudiées surtout par Sappey, présentent le type de petites glandes en grappe parfois excessivement et très-finement ramifiées.

Le *mucus nasal* présente les éléments que nous avons signalés dans les mucus en général (mucosine, cellules épithéliales et débris de cellules épithéliales, leucocytes, souvent des globules rouges du sang). Il se concrète facilement en amas ou grumeaux de consistance et d'aspect de chair lavée : il se dilacère alors en petits fragments et en pellicules très-minces, finement striées (mucosine), surtout par l'action de l'acide acétique (Ch. Robin); c'est ce mucus nasal, très-riche en cellules épithéliales cylindriques, souvent vibratiles (voy. p. 281), à protoplasma granuleux, et à noyaux volumineux, qui constitue la plus grande partie du produit évacué dans les cas de *coryza*. Ce liquide renferme parfois des pseudo-membranes, souvent des débris figurés provenant de l'ulcération de la muqueuse. Toutefois, l'examen microscopique ne peut faire distinguer le coryza inflammatoire simple du coryza dû à la scrofule, à la syphilis, à la morve ou à certaines intoxications. La présence de vibrions dans le *jetage* des malades atteints de coryza morveux est loin d'être caractéristique.

Il peut arriver que les croûtes jaunes verdâtres, qui résultent de l'accumulation du mucus dans les fosses nasales, s'incrustent de sels calcaires et constituent alors les calculs désignés sous le nom de *rhinolithes*. Ces calculs sont riches en phosphates et en carbonates de chaux.

Les *kystes* des glandes de la membrane de Schneider renferment souvent des lamelles de cholestérine.

IV. — MUQUEUSES DE L'ŒIL ET DES VOIES LACRYMALES

Nous n'avons à nous occuper, dans ce chapitre, ni de l'histologie des membranes de l'œil, ni de la structure de ses milieux ; nous dirons quelques mots de l'anatomie des glandes lacrymales et des conduits lacrymaux, puis nous résumerons en quelques lignes ce que peut apprendre l'étude des produits recueillis à la surface de l'œil.

Les *glandes lacrymales* sont des appareils secréteurs dont les culs de sac ressemblent parfaitement à ceux des glandes salivaires (*voyez* pag. 216). Leur produit de secrétion, les larmes, ne présente pas normalement d'éléments figurés, sauf quelques leucocytes.

La muqueuse conjonctivale est revêtue d'un épithélium panimenteux stratifié ; cette disposition constante dans toute la portion tarsienne de la conjonctive, cesserait au niveau du bord adhérent des cartilages tarses, de telle sorte que les culs de sac conjonctivaux seraient tapissés d'un épithélium cylindrique stratifié (Henle).

La muqueuse de l'appareil lacrymal présente, au point de vue du revêtement épithélial, quelques particularités indiquées en partie par Henle et précisées récemment par Robin et Cadiat (1).

1° Les *conduits lacrymaux* sont tapissés d'un épithélium panimenteux analogue à celui de la conjonctive.

2° Dès qu'on passe du conduit lacrymal commun dans le *sac lacrymal*, l'épithélium prend brusquement les caractères de l'épithélium prismatique.

3° Cet épithélium cylindrique se retrouve dans toute la longueur du canal nasal, jusque sur les lèvres de son orifice dans la cavité nasale.

4° Le sac lacrymal est dépourvu de glandes (Robin); la muqueuse n'en secrète pas moins du mucus, plus ou moins visqueux et tenace, car on sait que les muqueuses sécrètent indépendamment de toute glande.

Les produits que l'on peut recueillir à la surface de la conjonctive ou des paupières, et dont un examen microscopique pourrait caractériser l'origine, sont assez rares. Nous avons déjà indiqué, en nous occupant du mucus considéré en général (p. 200), quels étaient les caractères du mucus conjonctival ou des agglomérations formées de mucus concret *(dacryolithes)* qui se retrouvent parfois dans les voies lacrymales. Nous nous bornerons à dire ici que les altérations des larmes n'ont pas été étudiées au microscope. Quant aux produits de la muqueuse palpébrale ou de la conjonctive, ils sont difficiles à caractériser par un examen microscopique. Dans la *blépharite ciliaire* on trouve les cils gonflés, volu-

1. *Note sur la structure du sac lacrymal et de ses conduits. Journal de l'anatomie*, 1875, p. 487.

mineux, à coloration noire, pigmentée. Quelquefois ils présentent des excroissances pigmentaires ; parfois, mais rarement, on y rencontre des tricophytes. L'examen des ulcères cupulliformes, au milieu desquels se trouvent des cils vacillants et celui du pus qui provient des glandes de Meibomius, n'éclaire pas le diagnostic. Dans la *conjonctivite catarrhale*, le liquide sécrété contient tantôt un grand nombre de cellules épithéliales déformées, dont le protoplasma a subi la dégénération muqueuse, tantôt un très-grand nombre de globules de pus. Dans les produits de *l'ophthalmie diphthéritique*, Lebert et Grubi ont trouvé de la fibrine coagulée contenant de nombreux globules de pus. Cette exsudation fibrineuse s'observe aussi dans les mailles du tissu cellulaire sous-conjonctival, ainsi que dans la conjonctive elle-même. Enfin, dans les cas d'*ophthalmie granuleuse*, les granulations que l'on peut extraire à l'aide d'une excision des culs de sac de la conjonctive, ont été divisés par Galezowski en granulations *papillaires* et *vésiculaires* (*Traité des maladies des yeux*, 2° éd., 1875, p. 215). L'examen de ces granulations a été fait par Remy, qui en a donné, dans l'ouvrage que nous venons de citer, une description à laquelle nous renvoyons ceux qu'intéressent ces questions d'histologie pathologique. Lebert (cité par Galezowki, p. 245) a étudié la dégénérescence amyloïde de la conjonctive, et a montré que les masses gélatineuses qui déterminent son boursouflement sont composées de nombreux corpuscules luisants, de différente grosseur, contenus dans une masse amorphe transparente. Plusieurs de ces corps sont allongés et à bords arrondis : à leur surface on voit des saillies plus ou moins grandes.

On comprendra que nous n'insistions pas sur la description des lésions de la cornée ou des milieux de l'œil. Les travaux de Virchow, Warlomont et Testelin, Robin, Pagenstecher et Genth, etc., ont fait connaître l'anatomie pathologique des kératites ou des cataractes ; mais les résultats auxquels ils sont arrivés ne pourraient être exposés en quelques lignes. Ce n'est pas, d'ailleurs, sans de grandes difficultés et des préparations histologiques assez minutieuses que l'on arrive à pouvoir donner une idée des lésions que présentent les membranes ou les milieux de l'œil, et à pouvoir expliquer leur genèse. Ces recherches ne sauraient donc, non plus que l'étude des tumeurs, être exposées dans un manuel élémentaire.

V. — MUQUEUSE RESPIRATOIRE

Anatomie

La muqueuse respiratoire ne présente pas partout la même structure : la plus grande partie de son étendue est couverte par un épithélium cylindrique vibratile ; le reste par un épithélium pavimenteux stratifié (glotte) ou simple (alvéoles pulmonaires).

Muqueuse à épithélium cylindrique vibratile. Telle est la muqueuse des fosses nasales, de la trachée et des bronches : on voit que cette muqueuse des voies aériennes est interrompue en deux points : à l'endroit où le canal aérien croise le canal alimentaire et au niveau de la glotte, où l'épithélium vibratile ne pouvait s'adapter aux fonctions de l'organe phonateur. — Étudiée au niveau des fosses nasales (voy. p. 281), cette muqueuse doit l'être aussi au niveau de l'arbre aérien proprement dit.

L'*épithélium vibratile* commence à se montrer sur la base de l'épiglotte et sur les cordes vocales supérieures ; il tapisse alors tout l'intérieur du larynx, excepté le bord libre des cordes vocales inférieures (seules véritables cordes vocales, glotte) ; il apparaît de nouveau au-dessous de ces cordes vocales, et tapisse la trachée et les grosses bronches. — Dans toute cette étendue, cet épithélium est stratifié ; c'est-à-dire qu'il se compose de plusieurs couches profondes de cellules polyédriques ou plus ou moins arrondies, et d'une couche superficielle de cellules coniques, très-longues (33 à 45 μ de longueur), s'insinuant par leur extrémité très-aiguë entre les cellules précédentes, et se terminant par leur base libre en un plateau garni de nombreux et longs cils vibratiles (fi. 77). L'étude de ces cils a été rapidement indiquée à propos de l'épithélium des fosses nasales; il est facile de trouver encore de ces cils en mouvement sur le cadavre, car ils conservent leurs oscillations vingt-quatre heures et même

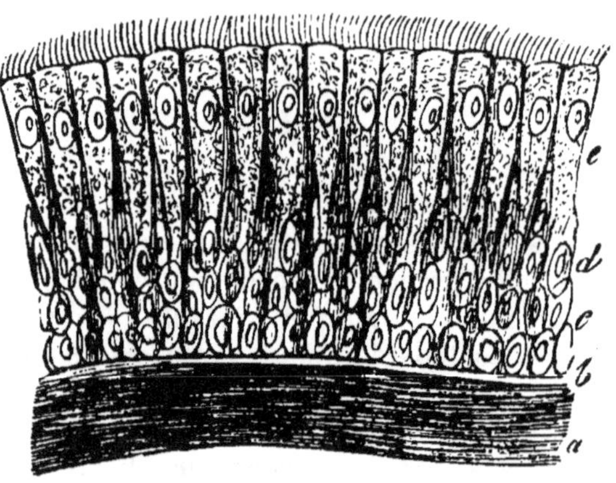

Fig. 77. — Epithélium vibratile de la trachée de l'homme (350 d.). (Kœlliker.) — *a*, portion interne des fibres élastiques longitudinales; *b*, couche supérieure homogène de la muqueuse; *c*, cellules arrondies; *d*, cellules moyennes allongées; *e*, cellules externes vibratiles.

quarante-huit heures après la mort générale. Cet épithélium est supporté par un chorion de tissu conjonctif riche en fibres élastiques, généralement dépourvu de papilles, et très-riche en glandes. Ces glandes sont pour la plupart des glandes muqueuses, c'est-à-dire qu'elles se composent de culs-de-sac ramifiés et disposés en grappes, et à vésicules tapissées d'un épithélium pavimenteux comme les glandes muqueuses de la bouche. Telles sont les glandes parfois volumineuses du larynx, les glandes moins développées de la trachée (surtout en paroi antérieure), et même celles des grosses bronches; mais sur ces derniers canaux les glandes deviennent de plus en plus petites, et ne présentent qu'un épithélium cylindrique et des vésicules allongées, circonscrivant une cavité étroite; quelques-unes sont de simples culs-de-sac ou présentent tout au plus une bifurcation. (Kœlliker.) — A mesure que l'on descend dans les fines bronches, l'épithélium vibratile diminue d'épaisseur, puis ne se compose plus que d'une seule couche de cellules à cils vibratiles ; enfin ces cellules elles-mêmes perdent leurs cils, s'aplatissent et se transforment insensiblement en un simple épithélium pavimenteux (fig. 78); en même temps les glandes disparaissent ; c'est donc une transition graduelle qui nous conduit à l'épithélium des alvéoles pulmonaires.

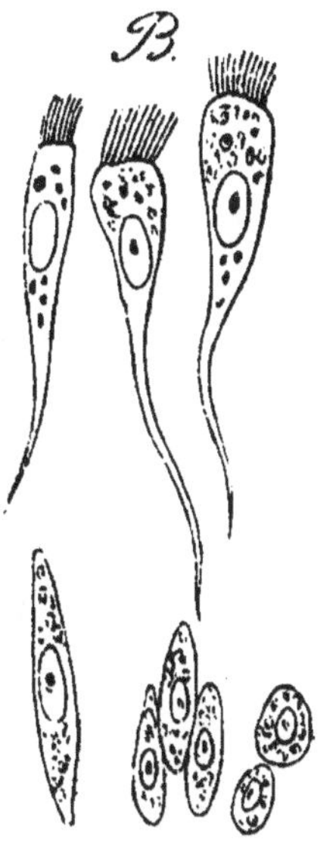

Fig. 78. — Épithélium vibratile de la trachée (gross. 350). Cellules isolées des diverses couches. (Kœlliker.)

Muqueuses à épithélium pavimenteux : l'épithélium du bord libre des cordes vocales ne mérite pas de nous arrêter : c'est un épithélium stratifié identique à celui de la bouche et du pharynx.

Il n'en est pas de même du revêtement épithélial des alvéoles pulmonaires ; l'existence et le mode de disposition de cet épithélium a été longtemps un sujet de débat entre les histologistes. Cependant on peut dire aujourd'hui, avec Kœlliker, que l'opinion, d'après laquelle les vésicules pulmonaires seraient complétement dépourvues d'épithélium, peut être considérée comme définitivement controuvée.

L'un des plus éminents parmi les micrographes qui ont nié l'existence de l'épithélium pulmonaire, le professeur Villemin[1], nous paraît avoir été induit en erreur par les préparations compliquées qu'il faisait subir aux lobules pulmonaires avant de les étudier au microscope (dessiccation, bichlorure de mercure, eau ammoniacale, et enfin iode). L'épithélium pulmonaire, qui est très-délicat, devait être détruit par ces préparations. Depuis les travaux d'Eberth et d'Elenz (1864), l'étude de cet épithélium, faite par l'imprégnation au nitrate d'argent, a

1. *Archives générales de médecine*, 1866.

permis de constater que la surface interne des alvéoles pulmonaires est tapissée par une mince couche d'épithélium formé de cellules minces et aplaties contenant un gros noyau. Kœlliker avoue que chez l'homme une préparation complète de

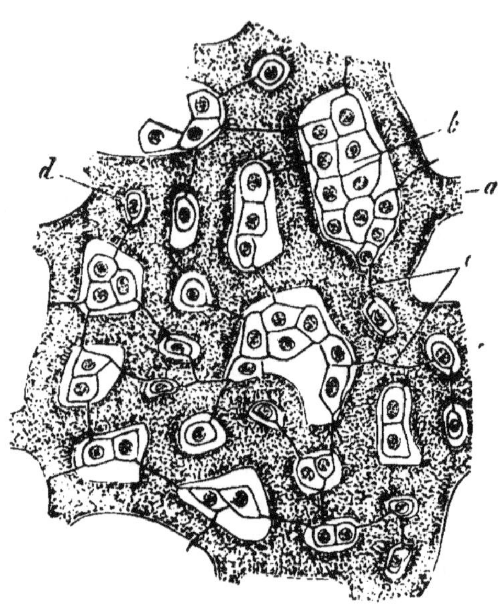

Fig. 79. — Épithélium pulmonaire d'une alvéole périphérique de rat adulte, rendu apparent par le nitrate d'argent (d'après Elentz). — *a*, capillaires; *b*, îlots de petites cellules; *c*, contour des larges lames membraneuses qui s'étendent au-dessus des capillaires; *d*, cellule qui n'est unie à un des îlots voisins que par un contour simple.

cet épithélium est très-difficile, et que même chez des enfants il lui a été impossible de le voir *in situ*, mais on peut parfaitement le préparer sur des mammifères très-voisins de l'homme, et nous donnons, d'après Kœlliker, une figure de cet épithélium chez le rat adulte (fig. 79). On voit que les noyaux des cellules se réfugient pour ainsi dire dans les mailles des capillaires, et que la partie de la cellule qui recouvre les capillaires se réduit à une mince plaque; souvent même ces plaques se fusionnent et on n'aperçoit plus les lignes de séparation des cellules. Mais on voit aussi que là où les mailles vasculaires sont un peu plus larges, elles contiennent, outre les portions des cellules précédentes, des cellules complètes, dont tout le contour est visible, et qui ne prennent aucune part à la formation des plaques presque amorphes étendues sur les capillaires. Nous insistons sur l'existence et la nature de cet épithélium pulmonaire, parce qu'il est très-important au point de vue des produits pathologiques auxquels il peut donner lieu. Au-dessous de l'épithélium pulmonaire, on ne trouve pas de chorion muqueux, mais directement la charpente des alvéoles; on pourrait tout aussi bien dire que le chorion muqueux constitue la charpente des alvéoles. En effet, cette charpente est formée d'une tunique fibreuse qui « résulte évidemment de l'union intime de la muqueuse bronchique avec la tunique fibreuse des bronches, toutes deux fort amincies » (Kœlliker). Elle se compose d'une couche fondamentale de tissu conjonctif homogène avec des fibres élastiques et de nombreux vaisseaux. Les éléments élastiques sont les plus importants à considérer, car ils résistent longtemps aux causes de destruction et sont souvent les seuls débris qui, dans une portion de poumon nécrosée et éliminée, conservent une structure reconnaissable et caractéristique à l'examen microscopique. Ce sont des réseaux élastiques très-serrés dont les mailles figurent des fentes extrêmement étroites : parfois les fibres élastiques se montrent plus écartées, et, par dissociation, on peut parfaitement les rendre évidentes; elles se présentent alors sous l'aspect de fibres à contours nettement indiqués, avec bifurcations nombreuses, dont les branches se dirigent en tous sens, et forment, en s'unissant les unes aux autres, un réseau plus ou moins serré; tandis que l'acide acétique fait pâlir tous les autres éléments, il rend ceux-ci beaucoup plus distincts : la potasse caustique étendue agit de la même manière.

Le *mucus des voies respiratoires* ne se produit normalement que dans la trachée, le larynx, les grosses bronches; dès qu'on arrive dans les toutes petites bronches, dont la muqueuse ne présente plus de glandes (en même temps que la tunique fibreuse ne présente plus ou presque plus de noyaux cartilagineux), il n'y a plus de mucus produit en ces points. « Il n'y a pas à l'état normal de mucus pulmonaire, il n'y a que de la vapeur d'eau sortant avec des gaz expirés et entraînant des traces de substances azotées. » (Ch. Robin.) Par contre, dans les états pathologiques, les exsudations et les productions et dégénérescences nouvelles sont très-abondantes au niveau des alvéoles pulmonaires. — Du reste, le mucus laryngien et trachéo-bronchique ne présente rien de bien particulier, et qui lui mérite une étude à part après les indications que nous avons données à propos du mucus en général (voy. p. 200). La mucosine y est presque homogène et faiblement striée. Ce mucus est toujours mêlé de fines bulles d'air ; on y trouve, après son expectoration, les débris des divers épithéliums par lesquels le mucus a été produit, ou avec lesquels il s'est trouvé en contact. Ce sont des cellules cylindriques, ayant parfois conservé leurs cils vibratiles, des cellules pavimenteuses, venant surtout de la bouche ; cependant ces cellules pavimenteuses peuvent venir aussi du larynx, c'est-à-dire de la surface des cordes vocales inferieures, et des ventricules du larynx, car l'épithélium pavimenteux stratifié de la fente glottique émet des prolongements qui tapissent une partie des régions voisines, et, surtout en arrière, se continuent, vers la région aryténoïdienne, avec l'épithélium pharyngien. Les leucocytes sont nombreux dans le mucus laryngo-bronchique, et ce n'est qu'une exagération déjà assez prononcée dans leur nombre qui peut être regardée comme un état pathologique.

Produits de la muqueuse respiratoire — Crachats

Les produits évacués par la bouche, après le phénomène physiologique connu sous le non d'*expectoration*, s'appellent *crachats*. Ceux-ci renferment donc des matières qui peuvent venir de la bouche, des fosses nasales, du pharynx, aussi bien que du larynx, des bronches, etc., parfois même ils pourront renfermer des produits étrangers venus des organes voisins (kystes, abcès de la plèvre, du foie, des reins, etc.)[1].

L'examen physique et l'analyse chimique nous font connaître la qualité, la forme, l'aspect, la couleur, la densité, la consistance, l'odeur, la composition chimique des crachats ; l'examen microscopique devient indipensable lorsqu'il s'agit de reconnaître leur composition intime, de déceler, par les éléments qu'ils renferment, l'organe qui leur a donné naissance.

Nous allons étudier successivement les produits et les éléments anatomiques que l'on peut rencontrer dans les crachats. En suivant cet ordre, que nous avons adopté déjà pour le sang et pour d'autres liquides, nous ne préjugeons rien des déductions séméiologiques que le clinicien pourra tirer de l'examen des produits expectorés. Nous devrons donc indiquer quelles sont les parties caractéristiques de certaines formes de crachats, et quelles sont les maladies où ces produits se rencontrent le plus fréquemment.

Les crachats sont plus ou moins liquides, et cette consistance est due à la présence d'une quantité plus ou moins considérable de *sérosité* à peu près limpide. La salive qui forme la plus grande partie des *crachats* dits *salivaires* ne renferme, nous l'avons vu, que quelques rares éléments figurés.

Le *mucus* qui constitue la plus grande partie des masses expectorées est quelquefois assez fluide et ne se reconnaît, à son aspect strié, qu'après addi-

1. Voy. Martineau, art. Crachat du *Dictionnaire de médecine pratique*.

tion d'acide acétique. C'est ce qui arrive dans la *bronchorrhée* où les produits d'expectoration nagent au milieu d'une sérosité limpide ou à peine rendue opalescente par quelques cellules d'*épithélium vibratile* et quelques rares leucocytes. Mais, plus souvent, ce mucus est épais, cohérent, donnant aux crachats une forme caractéristique. Le *mucus nasal* (voy. p. 283) est gris ou jaunâtre, souvent puriforme, très-consistant. Il retient un grand nombre de cellules épithéliales polyédriques ou prismatiques, infiltrées de granulations graisseuses. L'acide acétique lui donne un aspect strié caractéristique et le rend plus apparent. Quelquefois le mucus apparaît sous forme de flocons grisâtres assez transparents; ces flocons sont souvent mélangés à des concrétions globulaires, grisâtres, assez consistantes, souvent fétides, ou à des masses d'aspect plus ou moins caséeux provenant du pharynx et des amygdales.

Toutefois, qu'ils soient *séreux* et ne renferment comme cellules épithéliales que les lamelles pavimenteuses de la bouche (fig. 53, p. 212), qu'ils aient l'aspect de *crachats muqueux*, grâce à la présence d'une notable quantité de mucus nasal ou pharyngien, ces crachats ne renfermeront pas les éléments caractéristiques de la sécrétion laryngo-bronchique. L'absence de cellules cylindriques ou globuleuses à cils vibratiles suffira donc pour indiquer leur provenance.

Le *mucus laryngo-bronchique* ajoute aux éléments déjà signalés les cellules qui caractérisent la muqueuse des voies respiratoires. Parfois, en effet, les *crachats séreux* très-aérés, spumeux, renferment un grand nombre de cellules globuleuses ou cylindriques, à cils vibratiles; ces cellules contiennent un ou plusieurs noyaux. On les observe en grande abondance dans les crachats séreux qui sont expectorés dans les cas d'hyperémie pulmonaire, d'œdème du poumon, de pleurésie, etc., etc. Plus souvent ces éléments se reconnaissent au milieu des *crachats muqueux* (bronchite). Ceux-ci, très-visqueux, collants, verdâtres, contiennent de ces cellules dont les cils vibratiles sont parfois encore animés de mouvements. Quelquefois très-distendues, elles sont presque sphériques; d'autres fois leur membrane d'enveloppe, qui présente un double contour, est intimement unie au noyau volumineux qu'elles renferment (fig. 80, 4 et 5). Ces cellules seraient dès lors aisément confondues avec des leucocytes, toujours en grand nombre dans ces crachats, si la présence de cils vibratiles ne permettait pas de les distinguer.

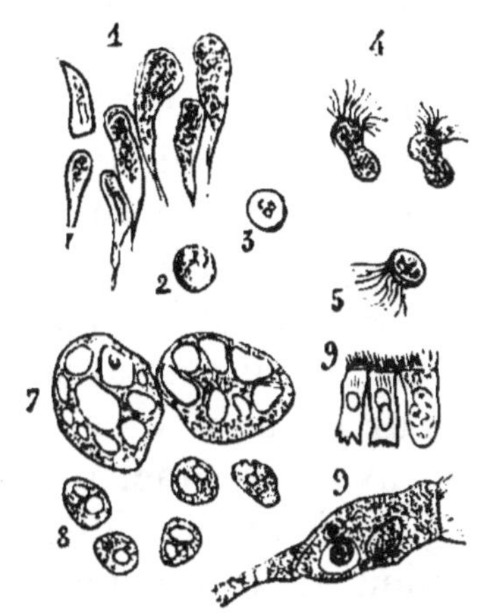

Fig. 80. — Éléments contenus dans les crachats muqueux (d'après Hérard et Cornil) dans les cas d'inflammation des voies pulmonaires. — 1, Cellules cylindriques; 2, 3, leucocytes; 4, cellules à cils vibratiles; 5, les mêmes devenues sphériques; 7 et 8, cellules en voie de dégénérescence muqueuse, hydropiques, présentant plusieurs cavités centrales; 9, cellules cylindriques à noyaux multiples.

D'autres fois le mucus laryngo-bronchique retient, en les agglutinant de manière à constituer une masse gélatiniforme bleuâtre, des leucocytes et des cellules épithéliales accolées les unes aux autres. Souvent ces cellules épithéliales pavimenteuses se gonflent, se distendent, deviennent granuleuses et s'infiltrent de molécules graisseuses; parfois on trouve à leur intérieur quelques grains de noir de fumée, aisément reconnaissables par l'emploi de l'acide sulfurique qui les laisse intacts. Ces *crachats*, dits *perlés*, contiennent encore quelques leucocytes granuleux et des granulations graisseuses disposées en chapelets (angine et laryngite glanduleuses). Les crachats perlés, reconnaissables à leur coloration bleuâtre et à leur forme ovoïde, ne doivent point être confondus avec les crachats grumeleux déchiquetés, analogues à du riz cuit, que l'on trouve nageant au milieu d'un mucus fluide plus ou moins trouble dans l'expectoration des phthisiques. Ceux-ci, constitués par de grandes cellules d'épithélium pavimenteux, souvent granuleux, renferment, en outre, de nombreux leucocytes agglomérés par du mucus. Dans l'*asthme*, on rencontre des masses consistantes, grisâtres, demi-transparentes, où l'examen histologique fait reconnaître des corpuscules pâles, polyédriques ou sphériques, légèrement granuleux, différant par leur aspect des globules de pus et des cellules épithéliales, souvent mélangés de granules charbonneux. (Voy. p. 303.)

Enfin les *crachats de la pneumonie* (voy. p. 300) renferment de larges cellules épithéliales, granuleuses, contenant un très-large noyau, parfois aplaties, le plus souvent gonflées, presque vésiculeuses. Ces cellules proviennent des alvéoles pulmonaires. (Voy. fig. 80).

Le *pus* se reconnaît toujours dans les produits expectorés. Rares dans les crachats salivaires (excepté dans les cas de ptyalisme), plus nombreux dans les *crachats muqueux*, les leucocytes deviennent parfois très-abondants. Les crachats ont alors l'aspect de masses puriformes, quelquefois consistantes, à bords déchiquetés, isolées les unes des autres (*crachats nummulaires*); d'autres fois formant des masses épaisses jaunâtres ou verdâtres, diffluentes, tombant au fond d'un vase rempli d'eau. Les *crachats purulents* peuvent aussi être sanieux, grisâtres, privés d'air, analogues aux crachats de tuberculisation pulmonaire (pneumonie); parfois enfin un malade expectore des quantités considérables de pus presque pur provenant d'un abcès qui s'est fait jour dans les bronches. L'examen histologique de ce pus pourra, dans certains cas, indiquer son origine (poumon, plèvres, ganglions bronchiques, foie, rein, etc.). (Voy. p. 116.)

Dans toutes les observations microscopiques, la présence ou l'abondance des leucocytes n'auront jamais une importance aussi considérable que l'existence ou l'absence des éléments anatomiques qui leur sont mêlés. La présence de la fibrine, des fibres élastiques, des cellules épithéliales provenant des alvéoles pulmonaires, devra toujours être recherchée avec soin.

Le *sang* peut exister dans les crachats salivaires et provenir des gencives, des parois buccales ou du pharynx. Mais qu'il provienne de la bouche, du pharynx ou des voies respiratoires, le sang examiné au microscope ne présentera par lui-même aucune différence importante à noter. Il est indispensable cependant d'examiner au microscope certains crachats, dont la coloration rougeâtre ou brunâtre pourrait faire penser à l'existence de globules sanguins, alors que certains médicaments (ratanhia, réglisse, kermès, etc.) ont seuls donné aux produits de l'expectoration cette coloration rougeâtre.

Les globules sanguins sont plus ou moins déformés suivant qu'ils ont séjourné plus ou moins longtemps en contact avec d'autres produits ; quelquefois, gonflés par la sérosité, ils deviennent sphériques, pâlissent, perdent ainsi leur forme et leur coloration ; souvent, à côté des globules sanguins, on trouve des cristaux d'hématoïdine ou des granulations pigmentaires. (Voy. p. 79.) Ces cristaux et ces granulations existent parfois à l'intérieur de grandes cellules vésiculeuses presque sphériques qui proviennent des bronches (*apoplexie pulmonaire*). Dans la *pneumonie,* les crachats très-visqueux, très-transparents, de coloration très-variable, sont caractérisés non par la présence du sang, mais par l'existence d'un exsudat fibrineux mélangé à du mucus pulmonaire. Les globules sanguins sont donc intimement mêlés à ce produit d'exsudation pulmonaire caractérisé par son aspect fibrillaire et l'existence des noyaux qui tapissaient les alvéoles pulmonaires. La bile, qui est parfois mélangée à ces crachats pneumoniques, se reconnaît par sa couleur. Enfin dans l'*hémoptysie*, le sang expectoré en quantités considérables ne présente rien de particulier.

Mélangés aux produits de l'expectoration, les *lambeaux pseudo-membraneux*, les débris alimentaires, les fausses membranes provenant des kystes hydatiques, doivent être distingués des fausses membranes diphthéritiques. (Voy. p. 185.) Souvent du mucus plus ou moins concret, moulé sur les parois de l'arbre aérien dont il reproduit les divisions, a été pris pour une fausse membrane. L'examen à l'aide de l'acide acétique lèvera tous les doutes. (Voy. p. 199.)

Dans la *bronchite pseudo-membraneuse,* les produits expectorés sont composés de filaments cylindriques de fibrine coagulée. Plus importants encore à reconnaître sont les éléments qui proviennent de l'ulcération du parenchyme pulmonaire. La présence de fibres élastiques dans les crachats est presque caractéristique de la *phthisie à forme ulcéreuse.* Les fibres élastiques n'existent, en effet, que dans la phthisie, dans la gangrène pulmonaire et dans les infarctus hémoptoïques du poumon. On les recherchera surtout dans les crachats nummulaires, qu'il faudra traiter par la soude caustique ou par l'ammoniaque. Le mucus deviendra transparent et les fibres élastiques apparaîtront (fig. 81), reconnaissables à leur forme ondulée en spirale, à leur double contour, à leur résistance aux réactifs, enfin à leur coloration sous l'influence du rose d'aniline. (Voy. Introd., p. 23).

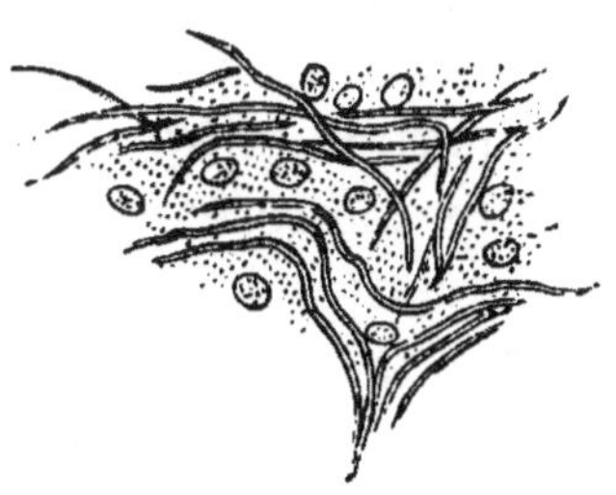

Fig. 81. — Fibres élastiques et globules de pus ratatinés provenant de l'expectoration d'un phthisique.

Parfois ces fibres élastiques qui sont toujours plus ou moins altérées, d'apparence fibrillaire, très-semblables aux filaments de leptothrix, au lieu d'être isolées les unes des autres, forment des faisceaux de fibres entre lesquels on peut apercevoir les éléments qui caractérisent la fonte ulcéreuse du parenchyme pulmonaire. Ce sont des débris de vaisseaux oblitérés et, surtout, une grande abondance de corpuscules granuleux, les uns ayant la forme et les caractères des globules de pus, d'autres plus petits, déformés, quelques-uns infiltrés de granulations noirâtres, d'autres enfin presque globulaires renfermant quelquefois des cristaux d'hémato-cristalline.

L'ulcération des cordes vocales, du larynx, des bronches peut faire apparaître dans les crachats des concrétions d'apparence cartilagineuse[1]. Le microscope y reconnaîtra, au milieu d'un amas de leucocytes, les débris des cordes vocales ou des cartilages du larynx et des bronches. Monneret déclare avoir retrouvé deux ou trois fois dans les produits expectorés les éléments qui caractériseraient le cancer du poumon. Rappelons ici que les crachats, couleur gelée de groseille, ont été donnés comme presque pathognomoniques de cette affection (Stokes).

Des matières grasses, en quantité plus ou moins abondante, des concrétions calcaires ou des cristaux peuvent se rencontrer dans les produits de l'expectoration. Dans les crachats de pneumonie on rencontre parfois des cristaux cubiques de chlorure de sodium. Les cristaux de cholestérine sont rares; le plus souvent on observe des aiguilles de margarine très-fines, formant des réseaux très-élégants solubles dans l'éther. Ces cristaux sont très-fréquents dans les *crachats fétides,* ce qui a fait penser que la fétidité des crachats devait être

1. Voy. Leroy, *Des concrétions bronchiques*. Th. de Paris, 1868.

attribuée à la décomposition des matières grasses contenues à l'intérieur des cavernes pulmonaires ou des dilatations bronchiques. D'autres cristaux de leucine, de tyrosine (solubles dans l'éther et l'alcool, insolubles dans l'acide acétique et la soude), de phosphate et de carbonate de chaux, peuvent se rencontrer dans l'expectoration des phthisiques ou dans les cas de gangrène pulmonaire. Dans l'*asthme* bronchique, Leyden a signalé des cristaux incolores, brillants, formant une pyramide double, peu réfringents, se brisant facilement, insolubles dans l'eau froide, solubles dans l'eau bouillante, résistant à l'éther, à l'alcool, solubles dans l'acide acétique, l'acide tartrique, l'acide phosphorique. Ces cristaux ont déjà été signalés dans la bronchite par Charcot et Vulpian *(Gaz. hebd., 1860)*. Enfin, les granulations de noir de fumée que l'on observe dans l'expectoration des mineurs, des charbonniers, etc. (anthracosis), se distingueront des corpuscules mélaniques. Dans la mélanose, en effet, les granulations sont arrondies, peu foncées en couleur, toujours emprisonnées dans les cellules épithéliales, tandis que les grains de charbon sont très-foncés en couleur, anguleux, irréguliers.

Nous ne parlerons pas des matières venues du canal alimentaire (fibres musculaires, granulations graisseuses, cellules végétales, grains de fécules, etc.), accidentellement mêlées à l'expectoration, non plus que des concrétions formées par le tartre dentaire. (Voy. p. 230.)

Il nous reste à signaler les *parasites* retrouvés dans l'expectoration. Les uns ont déjà été étudiés.

Ce sont les vibrions (voy. p. 69) et les algues du genre *leptothrix* (v. p. 224), que l'on trouve presque toujours dans toutes les espèces de crachats. Il n'en est pas de même de l'*oïdium albicans* (p. 228), qui s'observe dans les cas de muguet, de l'*oïdium pulmonaire* (Benett), qui aurait été retrouvé dans plusieurs cavernes pulmonaires, enfin des parasites qui, d'après Letzerich[1], seraient l'agent infectieux de la coqueluche. Si l'on receuille un crachat de coqueluche entre deux lames de verre et si on l'examine au microscope, on peut s'assurer que les flocons blancs expectorés dans ce cas sont presque entièrement composés de microcomes réunis en colonie. Ces microcomes pourraient, suivant Letzerich, se multiplier, augmenter de volume et constituer enfin de vrais globules contenant de petites spores. Ces globules en éclatant répandraient au dehors de nouvelles bactéries. Ce champignon serait différent de celui qui caractérise la diphthérie. Letzerich déclare avoir pu, par l'inoculation de ces microcomes, provoquer, chez les lapins, des accidents tout à fait analogues à ceux de la coqueluche. Certains entozoaires que l'on a rencontrés dans les voies respiratoires pourraient aussi parfois se rencontrer dans l'expectoration. Ces entozoaires seraient, d'après Davaine[2], un ver observé par Diesing et nommé *strongylus longevaginatus*. Ce strongyle a les caractères suivants : « Tête tronquée, conique, non ailée, limbe de la bouche pourvu de quatre à six papilles; corps égal, droit, d'un blanc

1. *Arch.* de Virchow, t. LX, p. 409.
2. *Traité des entozoaires*, p. 20.

jaunâtre. » Il a été rencontré dans le parenchyme du poumon d'un enfant.

Dans le larynx et la trachée, M. Rainey a reconnu l'existence de larves de vers nématoïdes. Recueillis avec l'épithélium et placés sous le microscope, ils ont des mouvements très-vifs. L'extrémité la plus grosse du ver commence ses mouvements avant la plus petite. Bientôt ils cessent, et le ver reste enroulé, ressemblant à une trichine enfermée dans son kyste. Ce *nématoïde trachéal* a un corps long de $0^{mm},75$, large de $0^{mm},016$, obtus en avant, graduellement aminci en arrière. L'œsophage occupe plus du tiers de la longueur du corps, l'intestin est droit; l'anus semble exister un peu en avant de l'extrémité postérieure; il n'y a point d'organes génitaux internes ou externes.

Enfin, quelques entozoaires venus du dehors peuvent pénétrer accidentellement dans le larynx, la trachée et les bronches (ascarides, hydatides, etc.).

En résumé, l'examen microscopique des crachats pourra indiquer : 1° par la nature de l'épithélium que renferment les produits expectorés : quelle est la muqueuse qui leur a donné naissance; 2° par l'abondance et la déformation des globules rouges du sang, leur mélange à des produits fibrineux d'exsudation : une pneumonie fibrineuse; 3° par l'abondance des globules purulents mélangés à des matières grasses, à des cristaux de cholestérine et de margarine, enfin, à des débris du parenchyme pulmonaire *(fibres élastiques)* : l'existence d'ulcérations pulmonaires (tuberculose, grangrène pulmonaire, etc.); 4° par l'existence de débris de cartilages mêlés à des fibres élastiques : l'ulcération de l'épiglotte et des cartilages du larynx; 5° par la présence de produits pseudo-membraneux de forme caractéristique : une bronchite ou une pneumonie pseudo-membraneuse; 6° par des débris d'échinocoques ou de parasites : l'existence d'une affection parasitaire; 7° enfin, plus rarement, par la présence de cellules de forme et de dimensions anormales : certaines dégénérescences du tissu pulmonaire.

Nous ajouterons à cette étude des produits de l'arbre aérien, quelques mots sur l'examen direct du poumon au point de vue médico-légal.

Tout le monde sait qu'un poumon qui a respiré est rempli d'air. M. Bouchut a cherché à montrer que ce caractère, plus facile à constater avec l'aide de la loupe ou du microscope sur le poumon d'un enfant nouveau-né, pouvait devenir la source d'une application médico-légale qu'il a intitulée *docimasie pulmonaire* optique[1]. Dans tous les cas, dit-il, on peut reconnaître le fait de la respiration des nouveau-nés à la présence de vésicules aériennes, visibles sous la plèvre, faciles à mesurer en millimètres, et, lorsqu'il n'y a pas eu de respiration, l'instrument ne rencontre pas de vésicules pulmonaires. De plus, ajoute-t-il, après une putréfaction de plusieurs jours dans l'air et dans l'eau, on reconnaît encore à la loupe les vésicules aériennes d'un poumon qui a respiré, car la putréfaction qui détermine des gaz dans le tissu cellulaire, ne produit dans les poumons que de l'*emphysème interlobaire*, et jamais de gaz dans les vésicules pulmonaires.

1. Acad. de médecine, 1862, et *Union médicale*, id.

VI. — MUQUEUSE URINAIRE

Des voies urinaires et de l'urine

Voies urinaires. — L'*urine* est un liquide excrémentitiel dont le mode de formation n'est pas encore parfaitement déterminé. Il est à peu près certain toutefois que le principal acte de la sécrétion urinaire consiste en une filtration qui se fait au niveau du glomérule de Malpighi. Le liquide ainsi produit, parcourt successivement les canaux désignés sous le nom de *tubes de Ferrein*, de *canaux en anse de Henle*, de *tubes de Bellini*, pour tomber dans le bassinet, et de là suivre l'uretère et arriver dans la vessie. Toutes ces voies sont tapissées par des épithéliums, qui, à l'état normal, ne paraissent ajouter à l'urine aucun principe essentiel à sa constitution ; mais l'étude rapide de ces épithéliums n'en est pas moins importante, car on en rencontre souvent des débris encore normaux ou plus ou moins altérés dans les urines pathologiques.

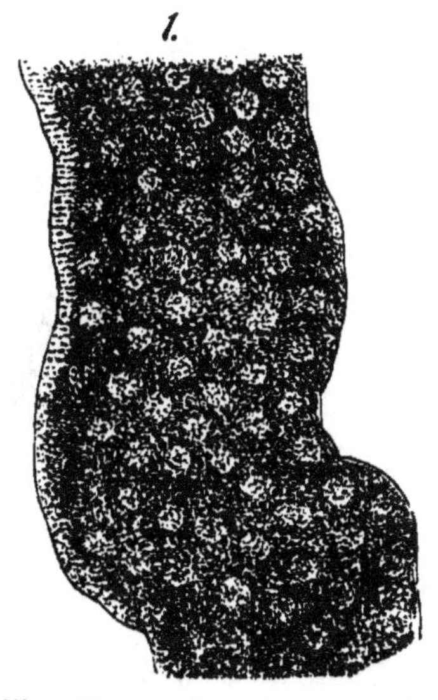

Fig. 82. — Canalicule urinifère de la partie corticale du rein.

Tubes rénaux. — Dans les tubes rénaux, l'épithélium n'est pas partout de même nature : dans les tubes contournés de l'écorce (*tube de Ferrein*), et dans la partie la plus large (partie ascendante) des *anses de Henle*, on trouve un épi-

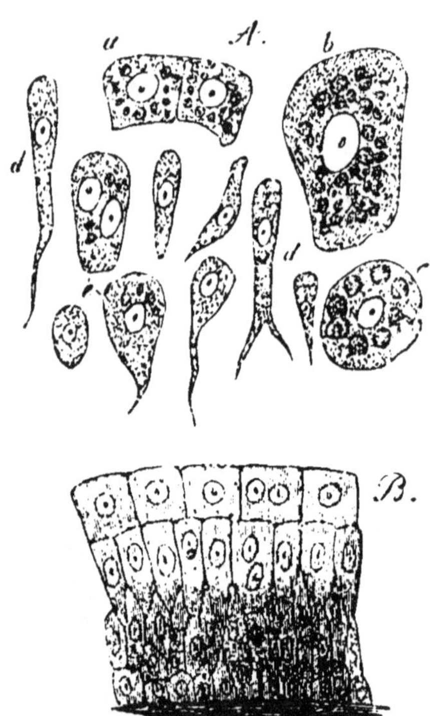

Fig. 83. — Épithélium du bassinet et de la vessie de l'homme. — A, cellules isolées ; B, épithélium en place.

thélium délicat formé de cellules granulées, qui, pour peu que la pièce soit altérée, perdent leurs limites distinctes et se présentent comme une masse foncée et granulée, dans laquelle on ne distingue plus que des noyaux régulièrement espacés (fig. 82) ; dans les autres tubes au contraire, l'épithélium est clair, formé de cellules à limites bien distinctes, petites, pavimenteuses et aplaties dans la partie étroite (descendante) des anses de Henle, volumineuses, sphériques et finalement cylindriques dans les tubes de Bellini.

Voies urinaires et vessie. — Les calices, le bassinet, l'uretère et la vessie présentent un épithélium remarquable, et avec l'aspect duquel il faut être familiarisé si l'on ne veut commettre de graves erreurs de diagnostic. Ces cellules sont petites et presque cylindriques dans les couches profondes, puis elles deviennent globuleuses et s'étalent en éléments pavimenteux très-volumineux dans la couche superficielle ; de plus, ces cellules sont très-irrégulières et présentent des prolongements et des dépressions qui s'engrènent avec les irrégularités semblables des éléments voisins, de sorte que la dissociation seule montre leur aspect caractéristique ; aussi, quand ces cellules sont libres et isolées, on se trouve en présence des formes les plus bizarres, qui, par leurs variétés et leurs combinaisons, rappellent tout à fait ce qu'on avait voulu donner autrefois comme caractéristique des éléments cancéreux ; la fig. 83 montre les principales variétés de ces cellules, dont les unes sont énormes (de 22 μ jusqu'à 45 μ), avec des contours arrondis, les autres de grandeur moyenne et à limites anguleuses, les autres enfin petites (10 μ), et munies de prolongements irréguliers, bifurqués, et même onduleux.

La nature des épithéliums de la prostate et des autres parties du canal de l'urèthre sera indiquée en étudiant les produits génitaux de l'homme.

Urine normale

L'urine normale, au moment même où elle vient d'être émise, renferme quelques rares cellules épithéliales, quelques leucocytes, quelques flocons de mucus provenant des voies urinaires. Mais, au bout de peu de temps, on voit s'y former un nuage, une pellicule, diverses espèces de dépôts ou sédiments : dès lors, on peut y constater des éléments figurés et surtout des cristaux de sels qui se sont précipités sous l'influence du refroidissement (oxalates), ou d'une légère perte d'eau par l'évaporation (acide urique et urates). Abandonnée au contact de l'air, l'urine subit bientôt des décompositions qui, spontanées ou produites par l'action de divers ferments, viennent augmenter les dépôts précédents et en amener de nouveaux (surtout de *phosphate ammoniaco-magnésien*). D'autre part, l'alimentation peut introduire dans l'organisme des principes qui en sortent plus ou moins modifiés, et se retrouvent sous forme de cristaux dans l'urine d'individus parfaitement sains; enfin, sous l'influence de conditions particulières d'exercice ou de régime, les principes contenus dans l'urine peuvent devenir plus nombreux et plus abondants. En les précipitant par divers réactifs, on peut donc constater par le microscope les cristaux et les précipités plus ou moins irréguliers auxquels ils donnent lieu; la réaction chimique peut même être faite sous le microscope.

L'urine qui doit être l'objet d'un examen microscopique sera placée dans un vase de forme conique, par exemple dans un verre à champagne; de cette manière, les dépôts urinaires se réunissent dans la partie la plus étroite du vase, et y sont facilement recueillis à l'aide d'une pipette. Si l'urine devait être conservée plusieurs jours, on en préviendrait la putréfaction en la couvrant d'une couche de térébenthine, d'huile de naphte ou d'une solution phéniquée. Pour la plupart des examens microscopiques de l'urine, il suffira, pour obtenir un grossissement suffisant, de combiner l'objectif 3 à l'oculaire 1 (Nachet); pour rechercher les cristaux d'oxalate de chaux ou pour étudier les spermatozoïdes ou les infusoires de l'urine, des grossissements plus considérables seront nécessaires. Nous n'avons pas besoin d'insister ici sur les précautions à prendre pour se mettre à l'abri des fraudes de certains malades ; il suffit d'être prévenu de ces faits pour ne plus se laisser tromper par les simulateurs qui mêlent à leur urine des poussières de charbon, de sable, ou qui s'introduisent dans l'urèthre de la laine, des poils, des cheveux que l'urine entraîne ensuite à son passage dans le canal. (Voy. Ch. Robin, *du Microscope*, 1871, p. 586.)

a. L'urine normale ne présente que quelques rares *cellules épithéliales* provenant de la desquamation de la vessie et du canal de l'urèthre, quelques *leucocytes*, remarquables par leurs dimensions exiguës relativement aux globules blancs que l'on trouve dans les autres liquides[1], et des *traces de mucus*. A l'état normal, ce mucus est tellement mêlé à l'urine, qu'il ne la trouble nullement ; cependant, comme il n'est pas dissous dans ce liquide, il ne tarde pas à se déposer; mais, même alors, il est tellement ténu et gonflé par l'eau qu'il ne montre que difficilement, avec l'acide acétique, les stries caractéristiques de la mucosine. Donc, toutes les fois que le mucus sera abondant, très-visible et très-facile à caractériser, on devra penser à un état pathologique des voies urinaires.

D'ordinaire, les éléments que nous venons d'indiquer se trouvent déjà tout déposés et réunis en une petite masse filamenteuse dans l'urine au moment de l'émission; il résulte, en effet, des recherches de Donné et de Robin, que, dans l'intervalle des mictions, un peu de mucus s'arrête dans les plis

1. Mais lorsque l'urine est devenue ammoniacale, par dédoublement de l'urée, les leucocytes sont plus volumineux, turgescents et gonflés, comme les leucocytes du mucus buccal.

du canal de l'urèthre, particulièrement au niveau de la portion membraneuse, se moule sur ces plis en englobant des leucocytes et des débris épithéliaux, puis se trouve entraîné par l'urine sous forme de filaments plus ou moins flexueux, dont l'origine a longtemps intrigué les cliniciens, mais dont le microscope fait facilement reconnaître la nature. Il est fréquent de rencontrer quelques spermatozoïdes englobés dans ces filaments, surtout après une longue abstinence de coït. (p. 333.)

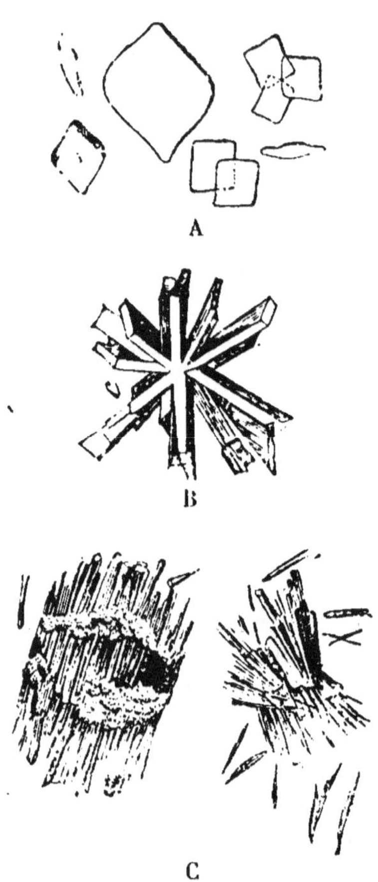

Fig. 84. — Diverses formes de cristaux d'acide urique. — A et B, déposés spontanément; C, précipités par l'acide chlorhydrique.

b. Le simple refroidissement et une légère perte d'eau par évaporation peuvent donner lieu à la formation de dépôts d'acide urique et d'urates, non, il est vrai, dans les conditions normales, mais toutes les fois qu'il y a eu excès d'alimentation. L'*acide urique*, en se déposant tantôt en longues aiguilles diversement groupées, tantôt sous forme de prismes et de plaques (fig. 84), sous forme de grains très-petits, amorphes, épars ou réunis en amas (fig. 85), ou bien en cristaux, entraîne toujours avec lui les matières colorantes de l'urine, de telle sorte que ces cristaux, malgré les variétés de leurs formes (paillettes, lames,

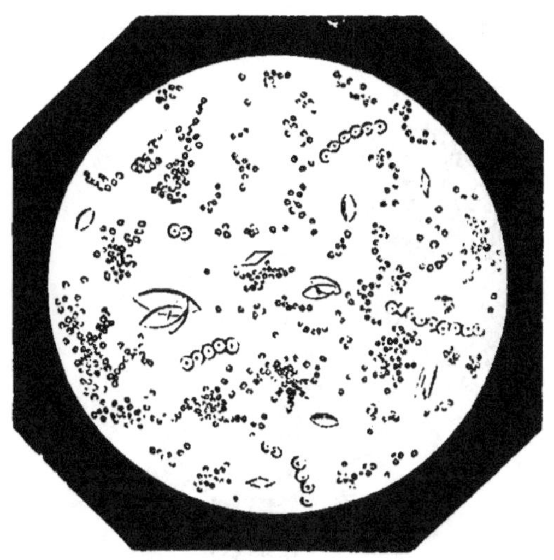

Fig. 85. — Dépôts granuleux d'urate de soude avec quelques cristaux d'acide urique. — Les cellules réunies en séries linéaires sont des champignons de la fermentation acide, lesquels n'existent pas dans les urines normales, mais apparaissent plus tard dans les urines abandonnées à elles-mêmes. (A. Rabuteau (1).)

ou prismes diversement groupés, souvent en fragments, parce que ces cristaux sont très-fragiles), sont toujours reconnaissables à l'examen microscopique par leur coloration jaune orangé ou rougeâtre. Si ce caractère ne suffisait point, on pourrait faire sur la plaque porte-objet la belle réaction colorée qui caractérise l'acide urique : chauffées avec l'acide

1. A. Rabuteau, *Éléments d'urologie*. Paris, 1875.

azotique et évaporés jusqu'à siccité, ces cristaux, lorsqu'on ajoute une goutte d'ammoniaque, donnent lieu à une belle coloration rouge pourpre ou violacée (Muréxide, ou mieux isoalloxanate d'ammoniaque).

Les *urates* se déposent également en cristaux colorés : l'urate de soude sous la forme de masses

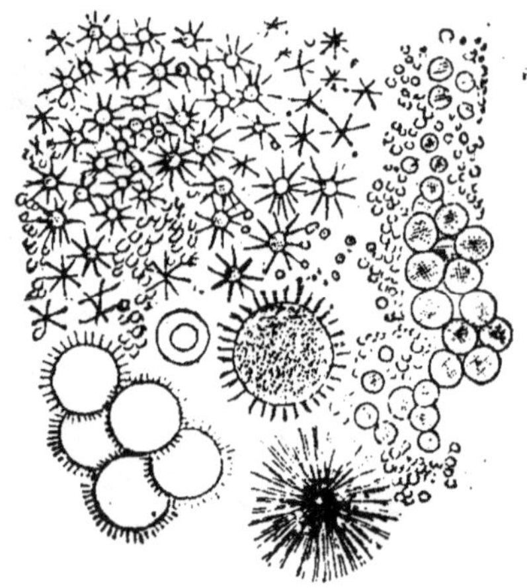

Fig. 86. — Sédiment d'urate de soude.

étoilées (fig. 86), l'urate d'ammoniaque sous la forme de boules hérissées de pointes, comme le fruit du *datura stramonium* (Méhu) (fig. 87). De plus, on caractérise nettement les urates en déplaçant l'acide urique, dont on peut alors constater les réactions. Pour y parvenir, on peut procéder de plusieurs façons. En ajoutant à l'urine une faible proportion d'acide azotique ou d'acide chlorhydrique, mieux encore quelques gouttes d'acide acétique, on obtient au fond du tube à expérience un dépot rougeâtre, granulé qui n'est autre que l'acide urique libre.

Mais il faut, pour obtenir ce précipité, attendre parfois assez longtemps; il sera donc préférable d'agir sous le microscope : « on fait glisser une goutte d'acide acétique entre les deux lames de verre; on voit les cristaux se dissoudre, mais au bout de quelques minutes il se produit sous les yeux de l'observateur des lamelles losangiques, et peu à peu des rhomboèdres d'acide urique mis en

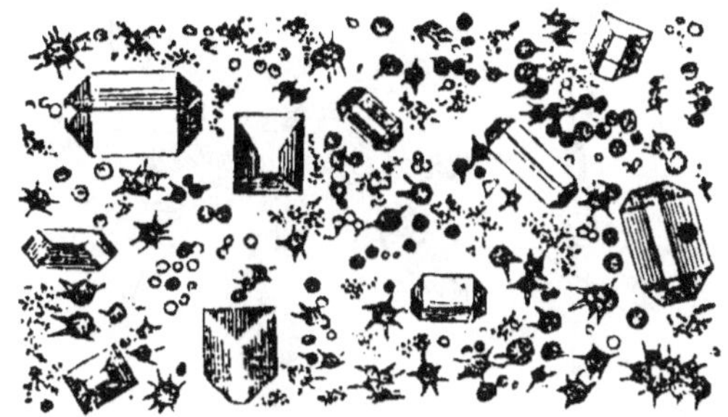

Fig. 87. — Sédiment de phosphate ammoniaco-magnésien. et d'urate d'ammoniaque.

liberté par le réactif qui s'est emparé de la base. » (Ch. Robin). L'examen attentif et l'étude microchimique des dépôts d'urate sont d'une importance d'autant plus grande que ces dépôts sont souvent pris à l'œil nu, selon leurs variétés de couleur, pour des dépôts de sperme, de pus ou de sang, et qu'un examen microscopique superficiel, sans épreuve chimique, pourrait parfois faire persévérer dans cette erreur, vu les formes des dépôts d'urate de soude, et surtout d'urate d'ammoniaque, qui peuvent figurer des globules sanguins déformés, des spermatozoïdes à queues tronquées, etc. [1].

1. Une opération des plus simples, et qui contrôle immédiatement

c. Lorsque l'urine se décompose à l'air, on sait que l'urée se dédouble en donnant naissance à de l'ammoniaque; or l'urine contenant normalement du phosphate de magnésie, ce sel se combine aussitôt avec l'ammoniaque : on trouve donc comme élément caractéristique de toute urine ayant subi la

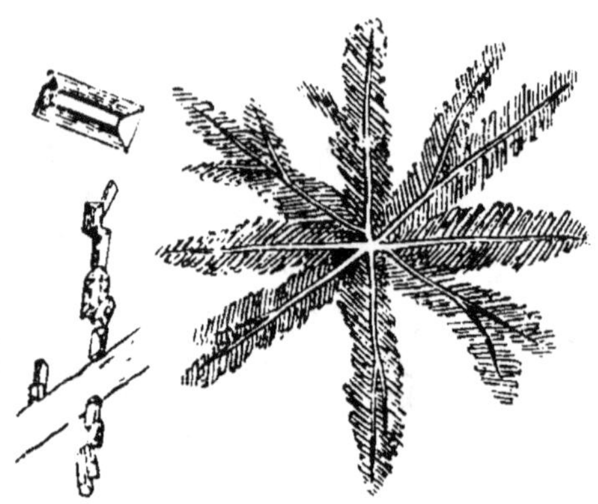

Fig. 88. — Diverses formes des cristaux de phosphate ammoniaco-magnésien (d'après Méhu).

fermentation ammoniacale des cristaux de *phosphate ammoniaco-magnésien.* Ces cristaux, qui se sont *déposés lentement*, présentent alors une forme parfaitement caractéristique : ce sont de gros prismes ayant l'aspect de *catafalques*, de *couvercles de cercueil* (fig. 87). — Nous insistons sur ce fait que ces cristaux se sont formés et déposés spontanément et lentement, car, lorsqu'on ajoute artificiellement de l'ammoniaque à l'urine pour précipiter le phosphate

l'examen microscopique, consiste à ajouter à l'urine une solution de potasse caustique; si l'on a affaire à des urates, le sédiment disparaît aussitôt et l'urine, devenue transparente, n'est pas visqueuse (voy. p. 339).

de magnésie qu'elle contient toujours normalement, et qui peut être très-abondant dans certains cas, les cristaux de phosphate ammoniaco-magnésien, qui se déposent par une précipitation brusque, présentent une tout autre forme ; ce sont des étoiles formées par des aiguilles groupées en feuilles arborescentes (fig. 88). Les dépôts cristallins de phosphate ammoniaco-magnésien sont presque toujours accompagnés par des sédiments composés de *carbonate* ou de *phosphate de chaux*. Les premiers, noirs ou jaunâtres, striés du centre vers la périphérie, constituent parfois des plaques larges de plusieurs centièmes de millimètre. Le dépôt de phosphate de chaux est le plus souvent amorphe, sous forme de grains blanchâtres ou grisâtres, de dimensions très-petites ; parfois il est composé de petites sphères striées ou même de cristaux en sablier.

d. Parmi les principes qu'une alimentation particulière introduit dans l'organisme et qui donnent lieu à des produits cristallins que l'on peut retrouver par l'examen microscopique du sédiment urinaire, nous citerons l'acide oxalique et l'acide hippurique.

Les *hippurates* sont très-abondants dans les urines des herbivores ; on en rencontre peut-être aussi des traces dans l'urine de l'homme à l'état normal, mais ils ne deviennent abondants et ne se déposent que dans certaines conditions. On sait que l'acide hippurique peut être considéré comme formé de glycocolle et d'acide benzoïque ; or le glycocolle (sucre de gélatine) est un produit que l'organisme fournit facilement ; il n'est donc pas étonnant de voir l'acide hippurique apparaître dans les urines toutes les fois que l'on ingère de l'acide benzoïque ou des acides voisins (cinnamique, quinique, etc.); c'est ce qui arrive, en effet, après que l'on a mangé les baies de divers arbustes, des prunes, des amandes, etc., ou ingéré des baumes de benjoin, du Pérou, ou de Tolu; les cuticules végétales renferment des principes semblables, de sorte que l'urine d'une personne

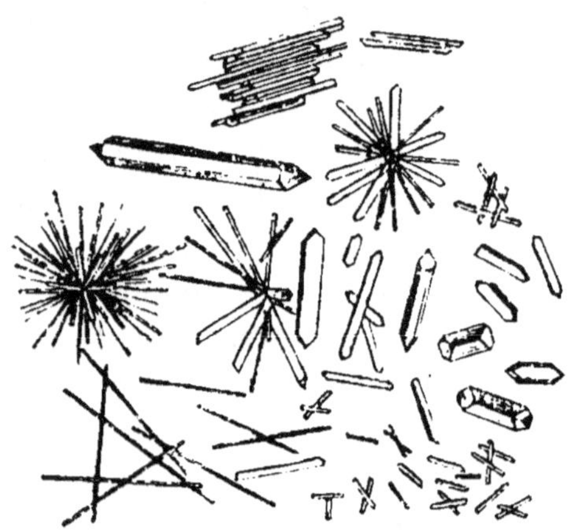

Fig. 89. — Cristaux d'acide hippurique (Méhu).

nourrie de pain noir (farine et son) sera bien plus riche en acide hippurique que celle d'une personne nourrie exclusivement de pain blanc. Dans ces cas, l'acide hippurique ou les hippurates peuvent se déposer spontanément dans l'urine; mais comme les hippurates sont très-solubles, on constate mieux leur présence en déplaçant de l'acide hippurique : à cet effet, on abandonne au repos, pendant plusieurs heures, de l'urine mélangée à une petite quantité d'acide chlorhydrique (Icery), et en examinant sous le microscope le précipité qui s'est produit, on trouve des cristaux d'acide hippurique, sous forme de longs prismes incolores à quatre faces, terminés par des sommets dièdres ou tétraèdres (fig. 89).

L'urine peut contenir normalement des *oxalates*, qui sont à l'état de dissolution au moment de la miction, et qui se déposent en cristaux pendant le refroidissement du liquide; mais c'est après l'inges-

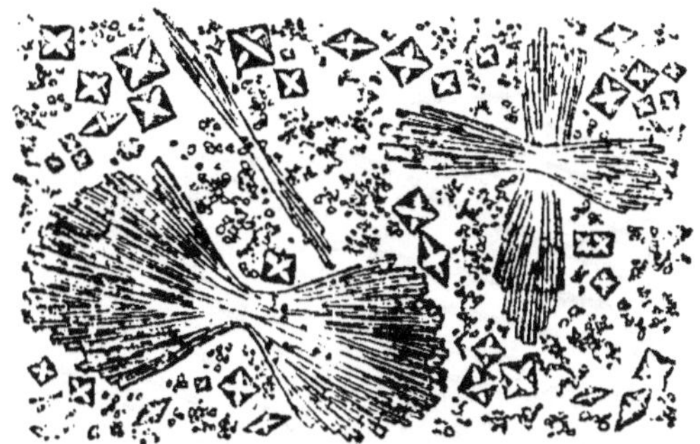

Fig. 90. — Sédiment composé d'acide urique, d'urate de soude et d'oxalate de chaux.

tion de certains végétaux, riches en acide oxalique, tels que l'oseille, la rhubarbe, le cresson, la tomate, après l'usage des vins chargés d'acide carbonique, etc., que l'on trouve dans les sédiments urinaires d'abondants cristaux d'oxalate de chaux : ils sont très-facilement reconnaissables par leur forme octaédrique et l'entre-croisement de leur axe, qui leur donne l'aspect désigné sous le nom de *forme d'enveloppe de lettre* (vue du côté du cachet) (fig. 90). Ces cristaux deviennent très-abondants dans certains états pathologiques encore mal connus et désignés sous le nom d'*oxalurie*. Notons encore que Gallois et Robin ont observé que les cristaux d'oxalate de chaux sont presque constants dans l'urine des sujets atteints de spermatorrhée. Cependant le sperme pur ne donne point lieu à la formation de cristaux d'oxalate de chaux, de sorte qu'on ne peut encore s'expliquer, d'une manière satisfaisante, la formation de ce sel dans l'urine dans les cas de spermatorrhée.

Les cristaux d'oxalate de chaux seront aisément reconnus non-seulement en raison de leurs dimen-

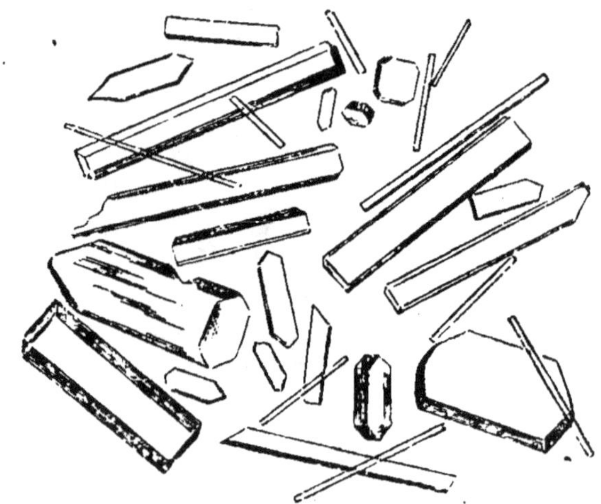

Fig. 91. — Cristaux d'urée.

sions exiguës, mais encore à cause de leur forme octaédrique. « Il n'y a guère que le chlorure de sodium et certains cristaux de phosphate ammoniaco-magnésien neutre qui, pàr leur forme, se rapprochent des cristaux d'oxalate de chaux. Il sera facile de lever les doutes en opérant sous le microscope. On fera tomber entre les deux lamelles de verre une goutte d'acide acétique, et l'on verra disparaître immédiatement les cristaux de sel marin et ceux de phosphate ammoniaco-magnésien, tandis que les cristaux octaédriques d'oxalate de chaux resteront inaltérables. » (Robin.)

Golding Bird a décrit sous le nom de *cristaux en sablier* des amas d'oxalate de chaux, présentant à peu près la forme de deux reins opposés par leur concavité ; ces cristaux sont le plus souvent mélangés à des octaèdres; il en est de même d'autres

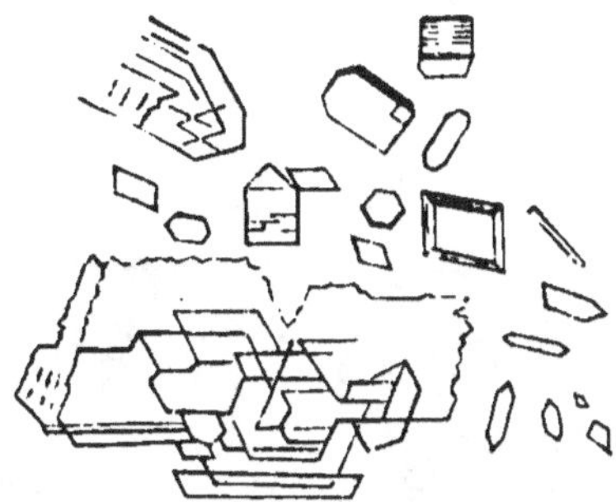

Fig. 92. — Cristaux de nitrate d'urée (d'après L. Beale). Ceux qui sont représentés à la partie supérieure de la figure ont été obtenus par précipitation dans l'urine ; les autres sont des cristaux de nitrate d'urée pur, obtenus artificiellement.

formes cristallines observées par Davaine et plusieurs micrographes.

e. Il est enfin assez fréquent de constater que, sous l'influence de conditions diverses (écarts de régime, manque ou excès d'exercice, sudations prolongées, etc.), les dépôts d'oxalate de chaux soient accompagnés d'une proportion d'*urée* assez considérable pour que l'addition d'acide nitrique détermine un précipité abondant qui pourrait être confondu avec un précipité d'albumine, si l'examen microscopique ne venait éclairer le diagnostic. Tandis que l'urée cristallise en prismes à base carrée, aisés à reconnaître (fig. 91), le précipité de *nitrate d'urée* présente un grand nombre de belles lamelles rhomboïdales étincelantes. Il importe d'apprendre à distinguer ces cristaux (fig. 92), et l'on arrivera assez aisément à déterminer leur formation en ajoutant quelques gouttes d'acide azotique fort à de l'urine concentrée par évaporation.

Citons immédiatement aussi les cristaux de *cystine* qui s'observent parfois dans les sédiments uri-

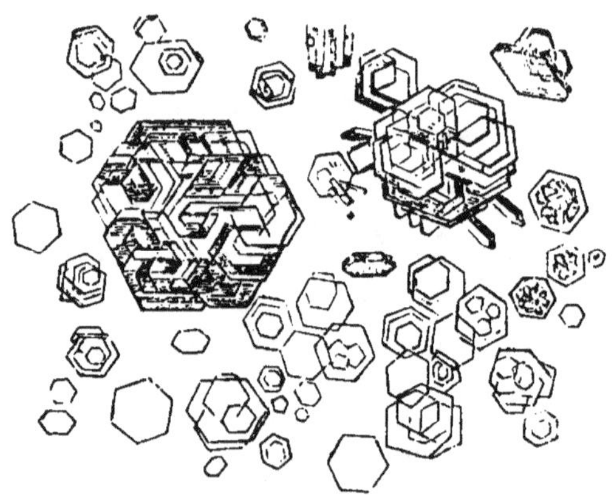

Fig. 93. — Cristaux de cystine.

naires, où cette substance se dépose en cristaux lamelleux hexagonaux, ayant la forme de rosettes superposées(fig. 93).

f. Parmi les éléments qui existent dans l'urine normale, et qui peuvent se trouver modifiés sans que l'urine puisse toujours être considérée comme pathologique, nous devons citer la *matière colorante de l'urine* et un produit dont l'existence a souvent intrigué les pathologistes, *la kyestéine*.

La *matière colorante* normale de l'urine (*urochrome* ou mieux *urobiline*) existe d'ordinaire en fort petite quantité; cependant après l'usage des boissons excitantes, après une longue marche, et à la suite de tout mouvement fébrile, cette matière colorante, beaucoup plus abondante, s'oxyde au contact de l'air, devient plus rouge, et se dépose avec les sédiments composés d'acide urique, d'urate de soude, d'urate d'ammoniaque.

g. Mais dans les mêmes conditions, et surtout dans certains états pathologiques (choléra, cancer du foie), l'urine renferme une matière colorante particulière, l'*indican.* Sous l'influence de la putréfaction, l'indican produit, par décomposition, de nouvelles matières colorantes, et particulièrement l'*indigo rouge* ou *indirubine* (*indigotine*) et l'*indigo bleu;* l'indigo rouge vient produire à la surface de l'urine des pellicules irisées d'un violacé ou d'un rouge brillant d'un vif éclat : l'indigo bleu produit aussi à la suface des irisations rouges et bleues, mais, le plus souvent, il se dépose en masses floconneuses ou en magmas microscopiques bleus, passant, au bout de quelques jours, à une teinte plus foncée. On peut aussi l'observer sous forme de beaux cristaux prismatiques d'un bleu pur (Méhu). Cet indigo jouit des mêmes propriétés chimiques et physiques que l'indigo dont se servent les teinturiers.

h. L'urine des femmes enceintes se recouvre, plus souvent que l'urine d'autres sujets, d'une pellicule que Golding Bird a comparée à celle qui se forme par le refroidissement à la surface d'un bouillon léger. Cette pellicule, déjà observée par Nauche, avait été considérée comme formée par un principe mucilagineux spécial auquel il donna le nom de *kyestéine*[1]. Recueillie sur une lame de verre et examinée au microscope, la kyestéine paraît formée de myriades de prismes de phosphate ammoniaco-magnésien entrelacés dans une masse granuleuse, parsemée çà et là de globules graisseux et contenant un très-grand nombre de microzymas à divers états de développement. Plus tard, elle se fragmente, tombe au fond du vase, et dès lors le dépôt présente encore le même aspect, si ce n'est que les cristaux de phosphate sont beaucoup plus nombreux (G. Bird); enfin, traitée sous le microscope par l'acide acétique, la kyestéine change d'aspect; il ne reste plus qu'une masse pultacée que G. Bird considère comme de la matière animale, qui se rapproche de la caséine; Starck donne à ce principe albuminoïde le nom de *gravidine*. Contrairement à l'opinion de ces auteurs, Hœffle et Veit regardent la kyestéine comme essentiellement formée de vibrions, souvent accompagnés d'algues, de conferves, de cristaux de phosphate ammoniaco-magnésien. Lehmann pense que la pellicule n'est autre chose que le résultat de l'altération de l'urine, qu'elle n'est formée que d'algues, ou mycodermes, de conferves, mêlés de phosphate ammoniaco-magnésien.

En résumé, dit M. Béchamp, tous les auteurs admettent l'intervention de quelque matière organique animale que contiendrait l'urine. Nauche : la kyestéine, qui préexiste dans l'urine comme principe particulier, se séparant par le refroidissement et le repos sous la forme d'une couche crémeuse;

1. Consulter, à ce sujet, le mémoire du professeur Béchamp : *Recherches sur la nature de la kyestéine. — Montpellier médical*, 1870, p. 209.

Bird : une matière caséeuse imparfaite, provenant du lait et passée par résorption dans le sang, et de là dans l'urine ; Starck : la gravidine ; Lehmann : le mucus et quelque matière protéique ; Robin : la mucosine altérée au contact de l'air. Cette matière albuminoïde serait, d'après M. Béchamp, la ***néphrozymase*** qui servirait à nourrir les nombreux infusoires (vibrions, bactéries) seuls agents qui puissent donner naissance à la formation de la kyestéine.

Urine pathologique

En étudiant l'urine normale, nous venons de signaler la plupart des cristaux dont un examen microscopique peut déceler la présence. Le plus grand nombre de ceux-ci n'apparaît, il est vrai, bien nettement que dans l'urine pathologique ; mais nous n'avons pas cru devoir scinder cette étude. Il est d'ailleurs tout à fait impossible d'établir une ligne de démarcation bien nette entre les modifications de l'urine qui tiennent à une exagération fonctionnelle et celles qui dépendent d'une altération pathologique. Nous nous bornerons donc, en nous occupant de l'urine pathologique, à indiquer quelle peut être l'utilité du microscope dans l'étude des *calculs urinaires*, qui résultent de l'accumulation morbide de ces masses cristallines. Nous signalerons ensuite quels sont les produits de desquamation épithéliale qui, dans certains cas pathologiques, constituent des *sédiments épithéliaux ;* enfin nous résumerons les modifications que subit l'urine par l'addition de produits étrangers : sang, pus, parasites, etc., mêlés à ces épithéliums.

Examen microscopique des calculs urinaires

Bien que l'analyse chimique parvienne à déterminer, avec exactitude et précision, la nature d'un calcul[1], il est souvent plus rapide, plus facile, et en même temps aussi exact, de se borner à un examen microscopique ou surtout micro-chimique. Nous indiquerons donc rapidement, d'après les recherches de Robin, quels sont les caractères micro-chimiques des divers calculs, renvoyant, pour plus de détails, au *Traité des humeurs* (p. 897).

Étant donné un fragment de calcul retrouvé dans l'urine ou bien extrait à l'aide d'un appareil de lithotritie, on commencera, après l'avoir broyé, par le traiter, pendant 15 à 20 minutes, par de l'*eau bouillante*; on filtre à chaud, et l'on examine les portions dissoutes. L'eau bouillante ne dissout que l'*acide urique* et les *urates*. Pour arriver rapidement au diagnostic, on prendra une goutte de la solution, on la laissera s'évaporer sur le porte-objet du microscope, et, au bout d'un instant, on apercevra soit des cristaux d'acide urique, soit les cristaux d'urates. Si l'on a sous les yeux de l'*acide urique* pur, une goutte d'acide chlorhydrique ou mieux une goutte d'acide acétique ne les fera point disparaître; au contraire, une goutte d'ammoniaque les dissoudra rapidement; par évaporation, il se formera un amas de poussière amorphe ou de cris-

1. Voy. Ollivier et Bergeron, art. Calculs du *Nouveau Dictionnaire de médecine et de chirurgie pratiques*, t. VI, 1867.

taux presque sphériques; en ajoutant ensuite une goutte d'acide acétique, on verra ces derniers cristaux disparaître, puis être successivement remplacés par les cristaux primitifs d'acide urique : ceux-ci sont blancs ou jaunâtres, losangiques, à facettes très-distinctes ou en forme de prismes rhomboédriques (voy. fig. 84 et 94). Une réaction chimique importante à noter et facile à reproduire instantanément confirmera le diagnostic posé, mais ne suffira point à distinguer, comme l'analyse microscopique précédente, l'acide urique des urates. En prenant un fragment du calcul et en le soumettant à l'action de l'acide azotique qu'on évapore graduellement, puis en ajoutant une goutte d'ammoniaque avant que tout soit évaporé, on voit se produire une belle couleur écarlate (murexide).

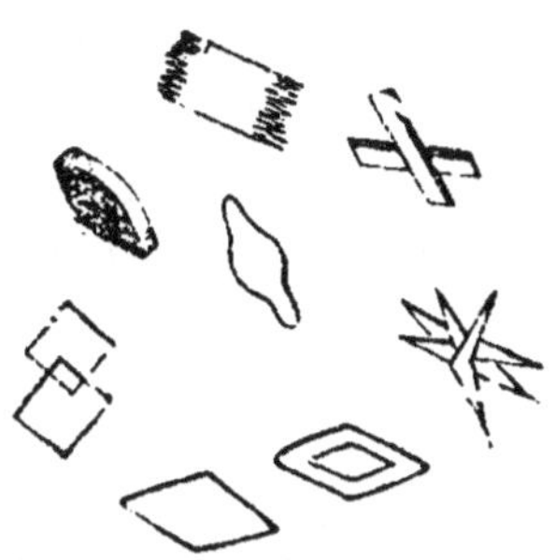

Fig. 94. — Cristaux d'acide urique. — Gross. 200 d.

L'*urate d'ammoniaque*, qui apparaîtra dans le liquide refroidi sous forme de flocons blanchâtres, se présentera tantôt sous l'aspect d'amas amorphes colorés en jaune paille, tantôt sous forme de longues aiguilles enchevêtrées, noirâtres, donnant à la cristallisation l'aspect du fruit de *datura stramonium* (voy. fig. 95). Ces cristaux disparaîtront par l'acide acétique et seront remplacés par des cristaux d'acide urique; traités par l'ammoniaque, ces derniers reproduiront les formes primitives.

L'*urate de chaux* sera, le plus souvent, amorphe et tombera vite au fond du vase. Si l'eau se refroidit très-lentement, ces cristaux seront en forme de « prismes taillés en biseaux, demi-transparents, réunis ensemble de manière à former des groupes sphériques, d'où sortent les bouts des prismes ; ou bien ils sont en forme d'éventail ; ou encore ils figurent deux éventails attachés l'un à l'autre par leurs centres d'irradiation. » (Robin.)

L'*urate de soude* qui, le plus souvent aussi, n'existe qu'à l'état de poussière amorphe, ou se dépose,

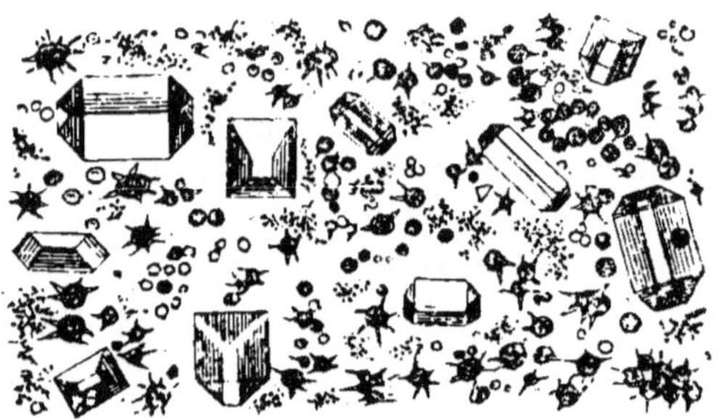

Fig. 95. — Urate d'ammoniaque et phosphate ammoniaco-magnésien.

dans l'urine, sous forme de masses étoilées (voy. fig. 86) sera reconnu par le procédé suivant : « On prend quelques fragments du calcul et on les brûle sur une spatule de platine ; il reste un résidu blanc qui fond à une chaleur élevée ; on y ajoute une goutte d'eau qui dissout le résidu composé de carbonate de soude. Cette dissolution ramène au bleu le papier rouge de tournesol ; on verse cette goutte sur un verre porte-objet, on y ajoute une goutte de chlorure de platine, puis on l'évapore avec beaucoup de précaution sur une lampe à alcool. Avant que le liquide soit entièrement évaporé, on le ramène sous le microscope, où l'on constate la formation de prismes larges, d'une longueur variable, très-transparents, et qui possèdent à un haut degré le pouvoir de polariser la lumière. Ces prismes se sont formés par une double décomposition qui a eu lieu entre le sel de platine et la soude; c'est le réactif le plus délicat qui soit connu pour déterminer l'existence de la soude. » (Robin.)

L'*urate de potasse* donnera avec le même réactif des octaèdres qui ne polarisent point la lumière et qui sont peu solubles dans l'eau, tandis que les prismes donnés par la soude y sont très-solubles.

L'*urate de magnésie* cristallise en prismes réunis le plus souvent pour former des amas sphéroïdaux. Pour les analyser, on les calcine sur une spatule de platine; il reste un résidu blanc de carbonate de magnésie qu'on dissout, sur le porte-objet, avec une goutte d'acide chlorhydrique; en ajoutant à la solution une goutte de phosphate de soude et d'ammoniaque, on voit apparaître les cristaux de phosphate ammoniaco-magnésien (voy. fig. 95).

Quant aux cristaux de *biurate hydrate de magnésie* (Bigelow), ils sont prismatiques, à quatre faces, à angles réguliers; ils sont insolubles dans l'eau, insolubles dans l'acide chlorhydrique et l'acide acétique. Traités par l'acide chlorhydrique concentré, ils perdent leur forme et se réduisent en fragments noirs et irréguliers.

Les débris de calculs insolubles dans l'eau bouillante seront dissous par l'acide chlorhydrique concentré; puis on ajoutera lentement de l'ammoniaque jusqu'à ce que la liqueur soit neutre. Immédiatement les cristaux se précipitent. Or on peut, dans ces circonstances, avoir affaire à de l'*oxalate de chaux*, à du *phosphate de chaux* ou à du *phosphate ammoniaco-magnésien.*

Les cristaux d'*oxalate de chaux* sont précipités sous forme d'une poussière noire, au milieu de laquelle on reconnaît quelques octaèdres réguliers (voy. fig. 90); tous ces cristaux sont insolubles dans l'acide acétique, solubles dans l'acide chlorhydrique concentré. On peut encore calciner ce précipité sur une lame de platine, puis ajouter au résidu (carbonate de chaux) une goutte d'acide acétique; on observe dès lors, sous le microscope, un dégagement gazeux assez abondant; en ajoutant une goutte d'oxalate d'ammoniaque, on voit se former, de nouveau, les cristaux d'oxalate de chaux.

Le *phosphate de chaux* apparaît sous forme d'une poussière claire, jaunâtre; on le reconnaît en traitant cette poussière par une goutte d'oxalate d'ammoniaque. On voit dès lors la masse amorphe se transformer en cristaux d'oxalate de chaux; en ajoutant un sel de magnésie et de l'ammoniaque, il se forme dans le champ du microscope des cristaux de phosphate ammoniaco-magnésien.

Les amas de phosphate de chaux sont solubles dans l'acide acétique.

Le *phosphate ammoniaco-magnesien* se présente sous forme arborescente (fig. 88), ou, si l'on a soin de n'ajouter l'ammoniaque que goutte à goutte et très-lentement, sous la forme que nous avons signalée comme caractérisant le phosphate ammoniaco-magnésien précipité lentement (fig. 87 et 88). Ces cristaux sont décomposés par l'addition d'un fragment de potasse. Ils sont solubles dans l'acide acétique. On peut les faire apparaître après calcination. Le résidu est dissous par une goutte d'acide chlorhydrique, puis, sous le microscope, traité par une goutte d'ammoniaque : les cristaux se reforment immédiatement.

Les autres calculs formés de *cystine*, etc., sont très-rares. Dans la mélanose généralisée, l'urine renferme parfois des amas irréguliers de granulations noirâtres ou des cristaux de couleur hortensia.

Mucus et épithélium

Ce que nous avons déjà dit du mucus en général (p. 197) et du mucus de l'urine normale (p. 311) nous permettra de ne pas insister sur les dépôts muqueux de l'urine pathologique ; ils n'ont, en effet, de caractéristique, que leur abondance. Quant aux diverses formes d'épithélium que l'on rencontre mêlés aux sédiments urinaires, il sera bon, pour s'en faire une idée, d'étudier l'urine recueillie sur le cadavre dans les bassinets ou la vessie. Robin insiste sur les nombreuses variétés que présentent, dans ces cas, les cellules épithéliales des canalicules urinifères. Les unes sont isolées, gonflées, granuleuses, à noyaux volumineux ; d'autres constituent des fragments de gaînes épithéliales plus ou moins longues, formées de cellules pavimenteuses, petites, très-régulières : parfois on ne trouve plus que des masses amorphes, à peine segmentées en cellules, rappelant la disposition des cylindres, que nous étudierons dans un instant. Quelques cellules ayant perdu leurs granulations sont devenues sphériques; d'autres renferment des gouttelettes assez pâles, à bords nets, n'ayant pas la réfringence des gouttelettes graisseuses; parfois, enfin, les cellules renferment des granulations d'hématosine.

Dans les urines de la maladie de Bright, on rencontre quelquefois des particules de parenchyme rénal sous forme de fragments de tubes urinifères; quelquefois même ces débris peuvent, sous l'influence de la teinture d'iode, donner la réaction qui caractérise la dégénérescence amyloïde; mais, le plus souvent, on n'y trouve que des *gaînes épithéliales* plus ou moins complètes formées par une agglomération de cellules polyédriques très-régulièrement disposées les unes à côté des autres, renfermant ou non des granulations amorphes. Le noyau de ces cellules devient très-apparent lorsqu'on traite la préparation par une goutte d'acide acétique. La présence de ces gaînes épithéliales (*tubuli*) peut se constater non-seulement dans les cas de néphrite, mais encore dans toutes les pyrexies (surtout la scarlatine). Elles sont d'ailleurs assez peu fréquentes. Nous ne les avons retrouvées nous-même que dans l'urine de malades atteints d'érysipèle de la face et seulement d'une manière passagère.

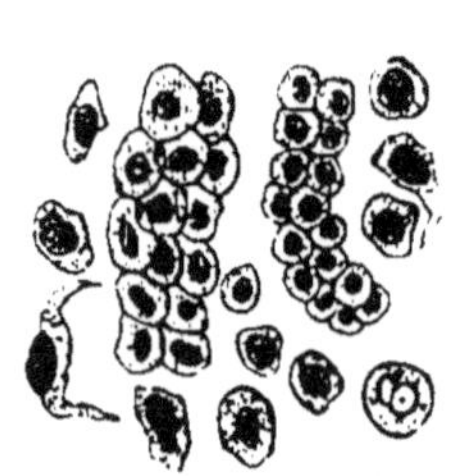

Fig. 96. — Épithélium rénal et gaînes des tubes urinifères. — Gross. 350.

Il sera, le plus souvent, assez aisé de distinguer les épithéliums qui proviennent des tubes du rein de ceux qui viennent de la vessie, ou des voies génitales de la femme (leucorrhée, voy. p. 370).

Quant aux *spermatozoïdes*, que nous étudierons en nous occupant des produits des organes génitaux de l'homme (voy. p. 349), leur recherche dans l'urine est plus importante. Quelquefois mêlés à des flocons de mucus ou bien à ces filaments muqueux formés dans la portion membraneuse du canal de l'urèthre, d'autres fois libres dans l'urine et pouvant former au fond du vase un dépôt assez épais, les spermatozoïdes se retrouvent, assez souvent, dans l'urine de personnes en parfaite santé. Leur présence n'est donc, en aucun cas, l'indice d'un état pathologique, à moins qu'on ne les trouve en grande abondance, ou bien que leur présence ait été constatée pendant plusieurs jours consécutifs. Il est non moins important de rechercher et de trouver dans l'urine une grande quantité de noyaux sphériques mesurant environ 5 μ, pâles, légèrement granuleux, sans nucléoles. Mêlés souvent à des cristaux d'oxalate de chaux, ces noyaux sphériques, déjà signalés par Ch. Robin dans le sperme des cryptorchides, se rencontrent assez fréquemment dans les cas de spermatorrhée déjà ancienne traitée par des cautérisations successives. L'abondance de ces noyaux est telle, dans certains cas de ce genre, que l'attention se trouve distraite et que c'est à peine si l'on reconnaît, de temps en temps, quelques spermatozoïdes. Ils existent cependant; mais souvent, au lieu de présenter l'apparence normale que nous décrirons dans un prochain chapitre, ils semblent plus petits, et leur queue est souvent brisée ou enroulée autour de la tête. Il ne faut pas confondre ces noyaux sphériques avec les granulations d'aspect graisseux, à centre brillant et à contour foncé qui proviennent de l'épithélium des glandes prostatiques et donnent au liquide de la prostate un aspect blanc crémeux.

Cylindres urinifères

Ceux-ci se présentent, à l'examen microscopique, sous deux aspects bien différents. Les premiers, *granuleux*, très-visibles, renferment ou non des cellules épithéliales, des globules de sang ou de pus, etc.; les autres, transparents, *hyalins*, presque incolores, sont très-difficiles à apercevoir dans l'urine non colorée. Pour étudier la composition de ces produits, il importe de laisser reposer l'urine dans un verre à pied assez étroit, puis de décanter avec précaution ou d'aspirer lentement à l'aide d'une seringue la portion qui surnage; si l'on est pressé, il sera préférable de filtrer l'urine sur un linge de fine batiste; le dépôt qui restera sur le filtre renfermera le plus grand nombre des cylindres contenus dans l'urine. Ce dépôt, qu'il soit recueilli au fond d'un vase conique ou obtenu en raclant l'étoffe qui a servi de filtre, devra être coloré à l'aide d'une solution d'iode dans l'iodure de potassium (Neubauer et Vogel), ou mieux encore avec une goutte de fuchsine (voy. Introd., p. 23). Les cylindres hyalins apparaîtront dès lors et seront aisés à distinguer en raison de leur coloration. Pour être sûr de les trouver, lorsqu'ils existent, il sera bon de n'observer qu'une très-petite goutte de liquide. Dès l'instant que la préparation n'est pas tout entière comprise sous le couvre-objet, les cylindres hyalins peuvent passer inaperçus. Enfin il sera toujours utile d'examiner d'abord la préparation avec un faible grossissement, sauf à étudier ensuite, à l'aide d'un grossissement plus considérable, les éléments dont un premier examen aura fait reconnaître la présence.

Les *cylindres granuleux* (fig. 97) sont « cylindriques, quelquefois resserrés en certains points larges de 20 à 30 μ, rarement 40 μ. Leurs extrémités sont ordinairement irrégulières, déchirées ; plus rarement l'une d'elles est arrondie, renflée ou non » (Robin). Ces cylindres peuvent entraîner quelques cellules épithéliales provenant de la paroi des tubes urinifères, rappelant par leur disposition celles qui constituent les gaînes épithéliales : souvent ces cellules, pâles, granuleuses, infiltrées de graisse, sont disséminées au milieu de la masse granuleuse du cylindre. D'autres fois, ce sont des globules de graisse (maladie de Bright, empoisonnement par le phosphore, etc.), qui, sphériques, jaunâtres, réfractant fortement la lumière, remplissent les cylindres granuleux et leur donnent un aspect caractéristique. Beaucoup plus rarement les cylindres granuleux contiennent des cristaux d'urates, des globules sanguins ou des leucocytes.

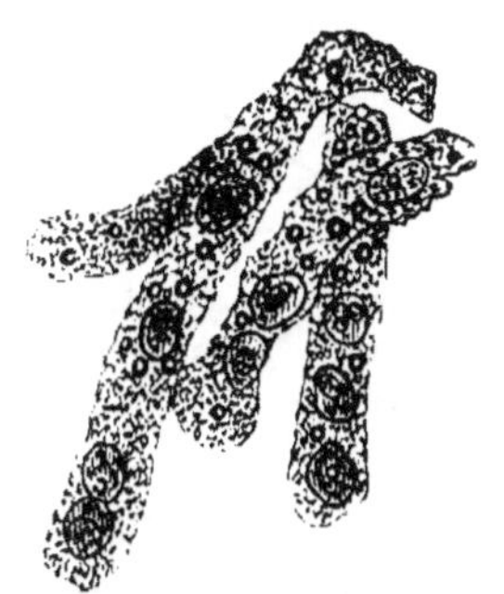

Fig. 97. — Cylindres granuleux trouvés dans l'urine albumineuse.

Les *cylindres hyalins* (fig. 98), dont l'abondance suffit parfois à caractériser la néphrite albumineuse, sont très-pâles, transparents, longs de 500 μ à 1 millimètre environ, larges de 10 à 50 μ. Ils se terminent par une cassure très-nette et présentent souvent à leur surface des pertes de substance ou des fêlures dirigées transversalement. Ces cylindres hyalins sont quelquefois granulo-graisseux ; d'autres fois ils entraînent quelques débris d'épithélium, des cristaux d'urates, d'oxalates ou de phosphates, enfin quelques globules de sang ou de pus. D'après L. Beale, « la présence de cristaux d'acide urique et de globules sanguins pourra faire supposer que très-probablement le cas sera aigu et de peu de durée. L'absence de ces dépôts et la présence d'un grand nombre de tubes granuleux et parfaitement transparents, mêlés à un grand nombre de cellules huileuses rendraient presque certaine l'hypothèse d'une affection chronique. »

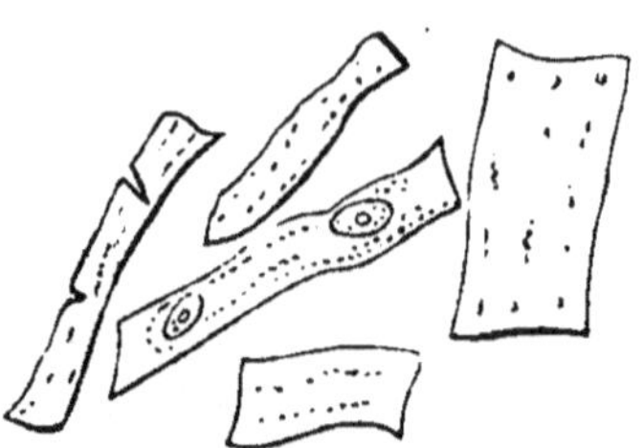
Fig. 98. — Cylindres hyalins provenant d'une urine albumineuse.

Suivant Cornil[1], « les cylindres sont plus pâles, plus mous, plus faciles à attaquer par les réactifs dans les albuminuries passagères que dans les formes chroniques de la maladie de Bright. Ceux-ci sont plus denses, moins faciles à écraser ; ils fixent aussi bien mieux les matières colorantes, telles que la solution iodée et le carmin. Des cylindres très-réfringents, généralement larges, à bords ombrés, à reflets jaunâtres, ne s'observent guère que dans les formes les plus invétérées de la néphrite albumineuse. » Ajoutons que si l'abondance, la forme

1. *Des différentes espèces de néphrites.* Paris, 1869.

et les réactions de ces cylindres hyalins ont une grande importance clinique, il importe de ne point les confondre avec les cylindres pâles, granuleux, à bords diffus, que l'on rencontre souvent dans les urines normales et qui paraissent formés par des conglomérats de mucus. Ces amas de mucus que nous avons déjà étudiés (p. 312), ont été décrits par Cornil sous le nom de *cylindres muqueux*. Les *cylindres fibrineux*, signalés par plusieurs micrographes, n'en diffèrent que fort peu (p. 207).

Dans un cas (H. Eichhorst, 1874) on a observé une quantité de cylindres fibrineux de longueur inusitée : ils avaient jusqu'à deux lignes de long; à l'œil nu ils apparaissaient sous forme d'innombrables flocons pareils à ceux qu'on obtiendrait en raclant la surface d'une étoffe de laine.

Les débris épithéliaux, le mucus ou les cylindres urinifères s'observent dans l'urine sous forme de dépôts nuageux, nageant au milieu du liquide; quelquefois ils sont assez abondants pour s'accumuler au fond du vase et y former un résidu blanchâtre, opalescent, analogue à ceux qui sont ordinairement composés de pus, ou de sédiments minéraux. L'albumine coagulée, qui constitue parfois, surtout après addition d'acide azotique, la plus grande partie des ces sédiments, se reconnaît à son apparence lamelleuse, chagrinée; elle n'est pas modifiée par l'acide acétique.

Outre les résidus épithéliaux que nous venons de signaler, l'urine renferme parfois des débris provenant de la vessie ou des voies urinaires atteintes de dégénérescence *cancéreuse*. C'est ainsi que L. Beale a pu reconnaître au milieu d'une masse gélatiniforme expulsée avec l'urine des anses capillaires entourées de cellules dites cancéreuses. Il faut signaler cependant l'analogie de formes qui existe entre les cellules épithéliales de la muqueuse vésicale et les cellules cancéreuses proprement dites. Isolés, ces éléments n'ont donc aucune valeur au point de vue du diagnostic. La présence d'une substance fondamentale unissante, d'anses capillaires, les traces manifestes de la prolifération de ces éléments cellulaires, leur volume, etc., devront être pris en sérieuse considération.

Pus, sang, graisse, parasites, etc.

Pus. — Le *pus* que l'on rencontre assez fréquemment dans les dépôts urinaires se reconnaît, à l'examen microscopique, en traitant la préparation par quelques gouttes d'acide acétique. Dans l'urine, d'ailleurs, les globules de pus sont généralement gonflés de liquide et laissent apparaître un ou plusieurs noyaux; mais dans les urines ammoniacales les globules purulents se transforment plus ou moins rapidement en une masse mucoso-gélatineuse. Il serait important de pouvoir toujours déclarer quelle est la région de l'appareil uro-génital qui a donné naissance aux globules purulents que l'on rencontre dans l'urine. Malheureusement, il est rare que l'examen microscopique puisse éclairer complétement le diagnostic et permette de distinguer le pus d'une blennorrhagie de celui d'un abcès de l'urèthre, par exemple. La présence de cellules épithéliales provenant de la vessie, remplies de noyaux et renfermant parfois des globules de pus, l'existence de cristaux de phosphate de chaux en quantité abondante pourra faire supposer que l'on a affaire à une *cystite*. La présence de *cylindres urinifères* mêlés à une quantité considérable de pus indiquera l'existence d'une inflammation des tubes du rein; souvent on pourra reconnaître, par l'abondance des épithéliums provenant du vagin ou de l'utérus, que le pus retrouvé dans l'urine a été formé dans les voies génitales. Dans les derniers mois de la grossesse, et parfois même plus tôt, l'urine très-fétide, d'une odeur presque gangréneuse, se mélange aux produits qui proviennent des organes génitaux et laisse déposer au fond du vase de larges caillots verdâtres gélatiniformes, presque exclusivement composés de filaments de fibrine retenant du muco-pus, des cristaux de phosphate ammoniaco-magnésien et d'oxalate de chaux. Dans tous ces cas, par conséquent, l'examen microscopique précise le diagnostic, mais il doit lui-même être contrôlé par l'ensemble des symptômes étudiés au lit du malade [1].

SANG. — La présence du sang, lorsqu'il existe en

1. Lionel Beale donne un moyen pratique de distinguer les dépôts purulents de ceux qui sont formés de phosphates et d'urates. Cet essai chimique devra être tenté en même temps que l'examen microscopique. Il nous a toujours donné des résultats très-satisfaisants, et c'est pourquoi nous l'indiquons comme moyen de contrôle : on verse le liquide clair qui surnage et l'on prend une légère quantité du dépôt pour le mettre dans un tube à réaction. Si on ajoute alors une quantité de solution de potasse égale à la moitié du volume du dépôt, on observera une de ces trois choses : 1o aucun changement ne se produit, et alors le dépôt consiste entièrement en *phosphate;* 2° le mélange devient transparent et très-filant ou visqueux, de sorte qu'il ne se laisse plus répandre en gouttes. Dans ce cas, nous pouvons certifier que le dépôt est composé de *pus;* 3° la solution de potasse peut rendre le mélange transparent, mais non visqueux, ce qui indique que l'*urate de soude*

quantité très-abondante, donne à l'urine une coloration rouge caractéristique. Le dépôt est lui-même rouge vif dans l'urine alcaline; il peut être brunâtre et communiquer cette couleur à l'urine si celle-ci est de réaction acide. Si la couleur de l'urine est d'un brun roussâtre, cela peut indiquer que le sang vient du rein (abuminurie aiguë); si elle est rougeâtre, il est plus probable que le sang provient de la vessie, de la prostate et de l'urèthre, surtout s'il existe des caillots sanguinolents dans l'urine. Cependant si l'urine est alcaline, la coloration brunâtre peut exister même dans le cas d'hématurie rénale (L. Beale). Les globules sanguins sont, le plus souvent, déchiquetés, déformés, analogues à ceux que nous avons déjà étudiés et décrits (p. 48); ils sont presque toujours plus petits qu'à l'état normal; quelquefois, au contraire, gonflés par l'absorption, ils deviennent presque sphériques : c'est que les globules sanguins se conservent assez bien dans les urines, lorsque celles-ci sont acides; mais ils ne se conservent pas dans les urines ammoniacales.

Certaines spores peuvent ressembler assez exactement aux globules sanguins pour que des observateurs habiles aient pu se méprendre sur leur nature. En laissant quelque temps séjourner ces éléments dans le dépôt, on voit, par la germination qui s'y manifeste, que l'on a affaire à des cryptogames. Il sera plus rapide et plus précis d'examiner le liquide à l'aide du microspectroscope (voy. p. 52).

et d'*ammoniaque* entrent pour une forte proportion dans la composition du dépôt.

Si la liqueur de potasse rend le mélange gélatiniforme sans le rendre transparent, il est probable qu'il existe du pus et des phosphates,

Nous avons déjà vu que les cristaux d'urates pouvaient aussi parfois être confondus avec des globules sanguins (voy. p. 315).

Dans certains cas d'hématurie, surtout à la suite d'une cystite cantharidienne, on trouve dans l'urine des lambeaux pseudo-membraneux qu'il serait aisé de confondre avec des fragments de muqueuse, et qui ne sont autre chose que des conglomérats de fibrine. L'étude de ces fausses membranes et la réaction caractéristique à l'aide de l'acide acétique éviteront les méprises. D'autres fois, l'urine émise avec des caractères à peu près normaux, se prend bientôt en une masse gélatineuse, tremblottante, dont on peut séparer la fibrine. Celle-ci, qui englobe toujours un certain nombre d'hématies, est blanche, élastique, striée; quelquefois, outre les globules sanguins, elle enserre des corpuscules grisâtres ou jaunâtres, arrondis ou ovoïdes, finement grenus, isolés ou rangés en séries larges de 10 à 100 μ et dont la nature reste douteuse (Robin). Les cylindres dits *cylindres fibrineux* (p. 207) sont composés de mucus.

Graisse. — La *graisse* peut exister dans l'urine, en proportions souvent assez considérables pour communiquer au liquide une teinte opalescente, parfois analogue à celle du lait. Rayer, Gubler, Ball et Chalvet, L. Beale [1] ont étudié les *urines chyleuses* et indiqué les apparences que présentent, dans l'urine, les molécules adipeusès et la valeur séméiologique de la chylurie. Le plus souvent, dans les

1. *De l'urine et des dépôts urinaires*, p. 315. Voy. aussi Robin, *Traité des humeurs*, 2e édit., p. 841.

urines chyleuses, la graisse existe sous forme de granulations infiniment petites, animées du mouvement brownien et caractérisées par leur solubilité dans l'éther. L'urine de couleur laiteuse, ou rendue opaque par un dépôt de graisse, redevient à peu près complétement transparente quand on vient à la traiter par l'éther ou le chloroforme. Quel que soit l'état pulvérulent sous lequel se présente la graisse dans les urines, on transforme facilement cette matière pulvérulente en gros globules huileux, soit en laissant les urines se décomposer, soit en les traitant par l'acide acétique. Souvent, dans ces circonstances, le dépôt urinaire contient une quantité assez notable de globules sanguins, plus ou moins altérés : parfois aussi le liquide urinaire prend une teinte rosée due à la dissolution de la matière colorante du sang. Tous ces caractères font aisément distinguer les urines chyleuses des urines purulentes. D'autres fois, des globules de graisse, caractérisés par leur forme, leur couleur, leur volume variable, leur pouvoir réfringent, seront aisément reconnus dans l'urine. Si l'on ne trouve, en même temps que ces globules libres, quelques cellules ou des tubes urinaires infiltrés de molécules adipeuses, il faudra avoir soin de rechercher si la graisse n'a pas été artificiellement mélangée à l'urine. Les sondes enduites de corps gras servent souvent à porter, jusque dans la vessie, et, par conséquent, dans l'urine, des globules huileux dont il sera toujours indispensable de bien connaître la provenance. Parfois aussi il arrive que, accidentellement mêlés à l'urine, du lait, de l'huile, etc., pourraient faire croire à une altération des voies urinaires.

L'*hématurie chyleuse* ou *graisseuse* des pays chauds constitue une maladie que l'on a étudiée avec soin dans ces derniers temps (voy. J. Crevaux, *Journal de l'Anat. et de la Physiol.*, 1875, p. 172). Dans cette affection la couleur blanche et laiteuse des urines n'est due, comme dans les cas précédents, qu'à la présence de graisse dans un état pulvérulent : on y trouve également des globules rouges et blancs du sang ; mais un point que nous devons signaler aux observateurs, c'est la présence d'un helminthe dans les urines chyleuses. On avait d'abord voulu expliquer l'état chyleux des urines par un état semblable du sang ; mais toutes les observations s'accordent sur ce fait, que chez les chyluriques on ne trouve jamais le sang laiteux. On est donc porté à voir aujourd'hui dans ce symptôme le résultat d'une lésion rénale produite par la présence de parasites dont la nature n'est pas encore parfaitement connue (voyez plus loin *Bilarzhia hæmatobium*).

Outre les globules graisseux, la *cholestérine*, cristallisant en aiguilles ou bien en plaques rhomboïdales, s'observe quelquefois dans certains dépôts urinaires.

Enfin la graisse, sous forme de granulations ou de globules graisseux, mélangée à des principes cristallins et à des vibrions, sert à former la pellicule désignée sous le nom de *kyestéine*. (Voy. p. 324.)

Parasites. — Les *champignons* et les *infusoires* que l'on rencontre dans l'urine peuvent y être introduits assez longtemps après la miction ou bien y être rencontrés au moment même où l'urine est émise (Ordoñez). Les *vibrions* et les *bactéries* forment parfois, à la surface de l'urine, mélangés à des cristaux de phosphate et à une certaine quantité de matières grasses, cette pellicule, dont nous nous sommes déjà occupés à plusieurs reprises, et que nous avons décrite sous le nom de *kyestéine*. D'autres fois, mélangés à des flocons de mucus, à des filaments de *leptothrix*, à des spores de *penicillium*, enfin à des globules de pus, les vibrions et les bactéries forment, au milieu du liquide urinaire, un dépôt nuageux, dont l'examen microscopique seul pourra déceler la nature.

Des monades, et en particulier un infusoire décrit sous le nom de *Bodo urinarius* (Hassal) ont été trouvés dans l'urine albumineuse.

Les divers cryptogames que l'on rencontre le plus fréquemment dans l'urine ne peuvent guère être distingués les uns des autres, lorsqu'ils ne se sont point suffisamment développés pour que le thallus ait donné naissance à de nouvelles spores. D'après de Seynes [1], les cellules végétales que l'on trouve dans l'urine des diabétiques peuvent se rencontrer dans les urines qui ne renferment pas de sucre. Ces mycodermes ne diffèrent point, du reste, de ceux qui sont décrits sous le nom de *mycoderma vini*. D'autre part, van Tieghem [2] décrit, comme espèce spéciale, des spores globuleuses, non granulées, sans noyaux, disposées en chapelet; ces spores appartiendraient à une torulacée qui présiderait à la fermentation alcaline de l'urine. D'après Neubauer, « les champignons ovales et transparents qui se forment dans la fermentation de l'urine diabétique

1. *Journal de l'anatomie*, 1869, p. 57.
2. Thèse de la Faculté des sciences de Paris, 1864.

sont beaucoup plus gros que ceux qui sont décrits par van Tieghem; d'après leur forme et leur développement, ils ressemblent aux cellules de la levûre ordinaire. » Le *penicillium glaucum* s'observe aussi fréquemment dans l'urine; enfin, on y a signalé la présence de la *sarcine*. Les blocs transparents qui caractérisent ce végétal ont paru toujours plus petits que ceux qui ont été rencontrés dans les vomissements. (Voy. p. 246.)

Il est bon toutefois d'apporter la plus grande attention dans toutes les observations de ce genre et de ne pas confondre avec des produits appartenant à l'urine ceux qui auraient pu y être introduits accidentellement. Hâtons-nous d'ajouter que la sarcine ayant été reconnue non-seulement dans l'urine, mais encore dans la cavité même de la vessie, doit être citée comme l'une des productions végétales qui appartiennent au liquide urinaire.

Entozoaires. — Divers parasites provenant de kystes hydatiques, par exemple, ont pu être évacués avec l'urine. Si l'on trouve les crochets qui caractérisent les têtes d'échinocoques, le diagnostic pourra être affirmé. Parfois d'autres parasites ont pu passer dans les voies urinaires et être retrouvés dans l'urine. L. Beale cite le *Diplosoma crenata* (A. Farre), le *Dactylius aculeatus*, le *Strongylus gigax*, le *Distoma hematobium*. Il faudra toujours rechercher dans l'urine, non-seulement le parasite lui-même, mais encore les œufs, qui, nous l'avons déjà vu (p. 274) en rapportant les nombreuses et intéressantes recherches de Davaine, ont souvent des caractères distinctifs très-tranchés. Certaines hématuries vermineuses pourront ainsi être reconnues [1].

C'est ainsi que P. Sonsino [2], examinant les urines de malades atteints d'hématurie endémique d'Égypte, a pu retrouver dans les flocons ou les pelotons muciformes qui tombaient au fond du vase, des œufs et des embryons de *Bilharzia hæmatobia*. Le même auteur prétend avoir rencontré dans le sang des mêmes malades, obtenu après piqûre au doigt, un ver hématoïde ressemblant à une anguillule.

Dans les urines de l'*hématurie chyleuse des pays chauds*, outre le *Bilharzia hæmatobia*, on a encore trouvé un autre parasite, que M. J. Crevaux décrit en ces termes (*Journ. de l'Anat. et de la Physiol.*, 1875, p. 177) : « Cet animal, long de $0^{mm}26$, est mince comme un fil; une extrémité obtuse paraît correspondre à la tête, qui porte près de sa terminaison un petit point ressemblant plutôt à un amas de granulations qu'à un orifice ; agilité remarquable, vitalité très-grande. Depuis l'époque où nous avons découvert ce parasite, ajoute l'auteur, nous avons, pendant une période de quatre années, examiné les urines du même malade, et chaque fois nous avons retrouvé le même helminthe. Nous avons remis des échantillons de ces vers parfaitement conservés à MM. Davaine et Balbiani, qui les ont considérés comme des embryons d'un hématoïde. M. Balbiani, qui a fait une étude spéciale du strongle géant, nous a montré des embryons qui ont une certaine ressemblance avec les nôtres; ils en diffèrent seulement par leur taille, qui est plus considérable. »

1. Voy. Le Roy de Méricourt, *Archives de médecine navale*, 1870
Voy. *Revue des sciences médicales*, t. V, p. 145.

Plus fréquents encore sont les cas où l'on a mélangé à l'urine des produits de provenances diverses pouvant ou non renfermer des entozoaires. Il sera toujours aisé de déjouer les supercheries ou les erreurs de ce genre en étudiant les helminthes que les malades disent avoir rendus en urinant; il sera aussi aisé de ne pas confondre avec les vers intestinaux des caillots de fibrine ou de sang, souvent trouvés dans l'urine après une abondante hématurie.

Enfin des débris de poils (kystes pileux du bassin), des fragments de forme diverse provenant du fœtus dans les cas de grossesse extra-utérine, etc., seront reconnus par un examen macroscopique ou microscopique, au sujet duquel il est inutile d'insister ici.

Un grand nombre de médicaments sont éliminés avec les urines. Pour les reconnaître, il faut avoir recours à l'analyse chimique combinée ou non avec l'électrolyse [1].

1. Neubauer et Vogel, *De l'urine*, p. 158. — Fresenius, *Traité d'analyse quantitative*, 4e édit., p. 380. — Merget, *Revue des cours scientifiques*, décembre 1871. — Byasson, *Journal de physiologie*, 1872.

VII — MUQUEUSE DES ORGANES GÉNITAUX DE L'HOMME

I. — Appareil et sécrétion génitale de l'homme

Le *sperme*, tel qu'il est éjaculé, se compose des produits de sécrétion de plusieurs glandes, situées sur le trajet des voies génitales, depuis le testicule jusqu'au canal de l'urèthre; nous allons étudier successivement les éléments caractéristiques et les produits de chacune de ces glandes.

Testicule. — Les canaux dont se compose le testicule (*tubes séminifères*) sont remplis de cellules arrondies ou polygonales. Celles qui sont à la périphérie rappellent la disposition d'un épithélium ; celles du centre sont plus volumineuses, plus irrégulières, et présentent des différences remarquables aux diverses époques de la vie. « Chez l'enfant, les cellules sont relativement petites (1/80 de millimètre), régulièrement polyédriques, à contenu finement granuleux et transparent, qui permet de voir un noyau sphérique assez foncé. Chez le vieillard, ces cellules s'infiltrent de graisse, et se liquéfient en donnant naissance à un produit semblable à du lait. Chez l'adulte, ces cellules ressemblent les unes à celles de enfant, les autres à celles du vieillard, sans cependant présenter une infiltration graisseuse aussi prononcée ; enfin il en est un grand nombre qui offrent une segmentation nucléaire multiple, et qui sont destinées à la formation des *spermato-*

zoïdes » (Ch. Morel). Que ces dernières cellules ne soient qu'une phase du développement de certaines cellules spéciales, ou qu'elles représentent un élément nouveau, formé par genèse (*ovule mâle* de Ch. Robin), toujours est-il qu'elles sont le lieu de formation de l'élément essentiel du sperme. Cette formation se fait aux dépens des noyaux ; on n'est pas non plus parfaitement d'accord sur la question de savoir si le spermatozoïde naît dans l'intérieur du noyau, ou si celui-ci se transforme tout entier en spermatozoïdes ; ce qu'il est facile de constater, c'est que ces cellules à spermatozoïdes se montrent en définitive comme des vésicules pleines de filaments spermatiques, en nombre à peu près égal à celui des noyaux primitifs ; ces spermatozoïdes sont enroulés d'une façon plus ou moins régulière.

Le contenu des tubes séminifères n'est donc pas à proprement parler un liquide : c'est une matière pâteuse, demi-liquide, et d'un blanc mat ; ses éléments caractéristiques sont les cellules à spermatozoïdes présentant toutes les phases successives du développement que nous venons d'indiquer.

Déjà dans le testicule, mais surtout pendant leur trajet à travers les cônes séminifères et l'épididyme, les cellules à spermatozoïdes crèvent, et les spermatozoïdes s'en échappent ; le liquide spermatique est dès lors caractérisé par la présence de ces débris cellulaires et par celle des spermatozoïdes libres. Ces derniers éléments se présentent alors à peu près avec les caractères qu'ils offriront dans le sperme éjaculé, si ce n'est que leurs mouvements sont moins vifs ou presque nuls ; mais, par l'adjonction d'un liquide légèrement alcalin, on met facilement en jeu leur mobilité. Nous pouvons donc indiquer dès maintenant les caractères essentiels de ces éléments anatomiques vibratiles.

A un grossissement de 500 diamètres, les spermatozoïdes se montrent composés d'un renflement antérieur piriforme (*tête*) et d'un appendice filiforme (*queue*) : toutes ces parties paraissent complétement homogènes et brillantes. Leur longueur totale est de 5 centièmes de millimètre (50 μ). Grâce aux mou-

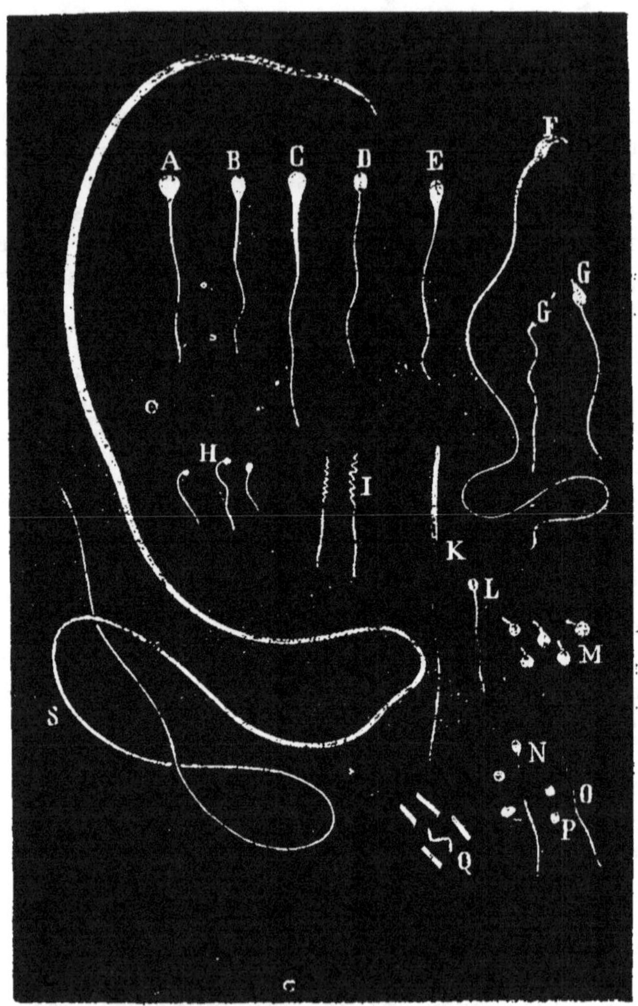

Fig. 99. — Spermatozoïdes de divers animaux. — A, cochon d'Inde B, taureau; C, mouton; D, cheval; E, lapin; F, rat; G, G', homme; H, coq; I, moineau; K, pigeon; L, perche; M, brochet; N, O, grenouille (en hiver); P, granulations mobiles du sperme chez le même animal; Q, grenouille (en été); S, ménobranche. (Liégeois.)

vements ondulatoires de la queue, on voit tout le corps du spermatozoïde se déplacer, la tête toujours en avant, avec une vitesse que l'on a évaluée à 4 millimètres par minute ; ce déplacement se fait avec assez de force, car on les voit ébranler et écarter de leur chemin des débris de cellules ou de cristaux relativement volumineux. Ces mouvements persistent encore dans les produits génitaux recueillis vingt-quatre et quarante-huit heures après la mort. Nous verrons bientôt comment ils se conservent longtemps dans les organes génitaux de la femme. Dans le sperme éjaculé, l'eau ou les liqueurs acides font cesser ces mouvements, que les liquides légèrement alcalins réveillent et excitent; mais, même après leur mort, les filaments spermatiques présentent encore *une assez grande résistance aux réactifs*. Après dessiccation et ramollissement dans l'eau, ils conservent une forme reconnaissable et parfaitement caractéristique, ce qui est très-important, au point de vue des examens médico-légaux. Dans l'eau et dans les liquides de l'économie, ils résistent très-longtemps à la putréfaction (Donné). D'après Valentin, la calcination elle-même laisserait leur forme intacte.

Canal déférent. — En parcourant l'épididyme et le canal déférent, le sperme se mêle aux produits de ces canaux.

L'*épididyme* est tapissé par un épithélium cylindrique muni de très longs cils vibratiles ; (voy. fig. 100) ; il ne sera donc pas étonnant de rencontrer dans le sperme des éléments de ce genre [1].

Le *canal déférent* est tapissé de cellules cylindriques,

1. Pour les kystes de l'épididym voyez plus loin (chap. des *Membranes séreuses, hydrocèle*).

mais ces cellules ne sont pas vibratiles; elles présentent parfois à leur base libre un bourrelet analogue à celui des cellules cylindriques de l'intestin. Ce canal, le *vas aberrans,*

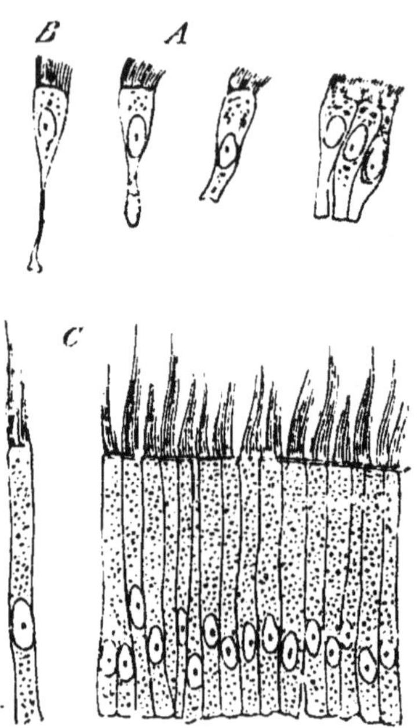

Fig. 100. — Cellules épithéliales vibratiles de l'épididyme d'un suicidé. — Gross. de 100 diam. — A, des vaisseaux efférents; B, des cônes séminifères; C, de l'épididyme proprement dit. (Kœlliker.)

et les quelques glandes tubuleuses annexées à ces parties, produisent un liquide qui vient s'ajouter au sperme et le diluer.

Ce liquide présente à l'examen microscopique, d'après Ch. Robin, des cellules épithéliales prismatiques, des débris de cellules, et des granulations arrondies ou polyédriques, irrégulières, réfractant fortement la lumière, à centre brillant, et à contour brunâtre foncé. C'est à ces granulations que ce liquide doit sa couleur brune, couleur qu'il communique au sperme, lequel perd dès lors sa coloration crémeuse pour devenir d'un gris brunâtre.

Les *vesicules séminales* présentent la même structure que le canal déférent; elles sont revêtues d'un épithélium cylindrique, mais vu les nombreux replis et dépressions de leur muqueuse, le liquide qu'elles sécrètent est très-abondant : c'est le plus abondant des produits génitaux de l'homme.

Il présente à l'examen microscopique des cellules épithéliales cylindriques, des globules blancs, des globules rouges du sang et des concrétions. Ces deux derniers éléments méritent de nous arrêter un instant. Les globules rouges sont fréquents dans le produit des vésicules séminales, surtout lorsqu'il n'y a pas eu coït depuis longtemps (Ch. Robin), de sorte que leur présence dans le liquide éjaculé ne peut avoir rien d'alarmant. D'après les recherches de A. Dieu[1], il sont surtout abondants dans le sperme des vieillards, et proviennent de petites hémorrhagies, qui auraient pour cause le séjour prolongé du sperme dans les vésicules séminales. — Quant aux concrétions, elles sont les unes calcaires (phosphate et carbonate de chaux), rares et presque pathologiques, les autres azotées, nombreuses et physiologiques. Ces dernières se présentent sous l'aspect de petits grains, très-variables de volume, de consistance cireuse, se brisant en

1. Voy. A. Dieu, *Recherches sur le sperme des vieillards*. Journal de Ch. Robin, 1867, p. 449.

éclats par la pression, et formés d'une masse homogène. Ch. Robin, qui les a étudiées avec soin, leur a donné le nom de *sympexions*. Leurs réactions chimiques prouvent qu'elles sont formées de matière azotée autre qu'un simple mucus concret, car l'acide acétique, au lieu de les ratatiner et de les rider, les gonfle, les rend transparentes et les dissout. Souvent ces concrétions, en se formant, englobent des spermatozoïdes, ou des globules du sang, ou des débris de cellules épithéliales, enfin l'un quelconque des éléments figurés du contenu des vésicules séminales. — Il existe une observation (Reliquet, *Gazette des hôpitaux*, 1874) dans laquelle les sympexions, developpés dans les vésicules séminales, ont pu, par leur nombre et leur volume, déterminer l'oblitération des canaux éjaculateurs. Expulsés en masse, après le cathétérisme, ces corps se sont présentés sous le microscope avec tous les caractères que Ch. Robin avait assignés aux sympexions, c'est-à-dire que l'acide acétique, faisant disparaître l'aspect strié de ces concrétions à faces planes et à angles mousses, en rendait la substance transparente et homogène et faisait apparaître de nombreux spermatozoïdes englobés dans la masse.

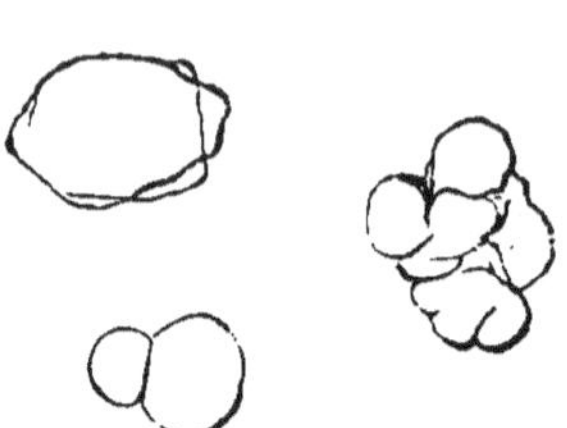

Fig. 101. — Sympexions provenant du liquide des vésicules séminales. Gross. 205 d. (G. Pouchet.)

Grâce à ces divers éléments, le liquide propre des vésicules séminales présente une couleur grisâtre, de sorte qu'il contribue à modifier la couleur primitivement blanche et l'aspect lactescent du sperme testiculaire.

La couleur du liquide des vésicules séminales est rendue encore plus brunâtre par la présence de granules ou gouttelettes graisseuses d'un jaune brun, que l'on trouve tantôt dans l'intérieur des cellules épithéliales, tantôt libres dans le liquide; dans ce dernier cas, ces gouttes ressemblent au premier abord à des globules rouges du sang, mais on voit que l'eau ne les attaque pas, et que, par les mouvements imprimés à la préparation, on les fait glisser en les étirant et parfois en les fusionnant les unes avec les autres.

Prostate. — La prostate présente à étudier l'épithélium de son utricule, celui de ses nombreuses glandes en grappe, et enfin celui de la portion prostatique du canal de l'urèthre.

L'*utricule prostatique* peut être considérée comme l'homologue de l'utérus de la femme (utérus mâle); aussi sa surface interne est-elle revêtue d'un *épithelium cylindrique;* quelques auteurs ajoutent que cet épithélium est pourvu de cils vibratiles, comme celui de l'utérus; cependant, d'après les récentes recherches de Robin et Cadiat (*Journ. de l'Anatomie*, 1875), cet épithélium serait simplement prismatique, sans cils vibratiles, analogue à celui de l'urèthre, mais à cellules plus minces. L'existence et la nature de cet épithélium est importante à connaître, car, dans certains cas de végétation de la région prostatique, la sonde ou un instrument explorateur ayant amené au dehors des débris de la tumeur, on a pu reconnaitre, à la nature de l'épithélium qui les recouvrait, que le néoplasme avait pris naissance dans la muqueuse de l'utérus mâle.

Les *glandes* qui rayonnent du canal de l'urèthre dans la moitié postérieure de la prostate se composent de culs-de-sac tapissés par un épithélium à cellules polygonales ou cylindriques.

Enfin la *muqueuse* de la portion prostatique du canal de l'urèthre est revêtue d'un épithélium à plusieurs couches de cellules, dont les superficielles sont cylindriques, et les profondes arrondies et oblongues. Telle est, du reste, la constitution de la muqueuse uréthrale sur toute la longueur du canal.

Des différents éléments que nous venons de voir dans la prostate, le plus important, à notre point de vue, est l'épithélium des *glandes prostatiques* et leur produit de sécrétion.Ce produit renferme des cellules épithéliales prismatiques et un grand nombre de granulations d'aspect graisseux, à centre brillant et à contour foncé : grâce à ces éléments, le liquide prostatique présente un aspect blanc crémeux, et, en se mêlant au sperme, il lui rend sa coloration primitive, blanche, lactescente, opaline (Ch. Robin); mais comme cette sécrétion n'est pas très-abondante ni très-rapide, lorsque les coïts sont très-rapprochés, les dernières éjaculations donnent un liquide plus grisâtre, plus clair, moins *lactescent* (Ch. Robin).

Les glandes de la prostate présentent encore un produit très-intéressant, et qui se trouve en grande abondance surtout dans les prostates hypértrophiées des vieillards; ce sont des concrétions analogues aux sympexions, mais qui en diffèrent en ce que la matière azotée qui les forme est disposée par couches stratifiées comme celles d'un grain d'amidon; de plus, ces concrétions sont colorées d'une manière plus ou moins foncée, ce qui les a fait dès longtemps comparer à des *grains de tabac*. Nous ne devons qu'indiquer ces produits, car ils restent indéfiniment en place, et on ne les a jamais signalés dans le sperme éjaculé. Parfois cependant ils s'accumulent en assez grande quantité pour qu'il devienne nécessaire de les enlever.

Les *glandes de Cooper*, annexées à la portion membraneuse du canal de l'urèthre, sont des glandes analogues aux glandes salivaires, à vésicules tapissées d'un épithélium pavimenteux : leur produit est un liquide essentiellement muqueux et filant (voy. *Mucus*, p. 197), dépourvu d'éléments anatomiques caractéristiques; mais il importe de noter que de tous les liquides que nous venons de passer en revue, c'est celui des glandes de Cooper qui présente presque seul les réactions caractéristiques du *mucus :* c'est lui qui donne au sperme éjaculé son état filant et gélatiniforme.

Les *glandes de Littré*, disséminées dans toute la longueur du canal de l'urèthre, donnent un produit muqueux identique à celui des glandes de Cooper.

II. — Sperme éjaculé : ses variations de composition, ses anomalies. — Recherche du sperme.

Après la revue que nous venons de faire, il est facile de comprendre la composition du sperme éjaculé, et l'origine de ses éléments. L'élément caractéristique est le spermatozoïde; en seconde ligne viennent différents éléments : cellules épithéliales pavimenteuses, provenant de la muqueuse uréthrale ; cellules cylindriques, avec ou sans cils vibratiles; leucocytes; globules rouges du sang; granulations graisseuses, cristaux de phosphate de magnésie ou d'oxalate de chaux; sympexions, etc., qui proviennent tous des divers liquides qui se joignent au produit du testicule.

Ces éléments ne sont pas distribués en proportions égales dans tous les spermes :

Le sperme d'un coït pratiqué après une longue abstinence est remarquable par la grande abondance des sympexions : ces éléments, se réunissant en petites masses, donnent au produit de l'éjaculation un aspect grumeleux caractéristique. Nous

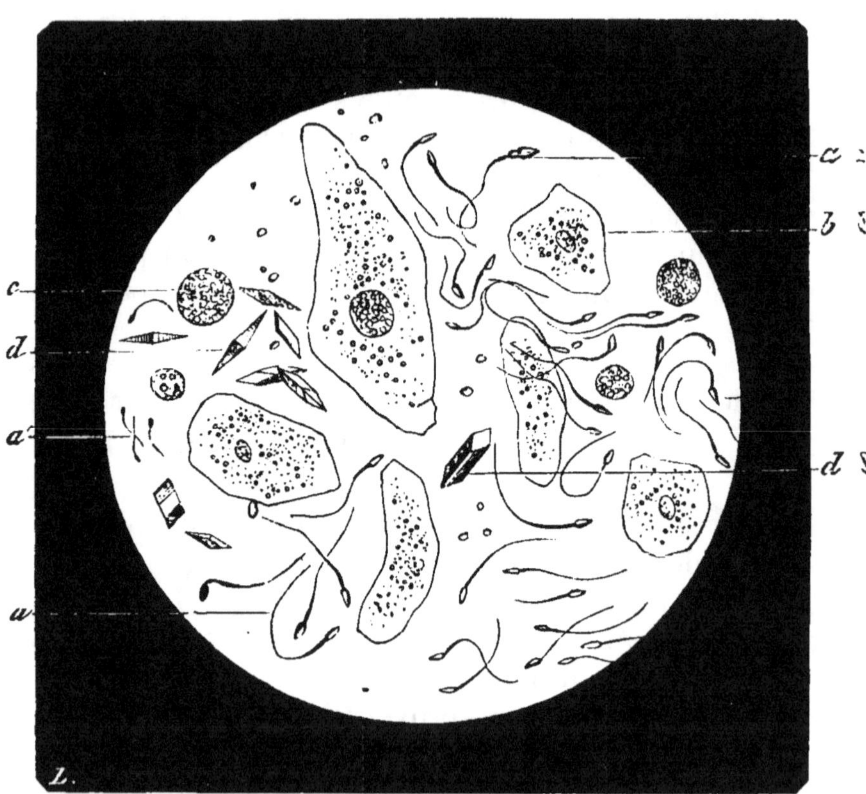

Fig. 102. — Sperme de l'homme (Liégeois). — *a*, *a*, Spermatozoïdes normaux; *a'*, spermatozoïdes à petites têtes que l'on trouve chez certains sujets; *b*, cellule épithéliale pavimenteuse; *c*, leucocyte; fines granulations de l'humeur prostatique éparses; *d*, cristaux de phosphate de magnésie.

avons déjà dit que, dans ces circonstances, les globules rouges du sang n'étaient pas rares dans le liquide des vésicules séminales, et par suite dans le produit de l'éjaculation.

Ces globules rouges sont aussi très-abondants dans le sperme des vieillards ; lorsqu'ils y sont en très-grand nombre, les spermatozoïdes deviendraient de plus en plus rares, d'après A. Dieu. « Il semblerait donc, dit cet auteur, que la génération des spermatozoïdes chez le vieillard ait une certaine relation de cause à effet avec les petites hémorrhagies. Toutefois il ne faut pas oublier qu'il m'est arrivé dans certains cas de ne pas trouver des spermatozoïdes dans du sperme limpide, incolore et dépourvu de sang et de pigment. » L'examen microscopique sera donc toujours le seul critérium capable de prononcer sur la valeur du produit de l'éjaculation.

Ce produit, tout en présentant parfaitement l'aspect d'un produit normal, peut ne pas contenir de spermatozoïdes : le fait a été signalé par Gosselin pour les cryptorchides. Il en est de même, d'après les travaux de Godart. Dans certains cas d'oblitération des voies spermatiques, à la suite d'orchite double, l'examen du sperme, surtout dans ce dernier cas, est d'autant plus intéressant que l'oblitération peut n'être que temporaire, et que, le testicule ne s'atrophiant pas, les spermatozoïdes peuvent réparaître au bout d'un certain temps dans le produit de l'éjaculation.

Résumant les travaux de Gosselin, Godart, Curling, et les complétant par des observations personnelles, Liégeois conclut de la manière suivante : « Il en résulte que, chez les sujets qui ont été atteints d'épididymites doubles, la persistance de l'induration n'implique pas *d'une façon certaine* l'oblitération des conduits épididymaires, pas plus que la disparition de l'induration, n'implique *d'une façon certaine* le rétablissement des voies spermatiques. Dans l'un et dans l'autre cas, le microscope doit intervenir pour décider la question[1]. »

L'absence des spermatozoïdes a été constatée dans certains cas, alors que les voies génitales étaient parfaitement saines, alors que l'état général du sujet semblait excellent; c'est ce qui résulte de plusieurs observations faites par Hirtz. D'un autre côté, les maladies chroniques les plus graves, celles qui entraînent le marasme le plus complet, ne déterminent point la disparition des spermatozoïdes dans le sperme. D'après Godart, l'absence des spermatozoïdes coïnciderait toujours cependant avec l'existence d'un testicule tuberculeux; elle précéderait même de un ou deux ans la tuberculisation testiculaire, et ce caractère pourrait aider à distinguer le testicule tuberculeux de l'orchite chronique.

L'examen microscopique peut être encore très-utile pour rassurer des personnes qui se croient atteintes de spermatorrhée. Ces personnes, souvent rendues hypochondriaques par abstinence sexuelle, s'aperçoivent qu'après certains efforts, et notamment après ceux de la défécation, leur méat urinaire laisse échapper un liquide épais et filant. L'examen microscopique, en dénotant l'absence de spermatozoïdes, suffira pour prouver que ce liquide provient de la prostate et des glandes de Cooper; de plus, les caractères de la *mucosine* montreront qu'il provient surtout de ces dernières glandes.

La véritable *spermatorrhée* est caractérisée par la

1. Liégeois, *Traité de physiologie*, t. I. p. 18.

présence des spermatozoïdes dans le liquide qui s'écoule de l'urèthre à la fin de la défécation, pendant l'exercice de l'équitation, pendant la nuit sans érection, ou enfin qui se trouve mêlé à l'urine. Encore faut-il savoir qu'après une très-longue abstinence de coït, il s'écoule toujours, par trop plein des vésicules séminales, un peu du liquide spermatique qu'elles contiennent, liquide qui est entraîné lors de la miction.

Aussi ne faut-il point attacher une trop grande importance à la présence, constatée une seule fois, de spermatozoïdes dans l'urine. L'abondance de ces éléments, leur diminution de volume, leur vivacité moindre dans l'urine *alcaline*, sont des indices d'une plus grande importance. D'après Lallemand, les spermatozoïdes seraient d'un tiers ou un quart moins volumineux qu'à l'état normal dans les spermatorrhées anciennes; cependant, il faut se rappeler que des spermatozoïdes de diverses dimensions existent dans le sperme à l'état normal (fig. 102); il est donc plus important de rappeler que l'absence des spermatozoïdes, chez les spermatorrhéiques, coïncide presque toujours avec l'abondance des noyaux pâles, sphériques, que nous avons déjà signalés en étudiant l'urine (voy. p. 333).

Pour rechercher les spermatozoïdes dans l'urine, il suffit de la laisser reposer pendant six à douze heures, puis, à l'aide d'une pipette, de recueillir les dernières gouttes du dépôt qui s'est formé au fond du vase. Ce procédé a permis à Donné de retrouver des spermatozoïdes, alors qu'une seule goutte de sperme avait été mélangée à un demi-litre d'urine.

Le sperme normal éjaculé présente d'ordinaire, peu de temps après son émission, dès qu'il est refroidi, de nouveaux éléments figurés qui sont jusqu'à un certain point caractéristiques : ce sont des cristaux de phosphate de magnésie, sous la forme de prismes obliques à base rhomboïdale, soit isolés, soit réunis en plaques ou en étoiles. « La présence de ces cristaux, dit Ch. Robin, est à signaler, parce qu'il n'y a pas de mucus ni d'autre humeur pendant la dessiccation desquels on voit se produire de ces cristaux comme dans le sperme. » Toutefois, dans l'examen des taches de sperme, la présence des spermatozoïdes pourra seule permettre d'affirmer leur nature.

La manière de faire, avec les taches, la préparation qui doit être examinée au microscope, est des plus simples [1]. On coupe dans le linge taché une bandelette large de 1 centimètre environ, que l'on fait plonger dans un verre de montre rempli d'eau; on s'arrange de manière que la bandelette plonge dans l'eau jusqu'au voisinage de la tache, celle-ci ne trempant pas dans le liquide. Bientôt la tache, imbibée par l'eau qui monte par capillarité, se gonfle et reprend l'aspect qu'elle avait à l'état frais. Dès lors on la racle à l'aide d'un scalpel, puis on porte la matière ainsi enlevée sur le porte-objet du microscope. La préparation renferme des filaments de lin, de chanvre, de coton, de laine ou de soie provenant de l'étoffe ; des poussières diverses, des cellules épithéliales provenant de l'urèthre ou du vagin; des leucocytes sphériques, granuleux, parfois des sympexions, souvent des cristaux de phosphates de magnésie, enfin des *spermatozoïdes*. Ceux-ci sont intacts ou brisés, mais presque toujours aisément reconnaissables. Pour mieux les voir, il

1. Voy. Briand et Chaudé, *Manuel de médecine légale*, p. 745.

peut être avantageux d'ajouter une goutte d'acide acétique à la préparation, ou bien encore de les colorer par l'addition d'une petite quantité de teinture d'iode iodurée. Lorsque l'on ne trouve que des têtes, séparées de leur filament caudal, il peut être avantageux (Pincus) pour les mieux distinguer de laisser dessécher entre deux plaques de verre l'eau en expérience.

VII. — MUQUEUSE DES ORGANES GÉNITAUX DE LA FEMME

I. — Anatomie

1° *Organes génitaux externes.* — Les organes génitaux externes présentent une transition entre le revêtement épidermique cutané et le revêtement épithélial de la muqueuse vaginale. Cette transition se fait au niveau du bord libre des grandes lèvres.

Sur la face externe des grandes lèvres on trouve une enveloppe cutanée, riche en follicules pileux, en glandes sébacées et en glandes sudoripares; son épiderme est plus ou moins fortement pigmenté selon les sujets, c'est-à-dire que les cellules profondes et principalement celles de la couche de Malpighi sont chargées de granulations pigmentaires.

Sur la face interne des grandes lèvres, à la fourchette, sur les petites lèvres, le clitoris, etc., on trouve une muqueuse rosée, riche en capillaires sanguins, pourvue de papilles et de glandes, et recouverte d'un épithélium pavimenteux stratifié, identique à celui des muqueuses de cette classe, identique à celui du vagin. Les papilles sont très-développées et nombreuses, surtout au niveau du clitoris. Les glandes sont les unes muqueuses, les autres sébacées. Les glandes sébacées se trouvent sur la face interne des grandes lèvres, sur les petites lèvres et sur leurs replis qui forment ce qu'on nomme le prépuce du clitoris; ces glandes sébacées ne sont pas annexées à des follicules pileux : elles sont libres et analogues aux glandes de Tyson, de la région balano-prépuciale de l'homme; elles sécrètent le produit sébacé que nous avons déjà étudié (voy. p. 136) et qui, mêlé à des détritus épithéliaux, constitue de petits amas caséeux identiques au *smegma prépucial*. — Les glandes muqueuses en grappe sont disséminées autour du méat urinaire et sur les parties latérales de l'entrée du vagin ; à ce niveau se trouve une formation glandulaire du même genre, mais relativement volumineuse, c'est la *glande de Bartholin,* dont l'étude a été si bien faite par Huguier. Ces glandes (une de chaque côté) sont situées précisément sur les limites de la vulve et du vagin, dans l'espace angulaire que présente de chaque côté la cloison recto-vaginale : ce sont de simples glandes en grappe de 14 millimètres de diamètre, à vésicules glandulaires tapissées d'un épithélium pavimenteux, et dont le canal excréteur vient s'ouvrir immédiatement à la base et en avant de l'*hymen* ou des *caroncules myrtiformes*, dans l'angle rentrant que forme cette membrane, ou ses débris, avec les parois de la vulve. Il est donc facile, en introduisant le doigt dans le vagin et en le ramenant d'arrière en avant sous forme de crochet dirigé du côté de la glande dont on veut examiner le produit, de presser celle-ci de dedans en dehors et d'en faire sourdre un liquide dont il est très-important d'examiner la nature dans certains cas pathologiques. A l'état normal, ce liquide présente tous les caractères d'un mucus transparent et visqueux : il est excrété en grande quantité pendant la copulation et sort quelquefois en jet comme par une sorte d'éjaculation.

2° *Vagin*. — Le vagin est formé d'une tunique externe cellulo-fibreuse, d'une tunique moyenne musculaire (muscles lisses) et d'une *muqueuse*. Celle-ci est rouge pâle, formant un grand nombre de replis et recouverte d'un épithélium pavimenteux, à cellules superficielles aplaties, identique à l'épithélium de la bouche et de l'œsophage. Cette muqueuse est riche en papilles, mais celles-ci sont peu proéminentes et les saillies choriales sont ensevelies dans l'épithélium pavimenteux, comme les saillies secondaires des papilles fongiformes de la muqueuse linguale. La muqueuse vaginale est complétement dépourvue de glandes ; c'est là un fait définitivement établi, grâce aux recherches de Sappey, et malgré les affirmations contraires de Huschke et d'un grand nombre d'anatomistes. On avait cru pouvoir invoquer en faveur de l'existence de ces glandes celle des *kystes du vagin*, que l'on considérait comme provenant d'une cavité glandulaire dilatée après oblitération de son canal excréteur, mais G. Eustache a montré que ces kystes se forment dans les aréoles du tissu conjonctif, absolument comme un hygroma, à la suite d'un frottement trop énergiquement répété [1]. Le liquide auquel donnent naissance les parois du vagin ne provient donc que de la chute et de la fonte de ses cellules épithéliales. Par contre, la muqueuse vaginale renfermerait quelques follicules clos, analogues à ceux de la base de la langue [2].

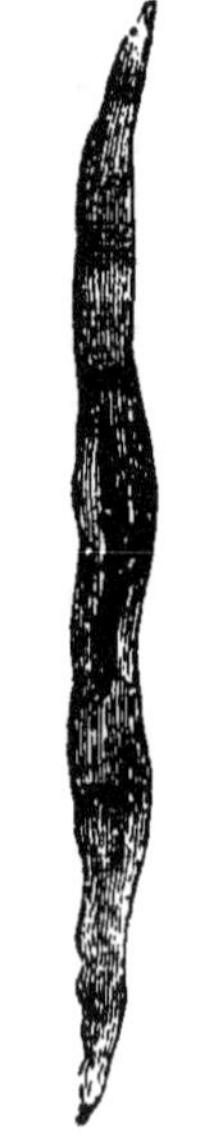

Fig. 103. — Fibre musculaire de l'utérus (Kœlliker.)

3° *Utérus.* — L'utérus et les trompes de Fallope présentent la même structure, et l'on sait, en effet, que la matrice représente la partie la plus inférieure des trompes fusionnées en un organe médian à cavité unique. Nous ne parlerons pas de la direction des fibres musculaires qui composent la principale masse de l'utérus, mais nous insisterons sur leur nature : ce sont des fibres musculaires lisses, des fibres-cellules fusiformes, à noyau ovalaire (fig. 103) unies entre elles par une grande quantité de tissu conjonctif, riche en éléments plasmatiques. Il est important de connaître cette structure parce que c'est celle que l'on trouve dans la plupart des tumeurs que l'on désignait sous le nom de tumeurs fibreuses, de polypes fibreux de l'utérus; ces tumeurs ont une composition caractéristique : ce sont des *myomes*, des myomes à *fibres lisses*. Pour les étudier et s'assurer de leur nature, il faut en faire macérer des lambeaux dans une solution d'acide azotique à 20 pour 100; on peut alors facilement en dissocier les éléments et reconnaître les fibres musculaires lisses dont le noyau devient plus apparent si l'on colore la

1. *Montpellier médical*, juin 1870.

2. D'après Lœwenstein. Voy. *Gazette médicale de Strasbourg*, 1er janvier 1872.

préparation avec le picrocarminate d'ammoniaque (voy. Introduction, p. 22). Pendant la gestation les fibres musculaires préexistantes s'hypertrophient, en même temps qu'il se forme de nouveaux éléments musculaires : c'est ainsi que la masse de l'utérus devient de vingt à trente fois plus considérable qu'elle n'était primitivement.

La *muqueuse utérine* doit être étudiée au niveau du corps de l'utérus, au niveau de la cavité du col, et au niveau du museau de tanche.

La muqueuse du corps de l'utérus ne possède comme chorion qu'une mince couche de tissu conjonctif embryonnaire intimement unie à la masse musculaire, de telle sorte que l'épithélium utérin semble directement appliqué sur le tissu musculo-vasculaire sous-jacent. La surface de cette muqueuse est lisse, sans aucune papille ; mais elle présente dans la profondeur un grand nombre de prolongements en doigt de gant, qui forment des *glandes en tube* très-analogues aux glandes de Lieberkühn du canal intestinal : ces glandes sont simples ou ramifiées. Le revêtement épithélial se compose d'une simple couche de *cellules cylindriques* dans les culs-de-sac glandulaires, comme à la surface libre ; mais, à la surface libre de la muqueuse, ces cellules cylindriques sont munies de *cils vibratiles* qui se meuvent de dedans en dehors : il en est de même de l'épithélium des trompes utérines.

La muqueuse de la cavité du col de l'utérus, étudiée avec soin par Cornil, est aussi revêtue d'un épithélium à une seule couche de cellules cylindriques avec cils vibratiles, que l'on retrouve encore jusque très-près de l'orifice du museau de tanche ; mais cette muqueuse présente en plus des papilles très-nombreuses, surtout vers la partie inférieure, papilles qui se rencontrent aussi bien à la surface des saillies arborisées de la muqueuse (*arbre de vie* du col de l'utérus), que dans leur intervalle et jusque dans les dépressions les plus profondes qui séparent ces saillies. Ces papilles sont d'autant plus développées et plus nombreuses que le sujet est plus âgé. La muqueuse de la cavité du col est très-riche en *glandes*, les unes simples, les autres composées : les premières sont de simples dépressions piriformes tapissées par des cellules cylindriques plus petites que celles de la surface libre et dépourvues de cils vibratiles ; les secondes, développées surtout vers le fond des sillons qui séparent les branches de l'arbre de vie, sont de véritables glandes acineuses (Sappey), mais dont chaque cul-de-sac est identique à l'une des glandes simples que nous venons de décrire. Ces glandes sécrètent le mucus épais, visqueux et gluant que nous étudierons bientôt ; parfois le canal excréteur de ces glandes s'oblitère et leur produit de sécrétion s'y accumule de manière à constituer un petit kyste qui devient saillant : c'est ce qu'on a nommé les *œufs de Naboth*, fréquents surtout chez les femmes âgées. Le contenu des œufs de Naboth présente souvent un aspect puriforme, dû à la présence de nombreuses cellules épithéliales en dégénérescence graisseuse : ce sont des cellules cylindriques déformées ; parfois des globes épithéliaux sphériques ; des formes pavimenteuses, et même des formes étoilées. (Wagner, Cornil.)

La muqueuse du museau de tanche, ou portion vaginale du col, est couverte d'un épithélium pavimenteux identique à celui du vagin ; mais cette muqueuse possède en plus des papilles et des glandes. Les *papilles* forment un réseau semblable à celui de la peau, mais elles sont peu saillantes et enfoncées au milieu des couches épithéliales. Les glandes, nombreuses seulement au niveau de l'orifice du col (Wagner, Cornil), sont des tubes simples, renflés à leur partie profonde, et tapissés d'une couche unique d'épithélium cylindrique ou cubique, sans cils vibratiles (Cornil); en un mot, elles sont semblables à celles de la cavité du col : elles peuvent aussi, comme l'a démontré Cornil, donner lieu à la production de petits kystes, d'œufs de Naboth parfois très-abondants, chez les personnes âgées.

La muqueuse de l'utérus, et surtout celle de la cavité du corps, subit des modifications qu'il faut considérer comme physiologiques, aux époques de la menstruation et pendant la grossesse.

A l'époque de la menstruation la muqueuse utérine s'hypertrophie, ses glandes deviennent plus visibles, et les couches superficielles de l'épithélium tombent et sont éliminées : c'est une véritable *mue épithéliale*, qui, au point de vue physiologique, doit être placée comme importance sur le même rang que l'hémorrhagie cataméniale concomitante (Küss). Parfois même la menstruation se réduit à une simple desquamation de la muqueuse utérine. Aussi rencontre-t-on les cellules épithéliales en grande abondance dans le produit plus ou moins sanguinolent qui forme les règles. Enfin l'on peut constater une élimination totale ou partielle de la muqueuse utérine, sous forme de membranes qui rappellent l'aspect de la surface interne de l'utérus, et qui, examinées au microscope, présentent la structure de la muqueuse utérine[1].

Dès le début de la grossesse, la muqueuse utérine s'hypertrophie : elle devient plus épaisse, plus molle, plus lâche et plus rouge ; ses glandes s'hypertrophient également et son chorion devient beaucoup plus visible. Mais le changement le plus important est celui qu'on observe dans les cellules épithéliales : l'épithélium du museau de tanche reste pavimenteux et tel qu'il est à l'état ordinaire ; celui de la partie inférieure de la cavité du col reste cylindrique avec ses cils vibratiles ; celui de la partie supérieure demeure cylindrique, mais perd ses cils vibratiles (Ch. Robin). Enfin, l'épithélium cylindrique vibratile de la cavité du corps de l'utérus s'exfolie complétement et se trouve remplacé par des cellules pavimenteuses, parfois sphériques, le plus souvent pavimenteuses ou régulièrement polyédriques par pression réciproque. Ces cellules ont un noyau sphérique ou à peine ovoïde, finement granuleux, sans nucléoles. Quelques-unes ont un noyau multiple ; d'autres n'ont pas de noyau, mais sont remplies de granulations jaunâtres, foncées. Souvent il arrive que ces cellules se desquamant, tombent dans la cavité utérine et sont évacuées (avec le mucus utérin) : elles sont toujours alors sphériques et granuleuses.

A partir de deux mois et demi viennent s'ajouter à ces cellules d'autres cellules plus grandes, plus allongées, minces, pâles, aplaties, se prolongeant en pointe, parfois même étoilées. Ces cellules ont un noyau plus volumineux que celui des cellules précédentes, souvent un ou deux nucléoles jaunes et brillants. Ces éléments de la *caduque utérine* diffèrent peu

1. Voy. Courty, *De la dysménorrhée membraneuse* (menstruation exfoliante). *Montpellier médical,* septembre 1869.

des cellules que l'on observe à la surface de la membrane improprement appelée *caduque inter-utéro-placentaire* ou *sérotine*. Celle-ci, en effet, ne s'élimine point avec le placenta. Elle diminue peu à peu d'épaisseur jusqu'à ce que son niveau ait atteint celui de la muqueuse qui se régénère. Quelquefois même elle persiste sous forme d'une plaque circulaire plus ou moins saillante et mamelonnée. L'épithélium qui la tapisse est formé de noyaux libres et de cellules. Celles-ci sont, en partie, semblables à celles de la caduque utérine : ou bien elles sont très-hypertrophiées, renflées, arrondies ; leur noyau est volumineux ; il renferme un ou deux nucléoles à contour foncé, noirâtre, à centre brillant, jaune. Quelques-unes, que l'on trouve isolées ou juxtaposées en lamelles plus ou moins grandes, sont encore plus déformées. Elles sont très-volumineuses, sphériques ou plus souvent allongées, fusiformes ou coniques. Les noyaux libres d'épithélium sont *très-analogues à ceux qui ont été décrits et figurés sous les noms de noyaux cancéreux, carcinomateux*, etc. (Ch. Robin).

Il importe d'être éclairé sur les formes variées et bizarres de tous ces éléments cellulaires que le médecin pourra parfois rencontrer dans les produits évacués au moment de l'accouchement ou pendant la grossesse.

II. — Produit des organes génitaux externes

En nous occupant de l'appareil génital de l'homme, nous n'avons point décrit les nombreuses lésions que présente le gland et nous n'avons pas signalé ce que donne l'examen des produits de l'*uréthrite* simple ou virulente. Nous ne nous arrêterons pas non plus à décrire les diverses formes de vulvite, la blennorrhagie chez la femme, ou les inflammations diphthéritiques de la muqueuse vulvo-vaginale. L'examen microscopique des différentes espèces de pus n'a donné, en effet, jusqu'à ce jour que des résultats négatifs (Ricord, Voillemier). Quant à l'étude microscopique des maladies inflammatoires des organes génitaux externes, elle ne nous donnerait point de résultats différant sensiblement de ceux auxquels nous sommes arrivés en étudiant les muqueuses en général. Bornons-nous donc à signaler l'odeur toute spéciale, comparable à celle du suif rance ou du beurre fermenté que présentent les magma formés de sebum et de mucus vulvaire.

III. — Produits des organes génitaux internes

PHYSIOLOGIE. — Dans les conditions normales, le mucus sécrété par la muqueuse vaginale est peu abondant, peu visqueux, acide, presque toujours d'apparence crémeuse, ce qui tient aux nombreuses cellules épithéliales qu'il contient. Examiné au microscope, il présente, en effet, un nombre toujours considérable de plaques épithéliales pavimenteuses, très-souvent contournées et repliées sur ellesmêmes. Ces cellules épithéliales ont un noyau volumineux et sont infiltrées de fines granulations. Souvent on trouve, mélangés à ces cellules, des filaments de *leptothrix*, quelques leucocytes et un nombre variable de vibrions. Les infusoires décrits par Donné sous le nom de *trichomonas vaginale* ne s'y rencontrent que dans les cas pathologiques.

Souvent on trouve, au milieu de ce liquide, des plaques formées par des cellules polygonales très-peu altérées, mêlées à des flocons albumineux, opalins, contenant des débris épithéliaux.

Au mucus vaginal vient s'ajouter le produit de la sécrétion du col et du corps utérin. Mais ces produits, très-peu abondants dans les conditions normales, difficiles à obtenir même à l'aide du spéculum, ne s'observent guère que dans les conditions pathologiques ou bien encore au moment de la menstruation. Tyler Smith [1], qui a bien décrit les caractères physiques et microscopiques du mucus utérin, a reconnu que le mucus du col, très-tenace, gluant, demi-solide, transparent, ne tient aucun élément anatomique en suspension, sauf quelques cellules prismatiques, granuleuses, et souvent un assez grand nombre de leucocytes.

Le mucus du corps est, au contraire, peu visqueux, demi-liquide, grisâtre, d'après quelques auteurs; il tient en suspension de nombreuses cellules épithéliales prismatiques ou cylindriques, munies ou non de cils vibratiles, des amas de grosses cellules, sans enveloppes, mais à noyau volumineux et à protoplasma granuleux, souvent intimement soudées les unes aux autres, des leucocytes granuleux, enfin, même dans les conditions physiologiques, un assez grand nombre de globules graisseux.

Pendant la menstruation, cette desquamation du vagin et de la cavité du corps et du col utérin augmente rapidement. Dans la période d'invasion des *règles,* le mucus, plus fluide, prend une odeur caractéristique; si on l'examine au microscope, on constate qu'il ne contient que quelques rares globules de sang mêlés à un grand nombre de leuco-

1. *The Pathology and the treatmen of Leucorrhœa,* cité par Courty, *Traité des maladies de l'utérus,* 1re édit., p. 580 et suiv.

cytes et à quelques cellules épithéliales, les unes de forme et de dimension normales, d'autres plus ou moins altérées : bientôt le mucus devient brunâtre, puis il se colore en rouge, et, dans la période d'état, du sang presque pur s'écoule en quantité plus ou moins abondante. Le sang des règles contient alors un grand nombre de globules sanguins normaux, s'empilant encore facilement, quelques leucocytes, enfin les éléments cellulaires pavimenteux ou cylindriques qui proviennent du mucus vaginal ou du mucus utérin. La présence de ces cellules épithéliales, surtout des cellules cylindriques à cils vibratiles et des épithéliums nucléaires, pourra servir à reconnaître le sang des règles, à le distinguer du sang provenant d'une autre région du corps [1].

Il arrive parfois que, sans qu'il y ait maladie, l'écoulement menstruel ayant eu lieu une ou même plusieurs fois, s'arrête pendant quelque temps et se trouve remplacé par un écoulement blanc. Une proportion plus ou moins considérable de leucocytes remplace alors les globules rouges, dont le nombre est presque insignifiant. Ces écoulements blancs terminent parfois, surtout chez les chlorotiques, un écoulement menstruel sanguin; parfois aussi ils s'observent, pendant plusieurs mois consécutifs, à l'époque habituelle des règles, chez certaines femmes enceintes.

L'écoulement qui survient après la *délivrance (lochies)* est d'abord séro-sanguinolent (*lochies rouges*), très-riche en leucocytes, isolés ou agglutinés, en globules rouges, en cellules polygonales ou aplaties,

1. Voy. Robin, *Annales d'hygiène*, t. V, p. 421.

provenant du vagin ou du col de l'utérus. De ces cellules épithéliales, les premières sont ordinairement très-minces, très-aplaties, réunies par groupes, manquant de noyau ou présentant un noyau ovoïde. Celles qui proviennent du col utérin sont plus petites, plus épaisses, renfermant un noyau sphérique. Tous ces éléments sont mélangés à un grand nombre de molécules grisâtres et à quelques globules graisseux. Souvent on y trouve des résidus de la caduque et des fibres musculaires provenant de la couche interne de la matrice. Peu à peu, les globules sanguins diminuent; les leucocytes augmentent de nombre et deviennent de plus en plus granuleux. Ceux-ci, mêlés à quelques cellules d'épithélium pavimenteux réunies en lames plus ou moins grandes, à des granulations moléculaires et graisseuses, forment presque toute la masse du liquide qui s'écoule des organes génitaux de la femme (*lochies blanches*). Il est important de reconnaître, par l'analyse de l'écoulement lochial, la date approximative de l'écoulement. D'après Robin [1], à la fin du *premier jour,* le liquide qui s'écoule par le vagin ne contient plus qu'un tiers environ de globules rouges. Les autres éléments sont des leucocytes en nombre un peu moindre que les hématies, qui sont isolés ou agglutinés et des cellules épithéliales pavimenteuses, isolées ou imbriquées : les unes sont sphéroïdales, ou à peine polyédriques, réunies en groupes, rarement isolées; les autres, qui proviennent de la profondeur de l'épithélium vaginal, ont un noyau sphérique. A partir du

1. Voy. à ce sujet Chantreuil, thèse d'agrégation, Paris. 1872.

deuxième jour, et surtout le troisième et quatrième jour, le nombre des leucocytes l'emporte notablement sur celui des hématies; on ne rencontre plus de globules rouges à partir du cinquième jour. En même temps que les globules sanguins, les cellules épithéliales tendent à disparaître ; vers le cinquième jour, les lochies, de couleur rose sale (*lochies séreuses*) ne renferment que des leucocytes et quelques rares cellules épithéliales (Scherer). Enfin, le dixième jour, les lochies *blanches* ou *laiteuses* sont riches en mucine et pourraient contenir (Wertheimer) des cellules étoilées ou fusiformes, des cristaux de cholestérine et, plus rarement, quelques *trichomonas*.

D'après Mayerhofer, les vibrions n'existent que rarement dans les sécrétions lochiales des accouchées bien portantes (quinze fois sur quarante-neuf); on les rencontre, au contraire, *toujours* au début d'affections puerpérales survenant pendant les suites de couches. Il existerait donc, d'après l'auteur, un rapport de cause à effet entre les affections puerpérales et la présence de ces vibrions (voyez pour cette question p. 71).

Les *taches* produites par les lochies ont été étudiées par Ch. Robin et par J. Gosse[1]. On les reconnaît à la présence de cellules épithéliales vibratiles, cylindriques, imbriquées; de plus, ces taches ne jaunissent pas par la chaleur ; le liquide de la macération ne se coagule pas, ne dépose pas de flocons ; la dissolution précipite abondamment par l'acide azotique; la portion jaunâtre est soluble dans la potasse.

1. Thèses de Paris, 1863.

Le médecin ne doit pas se borner à l'examen des fluides sécrétés par l'utérus ou le vagin. Souvent consulté dans des cas de stérilité, il lui faudra s'assurer de la présence et de la conservation des spermatozoïdes dans les voies génitales de la femme. Marion Sims a pu constater ainsi que la stérilité résultait parfois de ce que le vagin, trop court, ne pouvait retenir la liqueur spermatique, dont on ne retrouvait traces ni dans le mucus vaginal, ni dans le mucus cervical[1]. Le même observateur a reconnu : 1° que la liqueur spermatique peut entrer dans le vagin sans qu'il y ait eu pénétration ; 2° qu'un spermatozoaire peut, dans un temps relativement court (quatre heures), parcourir une distance considérable (de l'orifice du vagin au canal cervical de la matrice) ; 3° qu'il peut vivre assez longtemps hors du corps, pourvu que la température ne soit pas trop basse (le mucus cervical recueilli à midi ne fut examiné qu'à minuit, seize heures après la tentative de coït, M. Sims y trouva un spermatozoïde qui manifestait la plus grande activité).

Marion Sims a recherché également pendant combien de temps les spermatozoïdes pouvaient vivre dans la matrice. Le Dr Percy, de New-York, ayant trouvé quelques spermatozoïdes vivants dans le col utérin, huit jours et demi après le dernier rapprochement sexuel, Marion Sims ajoute :

J'ai maintes fois examiné la semence, afin d'être fixé sur ce point. Je crois pouvoir dire avec certitude : 1° que les sper-

1. *Notes cliniques sur la chirurgie utérine*, par Marion Sims, traduit par Lhéritier.

matozoaires ne vivent jamais plus de douze heures dans le mucus vaginal; 2° qu'ils vivent, au contraire, beaucoup plus longtemps dans le mucus cervical. En effet, lorsqu'on examine le mucus cervical trente-six à quarante heures après le coït, on trouve ordinairement autant de spermatozoaires vivants que de morts, tandis que dans le vagin tous sont morts au bout de douze heures. Voici une observation recueillie sur une personne parfaitement digne de foi. « Acte sexuel à onze heures du soir, le samedi; examen microscopique des sécrétions le lundi à trois heures de l'après-midi, c'est-à-dire quarante heures après. Le mucus vaginal contient quelques spermatozoaires morts, aucun de vivant; le mucus cervical en contient un grand nombre très-vivaces et fort peu de morts. »

Quant à la manière de procéder à ces examens, voici ce qu'en dit le chirurgien anglais (*l. c.*, p. 472). Supposons que nous devions examiner le mucus vaginal aussitôt après le coït, c'est-à-dire dans l'espace d'une heure : on recommande à la femme de vider la vessie avant l'acte, et de rester tranquillement couchée sur le dos jusqu'au moment de l'exploration. Pour recueillir quelques gouttes du liquide contenu dans le vagin, il faut y introduire l'index, opérer une pression en bas et en arrière sur la paroi postérieure, précisément au-dessous du col utérin. La semence s'amasse nécessairement dans la poche formée par cette pression : on l'aspire alors au moyen de la seringue. Il importe, avant de procéder à cette manipulation, de débarrasser le vagin de tout le mucus qu'il peut contenir, afin que la seringue ne puisse en recueillir une portion qui viendrait se mêler à celui du col, et nuire, par conséquent, à la précision de nos observations...

Pour recueillir le mucus sur un point plus élevé, vers la cavité utérine, nous devons enfoncer la seringue d'un pouce dans le canal cervical, et conduire l'opération avec autant de délicatesse que nous venons de le dire... il est bon que le bout de la seringue présente alors une forme bulbeuse : ce renflement, qui remplit l'orifice et le canal du col, empêche l'air d'entrer dans l'instrument, comme je l'ai vu arriver quand l'extrémité de la seringue était allongée et terminée en pointe.

Comme témoignage de la précision et de l'importance de cette méthode, M. Sims rapporte l'exemple suivant :

Une femme de trente-cinq ans avait eu un enfant de son premier mariage, mais n'en avait point eu du second. Elle joignait à l'apparence d'une excellente santé, des menstrues régulières et normales. L'utérus était légèrement en antéversion. Elle n'avait pas de leucorrhée, à proprement parler; mais le mucus cervical semblait excéder un peu la quantité normale. Quelle pouvait être la cause de la stérilité qui l'affligeait pendant ces huit dernières années, et même pendant les quatre dernières années de son premier mariage? Les questions à résoudre étaient celles-ci : La semence était-elle normale? Les sécrétions du vagin et du col empoisonnaient-elles les spermatozoaires? Ceux-ci entraient-ils dans le canal cervical? — Une exploration fut faite une heure après le rapprochement sexuel : le mucus vaginal contenait en abondance des spermatozoaires vivants ; le mucus cervical en contenait également, *mais ils étaient tous morts.* Un second examen microscopique, fait seulement huit ou dix minutes après le coït, donna les mêmes résultats. L'emploi du papier réactif (papier bleu de tournesol) resta sans valeur et ne nous révéla rien ; le mucus du col n'était pas acide ; mais le microscope fit découvrir une grande abondance de pellicules provenant de l'épithélium, résultat d'une légère inflammation de quelque partie de la membrane cervicale. »

Nous devons nous borner à citer ces faits, n'ayant point à mentionner d'autres tentatives du même genre dont le but était d'injecter directement dans la cavité utérine la liqueur spermatique. Ces expériences intéressent plus le physiologiste que le médecin ; elles n'ont, au point de vue qui nous occupe, qu'une importance secondaire.

Pathologie. — Nous avons vu que les parois du vagin sécrétaient normalement : 1° un mucus transparent, peu visqueux, à réaction acide ; 2° une matière d'apparence crémeuse qui n'est autre que ce mucus chargé de cellules épithéliales pavimenteuses; 3° un muco-pus, plus ou moins chargé de leucocytes ou de globules sanguins (menstruation, lochies).

Dès l'instant que le mucus vaginal devient jaune, crémeux, très-acide, que le nombre des leucocytes augmente, il s'ajoute aux éléments normaux un parasite bien décrit par Donné [1].

Le *trichomonas vaginale* a une forme ovale ou allongée; une de ses extrémités porte un, quelquefois deux ou trois cils vibratiles de 30 μ à 60 μ de long, et à la base desquels on trouve un ou plusieurs filaments assez courts. Le corps de l'animal est de dimensions assez variables : son plus grand diamètre varie entre 16 μ et 36 μ. Scanzoni compare ces animalcules à des cellules vibratiles. Leur mobilité, leur vivacité est très-grande, mais cesse dès que l'on vient à étendre d'eau le mucus vaginal. A ce parasite se trouvent toujours mêlés un grand nombre de vibrions et des filaments de *leptothrix*.

Dans la *leucorrhée* dite *vaginale*, le liquide excrété renferme un très-grand nombre de cellules pavimenteuses du vagin mêlées à des globules de pus granuleux, des globules de graisse et des parasites (vibrions, leptothrix, trichomonas). Dans la blennorrhagie vaginale, ce mucus devient puriforme, fluide, jaunâtre; il empèse le linge qu'il colore en jaune verdâtre : son odeur est très-fétide, surtout quand le col utérin participe à l'inflamma-

1. *Recherches microscopiques sur la nature du mucus.* Paris, 1837.

tion, tandis que l'odeur de la leucorrhée vaginale simple est plutôt une odeur de fermentation (Courty).

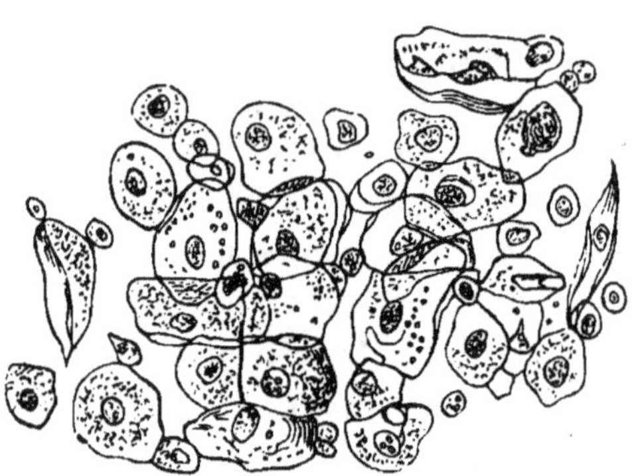

Fig. 104. — Épithélium vaginal à tous les degrés de développemen dans la leucorrhée épithéliale ou vaginale. Gross. 220 d. (D'après Tyler-Smith.)

Au lieu de produire un écoulement leucorrhéique plus ou moins abondant, la desquamation du vagin peut aboutir à l'expulsion de lambeaux pseudo-membraneux analogues à ceux qui caractérisent la *dysménorrhée membraneuse*. M. Farre[1] a constaté, au microscope, que ces lambeaux pseudo-membraneux étaient composés exclusivement de cellules épithéliales, aplaties, larges, à noyau ; que, le plus souvent, ils reproduisaient la forme de la cavité vaginale et même celle de la portion vaginale de l'utérus. Sous le nom de *péri-vaginite phlegmoneuse disséquante*, Marconnet[2] a décrit une inflammation sié-

1. *Arch. of medicin*, n° 2, p. 71, 1858, cité par Mauriac, note dans West, *Leçons sur les maladies des femmes*. p. 781.
2. *Arch. de Virchow*, 1865 (voy. Mauriac, *op. cit.*)

geant dans le tissu cellulaire péri-vaginal et caractérisée par l'élimination en masse de la muqueuse et de la portion vaginale de l'utérus. L'analyse microscopique de la membrane éliminée la montre constituée par deux couches, l'une muqueuse, l'autre musculaire. La surface extérieure était lisse et couverte d'un pus grisâtre.

Dans la plupart des cas de *leucorrhée*, le liquide qui s'écoule par les parties génitales est constitué par « un mélange, en proportions variables, du liquide catarrhal du vagin, de celui du col et de celui du corps de l'utérus. Par là s'explique la variété d'aspect qu'il présente suivant les cas, depuis la mucosité transparente et limpide jusqu'à ces grosses mèches jaunâtres et glaireuses qui pendent au-devant de l'orifice du museau de tanche, et jusqu'au muco-pus épais et verdâtre des affections blennorrhagiques [1]. »

Le microscope peut servir cependant à compléter le diagnostic différentiel entre les différentes espèces d'écoulement, notamment entre la leucorrhée vaginale et la leucorrhée utérine. Ce que nous avons dit (p. 367) de la composition histologique des muqueuses qui sécrètent ces divers liquides et des éléments anatomiques qui les constituent, nous dispensera d'entrer dans de plus longs détails sur les caractères microscopiques de leurs produits [2]. Tyler Smith distingue deux espèces de leucorrhées : la leucorrhée *vaginale*, ou épithéliale, et l'*utérine* ou

1. Mauriac, note dans West, *Leçons sur les maladies des femmes*, p. 196.
2. Courty, *Traité des maladies de l'utérus*, p. 588.

muqueuse. « La leucorrhée vaginale, ou épithéliale, est constituée par de la lymphe, ou du plasma acide, de l'épithélium pavimenteux, des corpuscules de pus, des globules de sang, de la matière grasse. La leucorrhée cervico-utérine, ou muqueuse, est constituée par du mucus alcalin, des corpuscules muqueux, de l'épithélium cylindrique altéré, des corpuscules de pus, des globules de sang et des particules grasses. Les premiers de ces éléments sont constants et caractéristiques, les autres (pus, sang, particules grasses) sont accidentels et dépendant souvent de l'inflammation des muqueuses, ou des complications de la leucorrhée. » (Courty). Nous devons cependant ajouter, avec Stoltz, qu'en pratique cette distinction n'est pas toujours très-facile : par le passage du mucus utérin à travers le vagin, il se fait un mélange qui devient neutre le plus souvent et les épithéliums se confondent dans un grand nombre de cas [1].

Les *fausses leucorrhées*, dont l'écoulement est symptomatique de quelque altération du contenu de l'utérus ou d'une lésion organique grave, se distingueront aussi de l'écoulement leucorrhéique vrai. Ainsi les écoulements du *cancer* pourront être séro-sanguinolents, d'une fétidité extrême et toute spéciale, rappelant l'odeur des macérations anatomiques, mélangés à du pus, du sang, des détritus de tumeur reconnaissables au microscope ; les *abcès* de l'utérus, les suppurations étendues de la surface interne de l'organe, les abcès pelviens ouverts dans

1. Voy. Stoltz, art. Leucorrhée, in *Dictionn. de médec. et de chirurg. pratiques*, t. XX, 1875.

le vagin se distingueront de la leucorrhée par l'abondance du pus et la soudaineté de son apparition ; l'écoulement dû à la décomposition du produit de la conception, des membranes fœtales ou

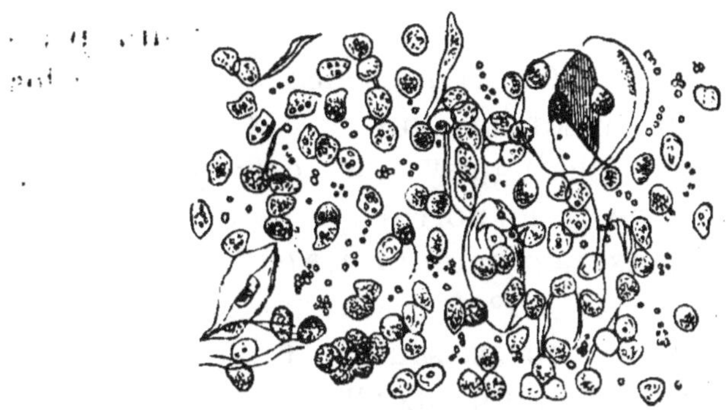

Fig. 105. — Quelques cellules épithéliales ; leucocytes et gouttelettes huileuses dans la leucorrhée muqueuse ou cervicale. Gross. 220 d (D'après Tyler-Smith.)

du placenta retenu dans l'utérus sera pâle, sanieux, mélangé de sang, de pus, de débris membraneux, etc. (Voy. Courty, p. 589 et suiv.)

La *dysménorrhée pseudo-membraneuse* doit être distinguée d'une variété de dysménorrhée congestive, caractérisée par l'expulsion de caillots fibrineux de forme membraneuse, ou encore de l'avortement dans les premières phases de la grossesse [1]. L'examen microscopique du produit expulsé permet, jusqu'à un certain point, de rectifier un diagnostic erroné.

La membrane *dysménorrhéique* a une texture tout à fait analogue à celle de la muqueuse utérine

1. Voy. Mauriac, note dans West, *op. cit.*, p. 97.

d'une femme morte pendant la menstruation ; c'est donc une véritable caduque se détachant en masse ou par lambeaux des tissus sous-jacents ; or la caduque ne diffère de la muqueuse utérine que parce que celle-ci présente un développement moindre de ses vaisseaux capillaires et un épithélium prismatique (voy. p. 369). La présence de l'œuf ou les traces de son insertion sur la poche expulsée peuvent faire distinguer une caduque récente d'une membrane dysménorrhéique. Au contraire, les caillots fibrineux membraniformes expulsés de l'utérus se composent : « 1° d'une trame de fibrine nettement fibrillaire ou passant, par places, à l'état amorphe finement granuleux ; 2° cette trame retient dans son épaisseur des globules rouges et blancs ; 3° elle retient aussi des cellules épithéliales prismatiques de l'utérus plus ou moins régulières, mais presque toujours en quantité plus considérable qu'on ne serait porté à le supposer... On pourrait, par suite de l'accumulation de ces divers éléments et de leur enchevêtrement, être porté à croire qu'on a sous les yeux quelque tissu particulier, au lieu d'un caillot qui a englobé des éléments qu'on ne trouve pas ordinairement dans les caillots des autres parties du corps, mais l'action de l'acide acétique et l'absence complète de vaisseaux capillaires ou autres dans ce produit le fera toujours distinguer facilement... (Robin. [1]) »

Le produit de l'*avortement*, si important à rechercher dans les expertises médico-légales, sera parfois assez difficile à reconnaître. Le sang de l'avor-

1. Comptes rendus de la Société de biologie, août 1857.

tement, mêlé de caillots, diffère peu du sang menstruel. Il renferme beaucoup de mucus vaginal, ce qui parfois lui donnerait une réaction acide (Donné);

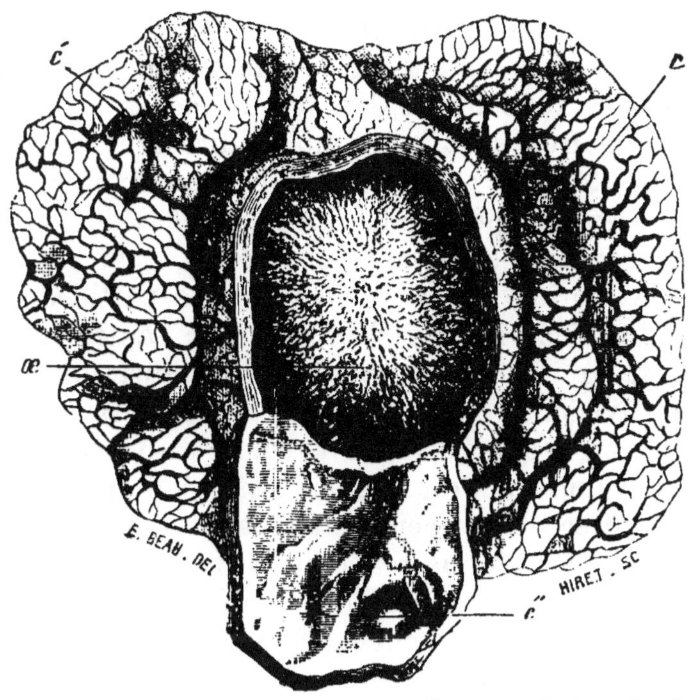

Fig. 106. — Œuf de 20 à 25 jours. La caduque est incisée circulairement et le lambeau est renversé.

parfois aussi il est mélangé au liquide amniotique [1]; mais ces caractères sont tout à fait insuffisants pour poser un diagnostic. L'œuf entier ou di-

1. Le liquide amniotique contient quelques leucocytes, de petits flocons de mucosine, des noyaux de cellules épidermiques hypertrophiées provenant du fœtus. Parfois, il donne par le repos un dépôt grisâtre composé de cellules épithéliales provenant de la peau et même du rein et de la vessie. (Robin.)

visé et l'embryon devront être recherchés, avec soin, au milieu des caillots éliminés. Ceux-ci devront eux-mêmes être étudiés avec précaution. Dans les six premières semaines de la gestation, l'*œuf* présente assez souvent l'aspect d'une vésicule transparente, villeuse, c'est-à-dire qu'il a été énuclé de la caduque réfléchie et des points où ses villosités placentaires sont en contact direct avec la muqueuse utérine [1] : plus tard, l'œuf est expulsé, en entier, enveloppé par la caduque réfléchie, ou bien, s'il est énuclé de cette enveloppe, « on reconnaît le chorion qui présente sur une partie de son étendue des villosités libres et sur l'autre un renflement circulaire d'un gris blanchâtre parcouru par les divisions des vaisseaux ombilicaux qui tranchent par leur résistance avec le tissu friable qui les enveloppe. L'œuf est-il expulsé divisé, le placenta entier ou dilacéré entraîne avec lui des lambeaux de la caduque réfléchie. » Dans les premières semaines, la cavité de l'œuf ne renferme souvent que du liquide (œuf clair) et quelques débris floconneux ou un vestige de cordon ; d'autres fois le fœtus, plus ou moins développé, intact ou *macéré*, réduit de volume, plissé, décoloré, se reconnaîtra au milieu du liquide.

Il peut arriver que le sang épanché dans l'utérus pénètre non-seulement entre le chorion et la caduque réfléchie, mais encore dans la cavité de l'amnios. Subissant les modifications qui surviennent toutes les fois que le sang séjourne dans une cavité

1. Voy. Jacquemier, art. Avortement du *Dictionnaire encyclopédique*, t. VII, p. 55.

close (voy p. 75), il présentera bientôt l'aspect d'une masse charnue, amorphe, dans laquelle il sera très-difficile de reconnaître le produit de la conception (*môles charnus*). L'embryon a disparu et n'existe plus que sous forme de débris mélangés aux filaments des villosités ombilicales dégénérés, à du tissu spongieux hypertrophié, à des dépôts fibrineux condensés et disposés en couches membraneuses ou en noyaux plus ou moins volumineux. D'autres fois, à la place de l'œuf, seront expulsés des *môles hydatiformes*, dont les vésicules en grappe ont leur siége dans les villosités du placenta.

Enfin il est des cas où l'avortement se termine par l'exfoliation de la caduque utérine qui, dès lors, présente l'aspect et les caractères anatomiques des productions de la *dysménorrhée membraneuse*. Nous ne pouvons insister sur l'examen des membranes de l'œuf. Le plus souvent, en effet, l'examen à l'œil nu devra être complété par des dissections et des coupes pratiquées sur les membranes préalablement durcies. Nous renverrons donc à ce que nous avons dit de la structure de la muqueuse utérine (voy. p. 368). Il sera toujours aisé d'ailleurs de distinguer ces produits de ceux qui proviennent de l'exfoliation épithéliale du vagin (voy. p. 380) ou de certains caillots sanguins.

Parasites des organes génitaux de la femme. — Les parasites des organes génitaux de la femme ont été l'objet de nombreuses études, dont nous résumerons les points principaux d'après le travail de M. Gasser[1], en insistant seulement sur les para-

1. Thèse de Paris, 1874, no 112.

sites propres à ces organes et sur les particularités qu'y présentent ceux déjà décrits à propos d'autres surfaces muqueuses.

Quand on soupçonne la présence de parasites chez une femme, il faut éviter l'introduction du spéculum, les injections et toutes les pratiques qui pourraient détacher ou détruire, par exemple, le champignon que l'on recherche. On écarte avec le pouce et l'index les grandes et les petites lèvres, et avec un verre de montre, tenu de la main droite, on recueille le mucus qui tapisse leur surface interne, ainsi que l'entrée du vagin. Si l'hymen existe encore, on se sert d'une curette qu'on introduit à plusieurs reprises dans le vagin. Ces précautions ont leur raison d'être, parce que les parasites végétaux des organes génitaux de la femme ne forment jamais des couches aussi épaisses que celles qu'on observe sur les surfaces exposées à l'air; généralement même ils n'atteignent pas le développement de ceux qu'on rencontre dans la bouche. Quelquefois, on est obligé de faire un certain nombre de préparations avant que de découvrir quelques mycéliciums.

Nous avons déjà parlé du *trichomonas vaginale* (voy. p. 379).

Le *leptothrix* (voy. p. 215) a été souvent rencontré dans la sécrétion vaginale, depuis que sa présence y a été signalée par Donné : il se montre tantôt sous la forme de filaments isolés, tantôt sous la forme de touffes ou de flocons, assez grands pour être visibles à l'œil nu (longs de 5 millimètres).

Le *muguet* est également fréquent : Trousseau aurait eu l'occasion de constater, sur un total de 80 jeunes pensionnaires, 11 cas de muguet coexistant avec un gonflement inflammatoire des grandes lèvres. Cependant, d'après des recherches plus récentes et plus exactes, l'*oïdium albicans* se rencontrerait plus particulièrement chez les femmes grosses; d'après ses expériences d'inoculation, Haussmann arrive même à conclure que ce parasite ne pourrait pas se développer en dehors de la grossesse [1].

En 1850, Ch. Robin a décrit, sous le nom de *leptomitus uteri*, une algue trouvée sur les granulations du col utérin, provenant d'une malade opérée par Gueneau de Mussy.

Signalons enfin ce fait, que Davaine rapporte un grand nombre d'observations d'oxyures trouvés dans les organes génitaux. Comme dans quelques observations, on a constaté, dans le mucus vaginal, aussi bien que dans le mucus utérin, des œufs d'oxyures, mêlés à un certain nombre d'embryons en voie de développement, on en pourrait peut-être conclure que les oxyures et d'autres vers intestinaux peuvent se développer dans les organes génitaux de la femme.

1. Haussmann, *Die parasiten der weiblichen geschlecht's organe* 1871.

ÉTUDE MICROSCOPIQUE DU LAIT

Les *conduits galactophores* sont tapissés par un épithélium formé de *cellules cylindriques* ; à mesure que l'on suit ces conduits de la superficie (mamelon) vers la profondeur (épaisseur de la glande), on voit ces cellules devenir polygonales, puis au niveau des culs de sac sécréteurs (*acini*) se transformer en un épithélium pavimenteux qui recouvre une membrane amorphe.

Les histologistes ne sont pas d'accord sur le mode de fonctionnement des culs de sac sécréteurs. Pour la plupart d'entre eux, lors de la sécrétion du lait, l'épithélium de ces culs de sac subit une hypertrophie remarquable et une destruction rapide, une *fonte* qui donne naissance au liquide lacté. Il se passerait là un phénomène identique à celui que nous avons décrit au niveau des culs de sac des glandes sébacees. « Il y a là une sorte de bourgeonnement de cellules superposées, dans lesquelles se préparent successivement les matériaux du lait ; la caséine, le beurre, etc., sont successivement élaborés. Ensuite la paroi de la cellule lactée se dissoudrait dans un liquide alcalin, et le lait en résulterait. » (Cl. Bernard.) — Pour Ch. Robin, au contraire, les culs de sac de la mamelle, tapissés d'épithélium pendant la grossesse et tant que la sécrétion est nulle ou peu énergique, perdraient cet épithélium dès que la sécrétion est active : ce serait donc dans la paroi propre des culs de sac qu'auraient lieu les phénomènes spéciaux de la sécrétion.

Toujours est-il que, dans les derniers mois de la la gestation, les glandes mammaires sécrètent un liquide jaunâtre, opaque, se séparant, par le repos,

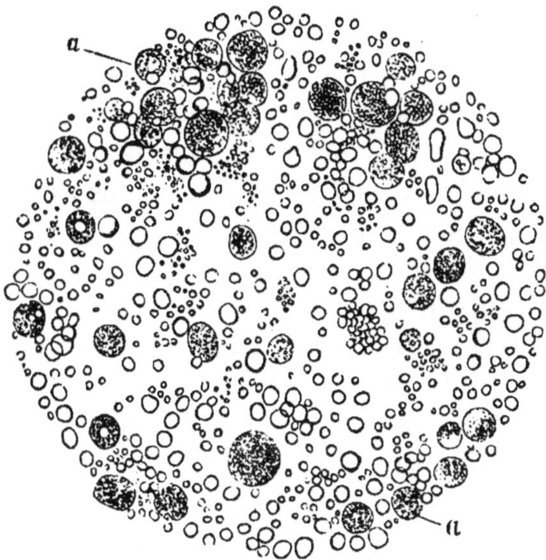

Fig. 107. — Lait d'une femme qui vient d'accoucher. Les petits globules sont des globules de lait; les gros globules, pleins de granulations, sont des corpuscules de colostrum. (Liégeois.)

en deux couches, l'une *(crème)* jaunâtre, très-riche en molécules graisseuses ; l'autre opaline, à reflets bleuâtres (*sérum*). Ce liquide, qui porte le nom de *colostrum* (fig. 107). persiste, sans modifications bien nettes, jusqu'à la fin de la fièvre de lait. Le seul changement que l'on y observe est la proportion moindre de la crème. Examiné au microscope, le colostrum montre des globules de lait, des leucocytes, des flocons de mucosine et des corpuscules particuliers nommés *globules de colostrum*. Les globules de lait sont irréguliers, les uns très-volumineux, analogues à de larges gouttes de graisse, d'autres petits sous forme de corpuscules granuleux, quelques-uns (*corps granuleux de Donné*) arrondis, muriformes, remplis de granulations graisseuses. On conçoit aisément que telle doit être la composition du colostrum, si l'on a égard à la genèse du produit que sécrètent les glandes mammaires. La graisse, en effet, d'après la première théorie que nous avons citée, naît à l'intérieur des cellules épithéliales qui tapissent les parois des acinis glandulaires, et celles-ci étant constituées par des amas de protoplasma sans enveloppe, peuvent se rencontrer dans le produit de sécrétion. Elles constituent alors les *globules de colostrum* ; les cellules qui se desquament plus tardivement sont infiltrées de très-petits granules graisseux pressés les uns contre les autres ; elles sont brunâtres (*corps granuleux*) ; enfin un grand nombre se sont réduites en fragments plus ou moins petits : granulations mêlées à des gouttelettes graisseuses et globules analogues à ceux du lait.

Ch. Robin, au contraire, se rend compte de l'origine des globules du *colostrum*, en les considérant comme des globules blancs, des leucocytes dégénérés et transformés. Toutes les fois que les leucocytes ont séjourné longtemps immobiles, ils passent à l'état granuleux en devenant jusqu'à trois à quatre fois plus gros qu'à l'état normal de plus, ils englobent des globules butyreux plus ou moins volumineux, absolument comme les leucocytes du larynx et de la trachée se remplissent, par simple pénétration, de granules de noir de fumée ou autres poussières. Telle est la manière de concevoir la formation des globules de colostrum, qui correspond à la seconde théorie que nous avons indiquée sur la sécrétion du lait.

Donné avait pensé que l'abondance des globules graisseux et des corpuscules granuleux dans le colostrum présageait un lait riche en éléments nutritifs. Cette hypothèse a été démentie par de nouvelles recherches : il reste démontré, par contre, que l'apparition anormale du colostrum, dans le cas d'engorgement ou d'inflammation de la mamelle (Donné), rend le lait tout à fait impropre à la nutrition.

Examiné au microscope, le *lait* proprement dit présente une multitude de corpuscules brillants,

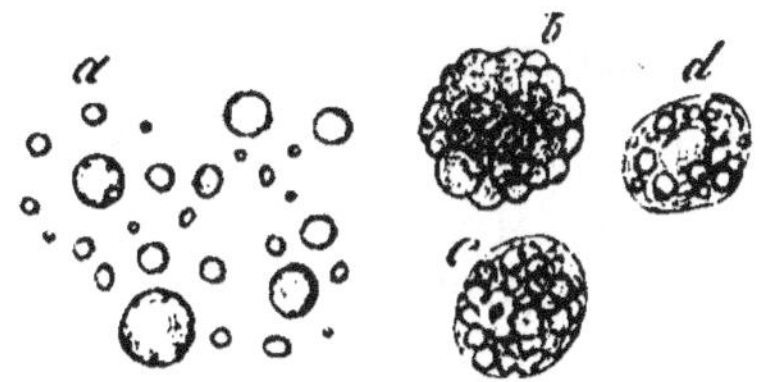

Fig. 108. — Lait. — *a*, Globules graisseux du lait; *b*, *c*, *d*, globules de colostrum vus à un fort grossissement.

sphériques, à bords très-nets, réfractant fortement la lumière et variant depuis 1/500 de millimètre jusqu'à 1/140 environ.

D'après Donné, le lait est une émulsion composée : 1° d'une matière grasse très-divisée et suspendue à l'état de globules ; ces globules donnent naissance à la crème en se réunissant à la surface du lait, et par suite au beurre.

2° D'un sérum tenant en dissolution une matière animale spéciale, azotée, coagulable (caséum), du sucre de lait, des sels et un peu de matière grasse ; une petite portion de caséum est à l'état de globulins d'une extrême finesse. La richesse du lait se mesure au nombre de ces globules gras. Robin a fait remarquer que le lait ne renfermait en suspension qu'un très-petit nombre d'éléments anatomiques. On n'y rencontre, en effet, ni les cellules épithéliales glandulaires, ni celles des canaux galactophores. A peine trouve-t-on un ou deux leucocytes sur trois ou quatre gouttes de lait. Les *globules de lait* varient depuis 1 μ jusqu'à 20 μ. Les plus gros sont moins nombreux dans le lait bien constitué que dans le colostrum ; on en trouve toujours des groupes formés par des globules adhérents les uns aux autres (surtout dans le colostrum) ; les plus petits de ces globules sont animés d'un mouvement brownien. Ils n'ont pas d'enveloppe propre. « Ce qu'on a pris pour une enveloppe qu'on séparerait du contenu en pressant sur les plaques de verre de la préparation, n'est autre chose que la tache d'apparence plissée laissée par tout corps gras que l'on presse sur une plaque de verre. » (Ch. Robin.) Mais, s'il n'y a pas d'enveloppe organisée proprement dite, la plupart des auteurs admettent que ces globules de graisse sont entourés d'une mince couche de caséine (*membrane haptogène*), qui tient ces globules isolés et les empêche de se fusionner les uns avec les autres. Cette manière de voir serait confirmée par ce fait que le lait agité avec de l'éther reste opaque (l'éther ne dissout pas le globule graisseux protégé par sa couche de substance albuminoïde périphérique), tandis qu'il devient clair) (la graisse est dissoute par l'éther) dans les mêmes circonstances, si l'on a préalablement ajouté quelques gouttes de solution de potasse (la potasse ayant dissous l'enveloppe albuminoïde). A cette manière de voir, Ch. Robin répond qu'il est facile, en comprimant une goutte de lait entre deux plaques, de déterminer la formation de cylindres constitués par l'agglomération des globules butyreux, et d'autre part que la caséine contenue à l'état liquide et diffus dans le lait a la propriété de maintenir à l'état d'émulsion aussi bien le beurre dissous dans l'éther que le beurre à son état naturel ; la solution de potasse agirait simplement en détruisant ce pouvoir émulsif. Ajoutons, avec de Sinéty (*Recherches sur les globules du lait*, archiv. de physiologie, 1874), que si, sur un échantillon de lait bien frais, on fait agir une solution aqueuse de rouge d'aniline, on voit se colorer quelques rares corpuscules de colostrum et quelques globules blancs, pareils à ceux du sang ; mais les globules du lait restent tout à fait incolores, ce qui ne serait pas s'il y avait une membrane albuminoïde.

Le *lait* peut être altéré par la présence du colostrum, par l'addition de globules de pus, reconnaissables à l'examen microscopique (la potasse les dissout et laisse intacts les globules de lait), par son mélange avec des globules sanguins, etc. Le lait des nourrices réglées paraît renfermer un assez grand nombre de corpuscules granuleux ; enfin, le lait des syphilitiques ne présente aucune altération caractéristique [1].

Diverses colorations anormales ont été observées dans le lait. Le plus souvent, la couleur est *bleue*, sous forme de taches d'un bleu foncé ou violacé, à contours diffus, se réunissant bientôt les unes aux autres. Cette coloration bleue serait due (Fuchs) à un vibrion particulier (*vibrio cyanogenus*), tandis que Robin croit, au contraire, qu'elle se produit sous l'influence du développement d'algues du genre *Leptomitus*. Le lait est parfois noir ; d'après Fuchs, cette teinte serait due à la présence du *vibrio xantogenus*. Ce que l'on peut affirmer, c'est que le lait qui a séjourné quelque temps au contact de l'air, le lait altéré dans diverses maladies, les masses de caséum rendues par les enfants nouveau-nés, renferment des myriades d'infusoires vibrions ou des spores d'algues difficiles à déterminer. Disons enfin que certains médicaments ou poisons, tels que l'antimoine, l'arsenic, le bismuth, le fer, le mercure, le plomb, l'iode passent assez rapidement dans le lait et peuvent être reconnus à l'aide de l'analyse chimique.

1. Voy. art. Lait, par Coulier (*Dictionnaire encyclopédique*), et Chantreuil, Thèse d'agrégation, Paris, 1872, p. 54 et suiv.

ÉTUDE MICROSCOPIQUE

DES PRODUITS DES SURFACES

SÉREUSES ET SYNOVIALES

I. — ANATOMIE

Des surfaces séreuses et synoviales.

De même que la surface cutanée et les surfaces muqueuses, les surfaces qui circonscrivent les cavités internes (plèvres, péritoine, articulations, etc.) sont revêtues d'une ou plusieurs couches cellulaires, formant un véritable épithélium ; c'est à ces revêtements que l'on a donné le nom d'*endothélium ;* nous conserverons ce nom, mais sans y attacher l'importance que His avait voulu lui donner, car les *endothéliums* ne forment une classe à part ni au point de vue embryologique, ni au point de vue histologique, ni même au point de vue de l'anatomie descriptive. En effet, il est des cavités qu'ils tapissent et qui cependant communiquent avec l'extérieur ; d'autre part, on trouve dans les alvéoles pulmonaires un épithélium qui, au point de vue histologique, présente le type le plus parfait des endothéliums à une seule couche, tandis que le revêtement endothélial des synoviales est stratifié et composé de couches diverses absolument comme les épithéliums ordinaires.

Il est donc impossible de tracer une ligne exacte de séparation entre les épithéliums et les endothéliums; il est de plus très-difficile de diviser ceux-ci. Nous les partagerons cependant en deux classes : ceux qui sont composés d'une seule couche de cellules et ceux qui sont composés de plusieurs couches. Mais nous verrons qu'il y a des transitions entre ces deux formes.

A. *Endothéliums à une seule couche de cellules :* tel est le revêtement de la face interne des vaisseaux (sanguins ou lymphatiques) et des séreuses. Nous n'avons à nous occuper ici que des séreuses.

Les cellules qui recouvrent les surfaces séreuses sont des cellules très-aplaties, formant de petites plaques à bords irréguliers, de dimensions très-variables : ces plaques sont plus épaisses vers leur partie moyenne, et là elles renferment une masse de protoplasma au centre duquel se trouve un noyau arrondi. L'étude de ces surfaces au moyen de l'imprégnation par le nitrate d'argent a permis de bien constater la disposition de ces lamelles, dont les lignes de séparation sont à peu près invisibles avant l'action de ce réactif : c'est ainsi que Ranvier a pu constater que la plaque épithéliale circonscrite par le dépôt d'argent est une sorte d'exsudation, une cuticule produite par la petite masse de protoplasma à noyau : cette masse constitue l'élément cellulaire actif, et se trouve située au-dessous de la plaque. Lorsqu'on se contente, pour étudier ces éléments, d'examiner le produit obtenu par le raclage d'une surface séreuse, les cellules endothéliales détachées se roulent sur elles-mêmes, et l'on ne voit plus de plaques, mais des éléments fusiformes plus ou moins allongés ; c'est cet aspect qu'il est surtout intéressant de bien connaître, car c'est sous cette forme que les cellules endothéliales se retrouvent, nageant au milieu des sérosités des cavités closes (fig. 109). Parfois l'enroulement est si complet que les cellules offrent l'aspect d'une petite fibre épaissie seulement au niveau du point où se trouve le noyau. Si la surface séreuse est le siége d'une inflammation, la forme des cellules qui s'en détachent est encore plus différente de la forme lamellaire : on voit alors de gros éléments granuleux, à noyaux multiples ou en voie de segmentation; parfois ces cellules sont infiltrées de graisse, etc.

Tels sont les endothéliums des séreuses pleurale, péricardique, péritonéale, vaginale, etc. : les éléments cellulaires ne diffèrent pas sur ces diverses surfaces, surtout lorsqu'on les examine non en place, mais détachés et flottant dans un liquide. Aussi n'avons-nous pas à nous arrêter sur l'étude de chaque séreuse en particulier. Nous indiquerons seulement que la séreuse arachnoïdienne forme une transition entre la disposition des séreuses proprement dites et celle des synoviales : en effet, le feuillet externe de l'arachnoïde n'est pas simple; en d'autres termes, la face interne de la dure-mère n'est pas tapissée par une seule couche de cellules : il y a là deux couches, d'après Luschka, et même plusieurs stratifications d'après Henle.

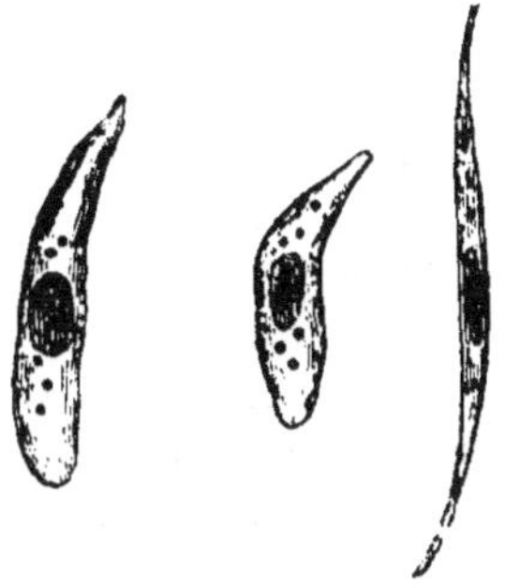

Fig. 109. — Cellules épithéliales détachées des vaisseaux; la plus longue provient d'une artère, les deux courtes d'une veine de l'homme (Kœlliker.)

Toutes les cavités séreuses renferment à l'état normal une certaine quantité de liquide, de *sérosité* (Colin); ce liquide est, il est vrai, très-peu abondant, si peu abondant qu'on a pu en nier la présence (Richet); mais il paraît constant, même pour la cavité arachnoïdienne (Malgaigne), quoique ici le liquide dont on rattache d'ordinaire l'étude à celle de l'arachnoïde, le liquide céphalo-rachidien, soit sous-arachnoïdien, c'est-à-dire entre la pie-mère et le feuillet interne de la séreuse. Ces liquides sont donc peu intéressants au point de vue physiologique ; les seuls éléments figurés qu'on y rencontre sont des cellules endothéliales et quelques globules blancs : à l'état normal, la fibrine y est fort rare. Nous ne pouvons insister sur l'examen microscopique des sérosités qu'au point de vue pathologique.

B. *Endothéliums à plusieurs couches de cellules.* Tels sont les revêtements des cavités articulaires : on sait aujourd'hui que ce revêtement endothélial ne tapisse pas toute la surface interne des articulations : il n'existe pas au niveau des cartilages articulaires des extrémités osseuses ; on ne le trouve pas sur tous les fibro-cartilages intra-articulaires : il tapisse essentiellement la face interne des capsules ligamenteuses et les ligaments inter-articulaires (comme les ligaments croisés du genou). Dans ces points, l'endothélium synovial peut atteindre 22 μ; dans les couches inférieures on trouve des cellules arrondies ; près de la surface, des cellules aplaties, assez larges, renfermant un ou deux noyaux. Cet épithélium est doublé par une lame de tissu conjonctif, assez vasculaire, et riche en cellules adipeuses, surtout en certaines régions. On voit donc que la structure des synoviales se rapproche beaucoup de celle des muqueuses, puisqu'elles possèdent une sorte de chorion. Aussi la membrane synoviale forme-t-elle des espèces de végétations, des villosités, que l'on nomme *franges synoviales*, et qui paraissent n'avoir d'autre usage que d'augmenter l'étendue de la surface épithéliale qui sécrète la *synovie*.

Le *synovie* diffère beaucoup des *sérosités :* elle se rapprocherait plutôt par son aspect général des *mucus :* on y trouve, en effet, les mêmes éléments figurés, c'est-à-dire des leucocytes, des cellules épithéliales (fig. 110) et des débris de cellules épithéliales ; mais on n'y trouve pas de *mucosine :* cette substance est remplacée par la *synovine*, que l'on a longtemps confondue avec l'albumine, mais qui en diffère par des caractères que nous étudierons à propos des troubles pathologiques, où on constate sa production en excès ; indiquons seulement que, d'après les recherches de Frerichs sur les animaux, a synovine, ainsi que les débris épithéliaux et les leucocytes, sont plus abondants dans le liquide des articulations quand le membre a été le siége de mouvements actifs et répétés, que lorsqu'il est resté dans le repos : après le repos, la synovie est abondante, mais très-claire, tandis qu'après une longue marche elle est plus rare, mais plus épaisse.

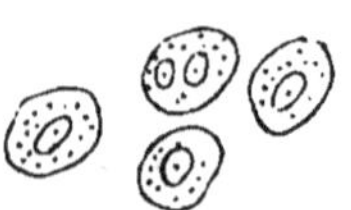

Fig. 110. — Quatre cellules épithéliales de la synoviale du genou. (Kœlliker.)

II. — PATHOLOGIE

A. — Sérosités. — Le liquide, qui remplit la cavité des *plèvres* dans les cas de *pleurésies*, peut être extrait par la thoracocentèse et être analysé au point de vue chimique aussi bien qu'à l'aide du microscope. L'analyse chimique a été faite à plusieurs reprises ; et l'on trouvera dans un mémoire spécial de M. Méhu[1], quelques résultats intéressants au point de vue pathologique. L'examen microscopique donne des résultats moins précis.

Dans les pleurésies franchement inflammatoires, à évolution rapide, à épanchement très-riche en matière fibrinogène, le liquide extrait par la ponction se prend très-rapidement en un caillot homogène, transparent. Examiné au microscope, ce caillot se montre formé par un amas de fibrine coagulée, sous forme de filaments fibrillaires très-fins. Les mailles de ce coagulum fibrineux englobent des cellules épithéliales pavimenteuses, transparentes, parfois infiltrées de fines granulations protéiques, creusées de nombreuses vacuoles, des leucocytes granuleux, hypertrophiés, multi-nucléaires, quelques rares granulations graisseuses, enfin, dans quelques cas, un petit nombre de globules sanguins (fig. 15).

Le liquide des pleurésies latentes se coagule beaucoup plus lentement; quelquefois même on n'obtient jamais un vrai caillot, mais bien une masse gélatiniforme, transparente, renfermant moins de fibrine

1. *Archives générales de médecine*, 1872.

que dans le cas précédent, mais contenant les mêmes éléments anatomiques. Le plus souvent toutefois, les globules de pus sont moins hypertrophiés, moins granuleux, plus abondants ; les cellules épithéliales sont parfois gonflées, presque sphériques, infiltrées de molécules graisseuses. Ce liquide peut renfermer des flocons pseudo-membraneux, gélatiniformes, constitués par de rares filaments de fibrine, retenant des globules de pus, des granulations graisseuses, souvent des globules de sang. Ceux-ci ont presque toujours perdu leur forme discoïde, ils sont plus ou moins gonflés, presque sphériques, pâles, quelquefois muriformes ou crénelés en forme de roue de moulin. Parfois le sang existe en proportions assez abondantes pour donner au liquide une coloration rouge foncé ou même brun chocolat.

Le liquide des pleurésies purulentes est très-riche en leucocytes qui présentent toutes les variétés d'aspect, de dimensions et de structure; les uns ne contiennent pas de noyau, d'autres en ont deux ou trois, presque tous sont infiltrés de graisse. Les fausses membranes que l'on extrait en pratiquant l'opération de l'empyème présentent parfois un commencement d'organisation; elles sont riches en matières grasses, quelquefois on y trouve des cristaux de margarine ou d'acides gras.

L'examen microscopique du liquide extrait par la ponction du thorax peut être très-important dans le cas où une erreur de diagnostic aurait fait pratiquer la ponction, alors qu'on avait affaire à un kyste hydatique[1] du foie ou du poumon. Dans ce dernier

1. Voy. Trousseau, *Clinique médicale*, 2e édit., t. I, p. 607.

cas, la présence de crochets d'échinocoques dans le liquide extrait rectifierait le diagnostic.

Disons enfin qu'il est excessivement rare de trouver dans la sérosité pleurale les infusoires, vibrions ou spores de champignons divers, que l'on rencontre si fréquemment dans les liquides de l'économie. Les vibrions ne se rencontrent que dans le liquide purulent qui s'écoule des fistules thoraciques à la suite de l'opération de l'empyème.

Les vibrioniens (vibrions, bactéries, bactéridies) se rencontrent, au contraire, assez fréquemment dans la *sérosité péricardique* que l'on observe sur le cadavre. Nous ne croyons pas que ce liquide, obtenu par la ponction du péricarde, ait jamais été étudié au microscope.

Quant à la *sérosité péritonéale*, elle renferme beaucoup plus d'éléments anatomiques que le liquide de la plèvre. Aussi, dans les cas de péritonite, le liquide, d'ordinaire jaune serin, transparent, est-il parfois louche, opaque, sans qu'il y ait pour cela abondance de leucocytes. En examinant ce liquide au microscope, on y trouve un grand nombre de cellules épithéliales pâles, minces, à noyau très-distinct et très-volumineux ; les unes gonflées par le liquide ambiant présentant un ou plusieurs noyaux ovalaires ; les autres irrégulières, froissées, pliées sur elles-mêmes ; toutes en voie de dégénération granulo-graisseuse, presque toutes creusées de vacuoles, ce qui arrive aux épithéliums plongés dans un liquide dont ils ne peuvent s'échapper. Outre ces cellules épithéliales, le liquide de la péritonite renferme toujours un nombre de leucocytes assez considérable, parfois des globules sanguins assez abondants pour lui donner une coloration brunâtre, souvent un grand nombre de gouttelettes graisseuses (Lorain). Parfois même les gouttelettes graisseuses sont en proportions telles que le liquide de l'*ascite* peut avoir une teinte laiteuse. Cette forme d'ascite que Bergeret a appelée *ascite huileuse*, a été observée dans des cas où l'on pouvait croire a la compression des branches originaires de la veine porte et du canal thoracique. Dans l'ascite consécutive à une maladie générale, le liquide se prend rapidement, par dédoublement de la matière fibrinogène, en un caillot cohérent, gélatiniforme, constitué par des filaments de fibrine blanche, très-tenace. Dans les cas de péritonite ou de métro-péritonite, on peut trouver une sérosité puriforme contenant un grand nombre de leucocytes, des granulations graisseuses et des flocons fibrineux adhérant, sous forme de fausses membranes, au péritoine enflammé.

La *sérosité de l'hydrocèle* est caractérisée par la grande abondance de la cholestérine qui se présente sous forme de paillettes micacées, imbriquées les unes dans les autres, et des matières grasses qu'elle contient. On y rencontre aussi des lamelles épithéliales, des granulations pigmentaires, des leucocytes, des matières grasses, et souvent les éléments qui proviennent de la décomposition du sang (poussières brunâtres ou noirâtres formées d'hématosine, cristaux d'hématoïdine, globules ratatinés et déformés). Ces éléments sont quelquefois en nombre assez considérable pour donner au liquide l'aspect du bouillon épais ou même une coloration brun chocolat.

Le liquide de l'hydrocèle peut contenir des matières grasses finement émulsionnées, en quantité assez abondante pour donner au liquide un aspect lactescent. Cette couleur laiteuse peut aussi tenir à l'existence de spermatozoïdes et, dans ces cas, si l'on vient à filtrer le liquide, les spermatozoïdes restent sur le filtre, et le liquide filtré reste transparent. Il est donc indispensable d'examiner, au microscope, le liquide extrait d'une *hydrocèle spermatique*, celui-ci pouvant offrir une composition tout à fait analogue au produit éjaculé par les individus, dont les canaux déférents sont oblitérés (kyste ne communiquant pas avec les tubes épididymaires) ou bien, au contraire, renfermant un assez grand nombre de spermatozoïdes (hydrocèle spermatique).

B. — Kystes. Dans les *kystes synoviaux*, ou dans le liquide extrait par la ponction dans les cas d'hydarthrose, on trouve, outre la fibrine, des cellules épithéliales pâles, irrégulières, finement granulées, quelquefois creusées de vacuoles, un grand nombre de leucocytes granuleux, des gouttelettes graisseuses de volume plus ou moins considérable, enfin, dans certains cas, des végétations fibro-cartilagineuses détachées du pourtour des cartilages articulaires et devenues libres (Robin). Dans les kystes anciens, ces éléments sont retenus par une gelée translucide, opaline, visqueuse, très-tenace, ressemblant au mucus, mais différant de la mucosine.

En effet, au lieu de devenir striée, fibrillaire, sous l'influence de l'acide acétique, elle se gonfle, devient molle, transparente, légèrement jaunâtre. L'acide azotique la ramollit, mais ne la coagule pas. Ce n'est donc ni du mucus, ni de l'albumine (Robin).

Les *kystes des bourses séreuses* (*hygroma*) renferment un liquide séreux, citrin, contenant quelques rares cellules pavimenteuses et parfois des grains riziformes à contours irréguliers, sans structure histologique bien nette, provenant d'une accumulation de fibrine (Velpeau) ou d'un bourgeonnement de la paroi du kyste (Virchow).

Le liquide remplissant les articulations atteintes de rhumatisme articulaire a été examiné un grand nombre de fois; mais avant ces dernières années, on l'observait surtout au moment de la nécropsie. Aujourd'hui, grâce aux appareils aspirateurs, modifiés de diverses manières, pour peu qu'un liquide renfermé dans une articulation soit abondant, il peut être extrait sans causer de vives souffrances au malade et avec innocuité. C'est dans ces conditions que M. Laboulbène a pu examiner le liquide d'un genou chez un jeune homme atteint de rhumatisme blennorrhagique: « Le liquide, extrait de l'articulation, a été, dit-il, étudié immédiatement au microscope[1]; il contient de nombreux leucocytes, dont un grand nombre offrent des déformations amiboïdes (forme irrégulière et prolongements sur leur contour). Un coagulum fibrineux, d'apparence gélatineuse, s'est rapidement formé. Les portions coagulées sont constituées par des fibrilles de fibrine, très-nettes et d'un millième de millimètre d'épaisseur. »

Les *kystes* dermoïdes de la région sourcilière renferment des masses épithéliales mélangées à des

1. Laboulbène. *Acad. de médecine,* 16 juillet 1872.

granulations graisseuses, des poils et quelques cristaux de cholestérine (voy. p. 144).

Le *chalazion* est un kyste provenant de l'oblitération des glandes de Meibomius. D'après Robin, il est constitué par des éléments fibro-plastiques, des cytoblastions du tissu lamineux et de la matière amorphe.

Le liquide qui remplit les *kystes de l'ovaire* peut être séreux ou visqueux [1]. Un liquide séreux, parfois plus ou moins teinté par le sang, très-pauvre en matière fibrinogène, renfermant un assez grand nombre de débris épithéliaux pavimenteux, s'extrait par la ponction des kystes simples (hydropisie enkystée de l'ovaire) résultant de l'hydropisie d'une ou de plusieurs vésicules de Graaf. Parfois ces kystes sont multiloculaires. Leur contenu séreux ou séro-purulent peut être grisâtre, opalin ; d'autres fois, il est coloré par de nombreux globules sanguins. Examiné au microscope, il présente de grandes cellules arrondies, pâles, à un ou plusieurs noyaux, parfois granulo-graisseuses, des granulations moléculaires, des leucocytes, enfin un grand nombre de concrétions sphériques ou ovoïdes, à contour net, foncé, réfractant peu la lumière ; ces concrétions, généralement granuleuses, s'écrasent facilement sur le doigt. Elles ont été désignées par Robin sous le nom de *sympexions* (voy. p. 354), et se rencontrent dans le liquide de presque tous les kystes ovariques.

Le liquide *visqueux* que l'on extrait de certains kystes (kystes végétants, kystes composés de Cruveilhier) est parfois incolore, d'autres fois coloré en

1. Voy. pour l'analyse chimique : Méhu, *Arch. gén. de méd.*, nov. 1869.

rouge ou en brun plus ou moins foncé. Ce liquide doit sa coloration à la présence de globules rouges qui, par le repos, tombent au fond du vase. Le liquide de tous ces kystes est très-riche en matières grasses existant sous forme de granulations isolées, ou sous forme de cristaux de cholestérine. Il contient, en outre, des cellules épithéliales régulières ou déformées en voie de dégénération granulo-graisseuse et des globules de pus granuleux, hypertrophiés, creusés de vacuoles.

Dans les *kystes prolifères anciens*, aux éléments que nous venons d'indiquer s'ajoutent des granules sphéroïdaux, irréguliers d'hématosine réunie en amas, donnant à la masse une coloration brune.

Certains *kystes composés* renferment un liquide colloïde, grisâtre, très-tenace, difficile à évacuer par la ponction, présentant au microscope du mucus, des cellules épithéliales polygonales, prismatiques ou pavimenteuses, remplies de gouttelettes de graisse, creusées d'excavations ; quelques noyaux libres d'épithélium et un grand nombre de leucocytes (Robin).

Enfin, quant aux *kystes hydatiques*, leur contenu évacué par la ponction se reconnaît aisément par l'examen microscopique. Tandis que les premières portions du liquide évacué sont d'ordinaire très-limpides et non albumineuses, le liquide légèrement blanchâtre, trouble, parfois laiteux, qui s'écoule le dernier, offre, quand on l'examine au microscope, un très-grand nombre d'échinocoques ou de crochets isolés, mêlés à des lamelles de cholestérine, des cristaux d'oxalate de chaux, etc. (Voy. p. 278.)

EXPLICATION DES FIGURES

Fig.		Page.
1	Microscope petit modèle de Nachet	3
2	Microscope à démonstration portatif	4
3	Microscope de poche	5
4	Microscope de poche replié dans sa boîte	6
5	Chambre claire de Nachet	8
6 et 7	Mensurations des objets microscopiques	13
8	Appareil à réactifs	27
9	Globules rouges du sang (K[1])	29
10	Globules sanguins de l'homme	32
11	Globules sanguins des oiseaux	33
12	Globules sanguins des reptiles et amphibies	34
13	Globules sanguins des poissons	35
14	Globules blancs du sang (K)	36
15	Fibrine coagulée	43
16	Altérations des globules rouges du sang (d'après Coze et Feltz)	49
17	Cristaux d'acide urique par le procédé du fil (d'après Garrod)	67
18	Cristaux extraits du sang frais (Funke)	77
19	Cristaux d'hématoïdine	79
20	Mélangeur Potain	89
21	Capillaire compte-globules	91
22	Numération des globules (procédé Malassez)	92
23	Cellule calibrée pour la numération des globules	94
24	Numération des globules (procédé Hayem)	96

Les figures suivies de la lettre K sont empruntées aux *Éléments d'histologie*, par Kœlliker. Traduction de Marc Sée.

Fig.		Page.
25	Deux cellules adipeuses de la moelle du fémur de l'homme (K)	116
26	Section verticale de la peau (K)	121
27	Cellules des couches moyennes du corps muqueux (K)	122
28	Lamelles cornées, gonflées par l'ébullition dans la potasse concentrée (K)	124
29	Poil et follicule pileux de moyen volume (K)	125
30	Section transversale à travers le corps de l'ongle (K)	129
31	Deux glandes sébacées (K)	130
32	Canaux des glandes sudoripares (K)	132
33	Epithélium d'un embryon de deux mois (K)	134
34	Cellules sébacées des utricules glandulaires (K)	136
35	Cholestérine cristallisée (Lehmann)	138
36	Hypertrophie d'une glande sébacée — (Comédon). (Follin)	144
37	Contenu d'une loupe (Follin)	145
38	Granulations du noir de fumée	150
39	Aspergillus; tubes du mycélium (L. Beale)	162
40	Parcelles de favus (Bazin)	167
41	Poussière blanche qui revêt les cheveux brisés de l'herpès tonsurant (Bazin)	168
42	Cheveu dans un cas de pelade décalvante (Malassez)	172
43	Microsporon furfur (Moquin-Tandon)	173
44	Acarus de l'homme (femelle)	181
45	Acarus de l'homme (mâle)	181
46	Acarus du chien	181
47	Acarus du chat	181
48	et 49 Cellules d'un sarcome	191
50	Muscle avec trichines enkystées (Owen)	195
51	Trichine enkystée et enroulée (C. et R.)	195
52	Papille simple de la gencive (K)	211
53	Cellules épithéliales de la cavité buccale (K)	212
54	Deux papilles filiformes (Tood-Bowmann)	213
55	Papille filiforme (K)	215
56	Surface de l'émail (K)	216
57	Fragments des fibres de de l'émail (K)	217
58	Cellules épithéliales des vésicules glandulaires de la sous-maxillaire (K)	218
59	Vésicule glandulaire de la sous-maxillaire (k)	218
60	Follicule de la racine de la langue (K)	219
61	Stomatite ulcéro-membraneuse	228
62	Parasites de la bouche	229
63	Cellules épithéliales des villosités (K)	232
64	Cellules épithéliales de l'intestin grêle (K)	233
65	Cellules épithéliales de l'intestin (K)	233
66	Produits de vomissements (L. Beale)	246
67	Cristaux d'acide arsénieux	248
68	Cristaux de chlorhydrate de morphine	253
69	Cristaux d'acides gras	260
70	Débris d'aliments incomplétement digérés	261

Fig. — Page.

71 Œufs d'entozoaires (Davaine) 274
72 Tête de ténia armé (D). . 275
73 Tête de ténia inerme (D).. 276
74 Tête de botryocéphale (D) 277
75 Hydatide de l'homme (D). 279
76 Epithélium vibratile de la muqueuse de Schneider (K) 282
77 Epithélium vibratile de la trachée (K). 290
78 Cellules isolés de l'épithélium de la trachée (K). . 291
79 Epithélium pulmonaire (Elenz) 392
80 Eléments contenus dans les crachats muqueux (Hérard et Cornil). 297
81 Fibres élastiques et globules de pus ratatinés provenant de l'expectoration d'un phthisique 301
82 Canalicule urinifère de la partie corticale du rein (K). 307
83 Epithélium du bassinet et de la vessie de l'homme (K) 308
84 Diverses formes de cristaux d'acide urique . . . 312
85 Dépôts granuleux d'urate de soude avec quelques cristaux d'acide urique (A. Rabuteau) 313
86 Sédiment d'urate de soude 314
87 Sédiment de phosphate ammoniaco-magnésien et d'urate d'ammoniaque. . 315
88 Diverses formes de cristaux de phosphate ammoniaco-magnésien (Méhu).. 316
89 Cristaux d'acide hippurique (Méhu) 318
90 Sédiment composé d'acide urique, d'urate de soude et d'oxalate de chaux. . . 319
91 Cristaux d'urée. 320
92 Cristaux de nitrate d'urée (L. Beale) 321
93 Cristaux de cystine 322
94 Cristaux d'acide urique. . 327
95 Urate d'ammoniaque et phosphate ammoniaco-magnésien 328
96 Epithélium rénal et gaîne des tubes urinifères. . . 332
97 Cylindres granuleux d'une urine albumineuse 335
98 Cylindres hyalins d'une urine albumineuse. . . . 336
99 Spermatozoïdes de divers animaux (Liégeois). . . . 350
100 Cellules épithéliales vibratoires de l'épididyme d'un suicidé (K). 352
101 Sympexions provenant du liquide des vésicules séminales (G. Pouchet). . 354
102 Sperme de l'homme (Liégeois) 358
103 Fibre musculaire de l'utérus (K). 366
104 Epithélium vaginal à tous les degrés de développement dans la leucorrhée épithéliale ou vaginale (d'après Tyler Smith (1) 379
105 Quelques cellules épithéliales, leucocytes et gouttelettes huileuses dans la leucorrhée muqueuse ou cervicale (d'après Tyler Smith (1)). 383

1 Courty, *Traité pratique des maladies de l'utérus.*

Fig.		Page.
106	Œuf de 20 à 25 jours (1)	385
107	Lait d'une femme qui vient d'accoucher (Liégeois)	391
108	Lait (globules graisseux et globules de colostrum)	393
109	Cellules épithéliales détachées des vaisseaux (K)	399
110	Quatre cellules épithéliales de la synoviale du genou (K)	400

Nielly, *Manuel d'obstétrique.*

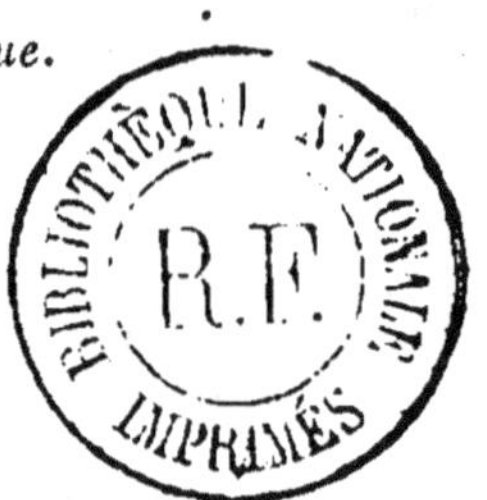

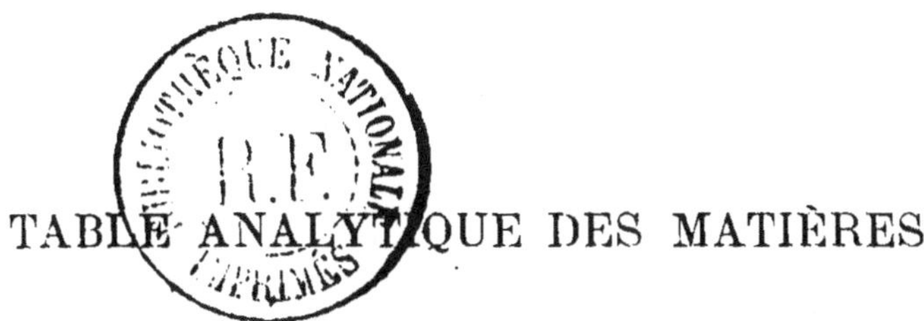

TABLE ANALYTIQUE DES MATIÈRES

Page.

PRÉFACE. 1

INTRODUCTION PRATIQUE.

Instrumentation. — *Réactifs.* 1

Microscopes. — Chambre claire. — Mensuration des objets microscopiques. — Liquides et réactifs. 19

CHAPITRE I.

ÉTUDE MICROSCOPIQUE DU SANG.

I. *Sang normal.* 28

Globules rouges. — Globules blancs. — Quantité relative des globules rouges et des globules blancs. — Globules de graisse. — Globules de pigment. — Fibrine. . . . 42

II. *Sang pathologique.* 44

1° *Altérations des globules rouges.* 44

Dimensions (*microcythémie*). Forme et consistance. — Changement de composition (*spectroscopie* et *microspectroscopie*). 52

Mélanémie. 58

2° *Altérations des globules blancs,* 61

Leucocytose. 62

3° *Altérations de la fibrine.* 64

4° *Accumulations de pigment, de graisse* (lipæmie), *de cristaux.* 65

5° *Infusoires et parasites.* . 68

Classification des vibrioniens (d'après Davaine). — Entozoaires dans le sang, etc. — Théories des maladies parasitaires. 72

III. *Résultats de la décomposition du sang extravasé.* . 75

1° *Produits des globules rouges :*

Hématocristalline. — Hématine. — Hémine. — Hématoïdine. 78

Examen médico-légal des taches de sang. 80

Pigments. — Mélanose 86

2° *Produits des globules blancs.* 87

Page.
3° *Produits de la fibrine.* . 88
IV. *Numération des globules du sang.* 88
Procédé de M. Malassez. . . 89
Procédé de M. Hayem. . . . 93

CHAPITRE II.

ÉTUDE MICROSCOPIQUE DU PUS.

I. *Pus des plaies. — Pus normal.* 101
Partie liquide. — Éléments figurés. — Leucocytes. — Granulations graisseuses. — Granulations moléculaires. — Globules rouges. — Débris de tissus mortifiés. — Vibrioniens. 107
II. *Modifications du pus.* . . 108
III. *Diverses espèces de pus.* 112
Pus épais ou concret. — Pus séreux. — Sérosités purulentes. — Pus glaireux ou mucus puriforme. — Débris de tissu mortifié mélangés au pus. 115
IV. *Liquides puriformes.* . . 116

CHAPITRE III.

ÉTUDE MICROSCOPIQUE DES PRODUITS DE LA PEAU.

. *Anatomie.* 120
Derme. — Épiderme. — Poils. — Examen médico-légal des poils. — Ongles. — Glandes de la peau. 130
II. *Physiologie.* 133
Épiderme fœtal. — Sébum. — Cérumen. — Enduits cutanés (Examen médico-légal). — Sueur. 139

Page.
III. *Pathologie.* 141
1° *Accumulation des produits de desquamation épidermique* 141
2° *Accumulation de matière sébacée. — Séborrhée.* . . 142
Acné. — Pityriasis. — Plique polonaise. — Comédons. — Milium. — Loupes. 142
3° *Altérations du cérumen.* . 147
4° *Accumulation de produits d'exsudation ou de corps étrangers.* 148
Noir de fumée. — Blanc de plomb. — Charbon porphyrisé. — Croûtes séreuses, purulentes, hématiques. — Vésicules ou pustules. — Vaccin. — Gangrène. — Pustule maligne. 155
5° *Altérations de la sueur.* . 156
Bromidrose. — Hypéridrose. — Anidrose. — Galactidrose. Uridrose. — Hématidrose. — Chromidrose ou chromocrinie cutanée. 157
6° *Parasites cutanés.* 159
Végétaux parasites : Aspergillus. — Leptomitus epidermidis. — Achorion Schœnleinii (teigne faveuse). — Trichophyton tonsurans (teigne tonsurante). — Microsporon Audouini (teigne pelade). — Microsporon furfur (pityriasis versicolor). — Pityriasis capitis. 173
Parasites animaux : Acarus folliculorum. — Acarus scabiei (gale). 176
IV. *Examen des produits sous-épidermiques et sous-cutanés. — Fausses membranes.* 183

Page.

Pourriture d'hôpital. — Diphthérie. — Ulcères gangréneux. — Carcinomes. — Sarcomes. — Épithéliomes. — Phlegmons. — Furoncles, etc. 193

Lymphorrhagies et altérations de la lymphe. 193

Parasites du tissu cellulaire et du tissu musculaire. — Trichines. 195

CHAPITRE IV.

ÉTUDE MICROSCOPIQUE DES PRODUITS DES MEMBRANES MUQUEUSES.

I. Du mucus considéré en général. 197

1° *Mucus physiologique*. . . 197

Glandes muqueuses. — Mucosine. — Cellules épithéliales. — Granulations et gouttelettes graisseuses. — Leucocytes, etc. 204

2° *Mucus pathologique*. . . . 205

Muco-pus. — Transformation des cellules épithéliales (infiltration séreuse, infiltration muqueuse, infiltration colloïde, dégénérescence amyloïde). — Exsudats divers. 209

II. Muqueuse digestive. . . . 210

1° *Muqueuse de la partie sus-diaphragmatique du tube digestif*. 210

Anatomie. — Épithélium. — Papilles. — Dents. — Glandes buccales. — Dépôt gingivo-dentaire. — Muqueuses du pharynx et de l'œsophage. . 221

Produits de la cavité buccale. — Enduit buccal (Stomatites et gingivites). — Sang et pus. — Graviers et calculs salivaires (Carie dentaire). — Parasites. 231

2° *Muqueuse gastrique et intestinale*. 231

Anatomie et physiologie. . . 231

A. *Produits muqueux et liquides sécrétés* : Suc gastrique. — Suc pancréatique. — Bile. 237

B. *Vomissements*. 239

Vomissements glaireux et pituiteux, cholériques, alimentaires, bilieux, stercoraux, sanguinolents, purulents, pseudo-membraneux. 246

Parasites et corps étrangers dans les vomissements. . . 246

Examens médico-légaux. . . . 248

C. *Fistules intestinales* . . . 254

D. *Matières fécales*. 255

a. Examen macroscopique et microscopique. 256

b. Méconium 257

c. Fèces normales (Mucus; éléments figurés; granulations moléculaires; résidus biliaires; cristaux d'acides gras; leptothrix; produits réfractaires à la digestion.) 263

d. Fèces pathologiques (Mucus, débris de matières alimentaires, bile, leucocytes, hépatics, corps étrangers). 270

Parasites : vibrioniens, entozoaires, parasites erratiques. 278

III. Muqueuse des fosses nasales. 281

Anatomie 281

Mucus nasal. 283

IV. Muqueuse de l'œil et des voies lacrymales. . . . .

Page.

Glandes lacrymales, conduits lacrymaux. 286
Produits des conjonctivites et des ophthalmies. 287
V. Muqueuse respiratoire. . 289
Anatomie. — Muqueuse à épithélium cylindrique et vibratile. — Muqueuse à épithélium pavimenteux. — Mucus des voies respiratoires. 293
Produits de la muqueuse respiratoire. — Crachats. . . 294
Crachats salivaires, muqueux, purulents, sanguinolents. . 299
Fausses membranes, fibres élastiques, matières grasses, cristaux, corps étrangers et parasites dans les crachats. 304
Résumé.. 305
Docimasie pulmonaire. 306
VI. Muqueuse urinaire. . . . 307
Voies urinaires. — Tubes rénaux; calices; bassinets; uretères et vessie. 308
Urine normale. 309
a. Cellules épithéliales et mucus. 311
b. Dépôts obtenus par suite d'une évaporation très-légère (acide urique et urates). 312
c. Produits salins de la fermentation ammoniacale (phosphate ammoniaco-magnésien, etc.). 316
d. Résidus provenant de l'alimentation (hippurates, oxalates, urée). 317
f. Matières colorantes 322
h. Kyestéine. 323
Urine pathologique. 325
Calculs urinaires : acide urique; urates. 326

Page.

Oxalate de chaux; phosphate de chaux; phosphate ammoniaco-magnésien; cystine. 331
Mucus et épithélium. 331
Gaînes épithéliales, spermatozoïdes. 333
Cylindres urinifères. 334
Cylindres granuleux, cylindres hyalins, débris divers. . . . 337
Pus. 338
Sang. 339
Graisse 341
Parasites.. 343
Corps étrangers; médicaments divers, etc. 347
VII. Muqueuse des organes génitaux de l'homme.
I. *Appareil et sécrétion génitale de l'homme.* 348
Testicule. — Spermatozoïdes. 350
Canal déférent. — Épididyme. — Leur produit. 351
Vésicules séminales et liquide qu'elles sécrètent. 353
Prostate. — Liqueur prostatique. 357
Glandes de Cooper et de Littré. 356
II. *Sperme éjaculé : ses variations de composition : Recherche du sperme.* . . . 357
Sperme des vieillards et des cryptorchides. 359
Spermatorrhée 360
Recherche du sperme dans les expertises médico-légales. . 362
VIII. Muqueuse des organes génitaux de la femme. . . 364
I. *Anatomie*. 364
Organes génitaux externes, vagin, utérus. 364
Modifications physiologiques de la muqueuse utérine. . . 368
II. *Produits des organes gé-*

Page.
nitaux externes. 370
III. *Produits des organes génitaux internes*. 371
Physiologie. — Mucus vaginal et mucus utérin. — Menstruation. — Lochies. . . . 371
Examen au spéculum dans les cas de stérilité. 376
Pathologie. 378
Leucorrhée vaginale et leucorrhée utérine. — Dysménorrhée pseudo-membraneuse. 383
Produits de l'avortement. . . 384
Parasites des organes génitaux de la femme. 387

CHAPITRE V.

ÉTUDE MICROSCOPIQUE DU LAIT.

Anatomie 390
Colostrum. 391
Page.
Lait normal. 393
Altérations du lait. 395

CHAPITRE VI.

ÉTUDE MICROSCOPIQUE DES PRODUITS DES SURFACES SÉREUSES ET SYNOVIALES.

I. *Anatomie* 397
A. Endothéliums à une seule couche de cellules. 398
B. Endothéliums à plusieurs couches de cellules. 399
Synovie. 400
II. *Pathologie*. 401
A. Sérosités. 401
Sérosités pleurale, péricardique, péritonéale ; sérosité de l'hydrocèle. 404
B. Kystes. 405
Kystes synoviaux ; kystes des bourses séreuses ; kystes de l'ovaire ; kystes composés ; kystes hydatiques 408

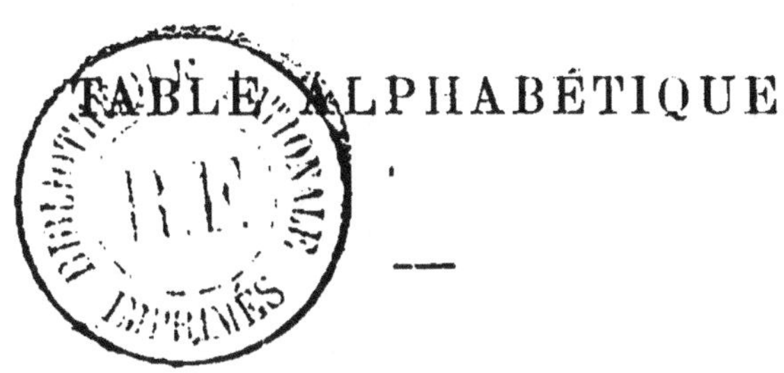

TABLE ALPHABÉTIQUE

Abcès (voy. Pus, Leucocytes).
Acariens, 178 ; — acarus folliculorum, 175 ; — acarus scabiei, 176.
Acétique (Acide), 24, 26, 43.
Achorion, 167.
Acides gras (voy. Cristaux).
Acné, 142.
Adénomes, 191.
Amiboïdes (Déformations), 50.
Ammoniaque, 24.
Amyloïde (Dégénération), 208.
Anchylostome duodénal, 277.
Anidrose, 156.
Anthrax, 115, 192.
Arsénieux (Acide), 249.
Anus contre nature, 254.
Ascite, 404.
Aspergillus, 162.
Asthme (Cristaux), 303.
Avortement, 384.
Bactéries (voy. Vibrioniens et Parasites), 70, 247, 260, 273, 343.
Bactéridies, 71, 155.
Bile, 237, 243, 261, 267.
Bilharzia hæmatobia, 346.
Bodo urinarius, 344.
Botryocéphale, 276.
Bouche, 210.
Bromidrose, 156.
Buccal (Enduit), 222.
Calculs, 231, 270, 325.
Carcinomes, 190.
Carie dentaire, 231.
Cellulose, 262.
Cercomonas, 272.
Cerumen, 136, 147.
Chalazion, 407.
Chambre claire, 8.
Cholériques (Vomissements), 241 — (selles), 265.
Cholestérine, 137, 145, 238, 259 302, 343.
Chromidrose, 157.
Colostrum, 391.
Comédon, 144.
Conjonctivite, 287.
Coryza, 284.
Crachats, 294.
Crasses, 148.
Cristaux : — dans le sang, 65, 75, 80 ; — dans le pus, 107 ; — à la surface cutanée, 137, 144, 188 ; — dans le mucus, 201 ; — les

vomissements, 249 ; — le méconium, 259 ; — les fèces, 261, 267 ; — les crachats, 302 ; — l'urine, 321 ; — le sperme, 354.
Croûtes laiteuses, 143.
Cryptococcus, 224, 230.
Cylindres : — fibrineux, 207 ; — urinifères, 334.
Cysticercus cellulosæ, 231.
Cystine, 322.
Cystite, 338.
Dacryolithes, 201, 286.
Demodex folliculorum, 175.
Dents, 215.
Derme, 120.
Diarrhée, 264.
Diphthérie, 185, 207, 209, 228.
Distome, 74, 279.
Docimasie, 306.
Dysménorrhée, 330.
Égagropiles, 270.
Émail, 216.
Endothélium, 397.
Enduits cutanés, 137.
Entérique (Suc), 236.
Entozoaires (voy. Parasites).
Épiderme, 121, 134.
Épiphytes (voy. Parasites).
Épithélium buccal, 210 ; — salivaire, 218 ; — stomacal et intestinal, 231 ; — nasal, 281 ; — lacrymal, 286 ; — respiratoire, 289 ; — urinaire, 308 ; — des organes génitaux de l'homme, 348 ; — des organes génitaux de la femme, 365 ; — des conduits galactophores, 390.
Examens médico-légaux, 35, 81, 138, 199, 248, 256, 324, 333, 347, 351, 362, 374, 384.
Exsudats, 308.
Favus (voy. Teigne).
Fécales (Matières), 256.
Fibres élastiques, 301.
Fibrine, 42, 64, 88.
Filaire, 231.
Fuchsine, 23.
Fuliginosités, 423.
Furoncles, 193.
Galactémie, 65.
Galactidrose, 156.
Gale, 178.
Gangrène, 154, 187.
Gastrique (Suc), 236.
Gingivite, 226.
Glandes de la peau, 130 ; — sébacées, 130 ; — sudoripares, 131 ; — cérumineuses, 133 ; — de la cavité buccale, 216 ; — folliculeuses, 219 ; — de l'estomac et de l'intestin, 235 ; — des fosses nasales, 283 ;—lacrymales, 285 ; — prostatiques, 355 ; — uréthrales, 358 ; — vulvo-vaginales, 365 ; — utérines, 367.
Globules blancs (voy. Leucocytes).
Globules rouges (voy. Hématies).
Globulins, 105.
Glycérine, 24.
Glycogène (Matière), 65.
Graisse, 41, 65, 105, 202, 302, 341.
Granulations de la conjonctive 287.
Granulations moléculaires, 41, 105, 202, 260.
Granuleux (Corps), 110, 206.
Graviers salivaires, 230.
Hématies : description, 29 ; — altérations, 44 ; — variations de forme, 48 ; — produits de décomposition, 75 ; — dans le pus, 106, 112, — dans le mucus, 205 ; — dans l'enduit buccal, 230 ; — dans les vomissements, 244 ; — dans les fèces, 269 ; — dans les crachats, 299 ; — dans l'urine, 339 ; — dans le sperme, 359 ; —

dans les règles, 371 ; — dans les lochies, 372 ; — dans les sérosités, 404 ; — dans les kystes, 407.
Hématidrose, 157.
Hématurie, 319, 342, 346.
Hématine, 77.
Hématocristalline, 76.
Hématoïdine, 78.
Hémine, 78.
Hémoglobine, 76.
Hippurates, 917.
Hydatides (voy. Parasites). 278.
Hydrocèle, 405.
Ichthyose, 148.
Indican, 323.
Infiltration séreuse ou albumineuse, 206.
Infusoires (voy. Parasites).
Ixodes, 76.
Kyestéine, 322-324.
Kystes, 144, 284, 405.
Lait, 391.
Leptomitus, 164, 194.
Leptothrix, 222, 224, 231, 247, 261, 303, 344, 371, 388.
Leucocytes : — dans le sang, 36 ; — Produits de décomposition, 87 ; — dans le pus, 104 ; — dans le mucus, 203 ; — dans les vomissements, 244 ; — dans les fèces, 268 ; — dans les crachats, 299 ; — dans l'urine, 311, 338 ; — les menstrues, 372 ; — les lochies, 373 ; — dans le lait, 395 ; — dans les sérosités, 402.
Leucocythémie, 61.
Leucocytose, 40, 61.
Leucorrhée, 380.
Lipæmie, 65.
Liquides réactifs, 18.
Liquides puriformes, 116.
Liséré plombique, 226.
Lochies, 372.
Loupes, 144.
Lupus, 145.
Lymphadénomes, 190.
Lymphorrhagie, 151, 193.
Méconium, 257.
Mélanémie, 58.
Mélanine ou Mélaïne, 60.
Mélanose, 85.
Membranes (Fausses), 183, 264 300.
Menstruation, 371.
Mensuration des objets microscopiques, 9.
Microcythémie, 46.
Micromètres, 9.
Micrométrie, 10.
Microscopes, 2.
Microspectroscopie, 52.
Microsporon furfur, 159, 172.
Microsporon Audouini, 169, 171.
Monades (voy. Parasites).
Molluscum, 146.
Morphine, 253.
Muco-pus. 205.
Mucosine, 198, 207.
Mucus, 196, 265, 283, 293, 295, 331, 371.
Mucus puriforme, 115.
Muguet, 228, 388.
Muqueuses (Glandes), 198.
Mycoderma vini. 344.
Néphrites, 332.
Noir de fumée, 150.
Numération des globules, 39, 88.
Oïdium albicans, 224 ; — pulmonaire, 304.
Ongles, 128.
Ophthalmie, 287.
Oxalates, 319, 330.
Oxyure, 277.
Pancréatique (Suc), 236.
Papilles, 212.
Paramœcium, 272.
Parasites : — du sang, 68 ; — du

pus, 107; — de la peau, 159; — de la cavité buccale, 223; — dans les vomissements, 246; — dans les selles, 271; — dans les crachats, 303; — dans l'urine, 343; — dans les organes génitaux de la femme, 387.
Peau, 129.
Penicillium, 163, 344.
Phosphates, 316, 330.
Phthisie, 301.
Physalides, 207.
Pigment, 65.
Picrocarminate d'ammoniaque, 22.
Pityriasis, 141, 172.
Pleurésie, 401.
Pneumonie, 300.
Poils, 126.
Pourriture d'hôpital, 184.
Psoriasis, 141.
Ptyaline, 218.
Puccinia favi, 167.
Pultacés (Enduits), 227.
Pus, 99; — ses modifications, 108; — ses différentes espèces, 112; — dans l'enduit buccal, 230; — dans les vomissements, 245; — dans les selles, 268; — dans les crachats, 299; — dans l'urine, 338; — dans le lait, 395.
Pustules, 152; — maligne, 155.
Pyine et acide pyique, 102.
Rhinolithes, 201, 284.
Salive, 218.
Salivaires (Corpuscules), 219.
Sang (voy. Hématies et Leucocytes), 28.
Sarcine; 246.
Sarcomes, 192.
Séborrhée, 142.
Sébum, 135.
Sédiments urinaires, 325.
Sérosités purulentes, 114; — du vésicatoire, 153; — pleurale, 401; — péricardique, 403; — péritonéale, 403; — de l'hydrocèle, 404.
Spectroscopie, 51.
Sperme, 348, 357.
Spermatozoïdes, 333, 349, 360.
Stérilité, 376.
Stomatite, 226.
Strongylus, 304.
Sueur, 139.
Suppuration bleue, 108.
Sympexions, 354.
Synovie, 400.
Taches de sang, 81; — d'épiderme fœtal, 138; — de sperme, 362; — de lochies, 375 (voy. Examens médico-légaux).
Tartre dentaire, 225, 230
Teignes, 164.
Ténias, 275.
Tricocéphale, 277.
Trichomonas vaginale, 371, 379.
Tuméfaction trouble des cellules, 206.
Tumeurs, 190.
Trichine, 195.
Tricophyton tonsurans, 167.
Urates, 314, 326.
Urée, 320.
Uréthrite, 370.
Uridrose, 156.
Urine, 309.
Urique (Acide), 66, 312, 326.
Vaccin, 154.
Vésicules, 152.
Vibrioniens, 69, 225, 271, 284, 343, 375, 403 (voy. Parasites).
Vomissements, 239.
Vulve, 364.
Zygodesmus fuscus, 186.

PARIS. — TYP. MOTTEROZ, RUE DU DRAGON, 31.

www.ingramcontent.com/pod-product-compliance
Lightning Source LLC
LaVergne TN
LVHW010127230826
846091LV00001BA/169